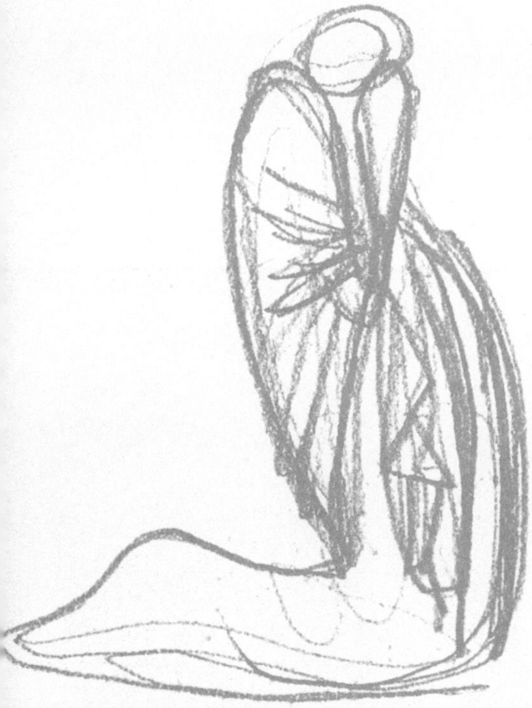

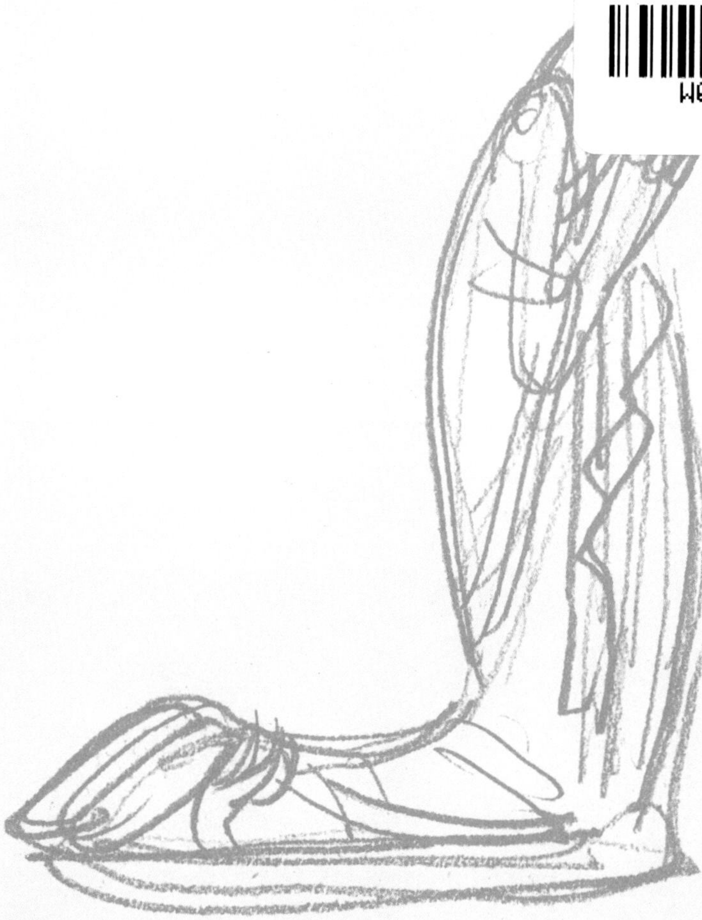

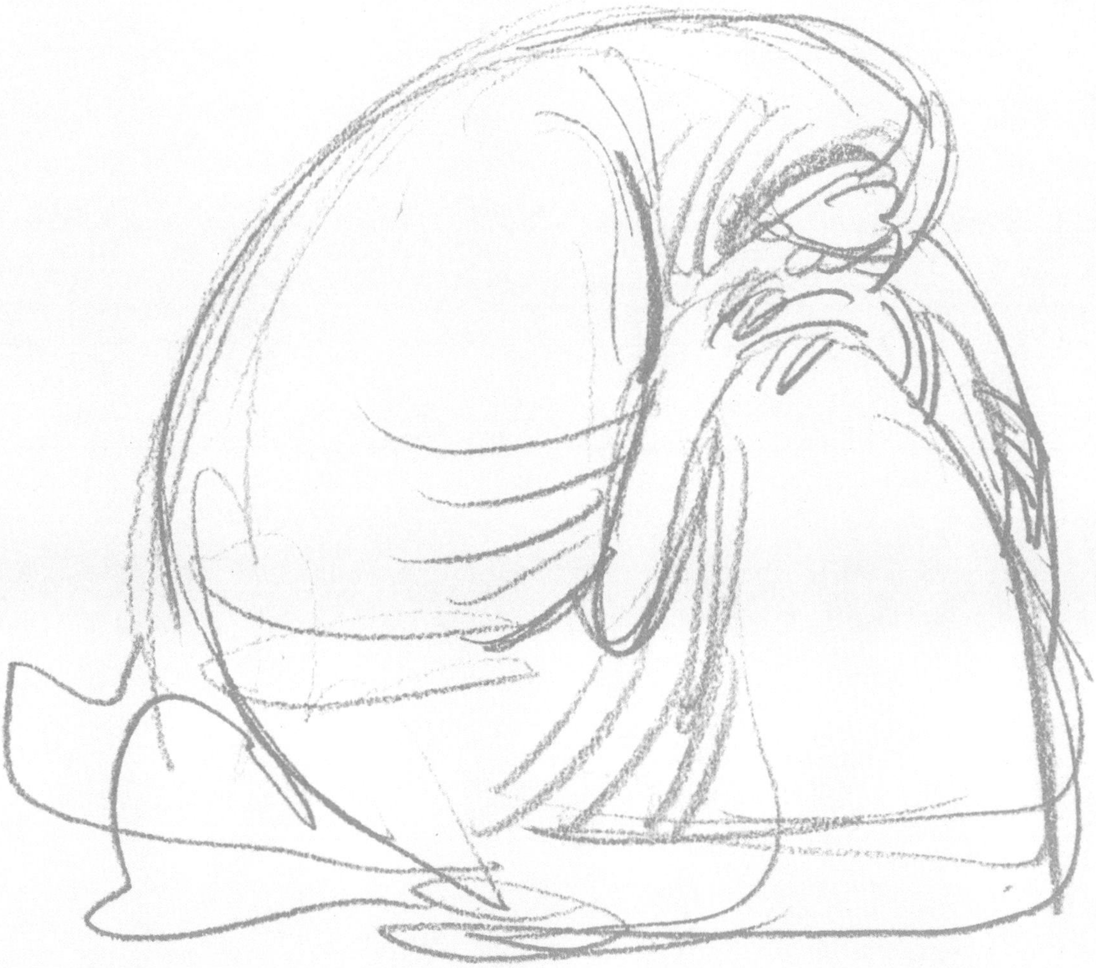

E Barlach

Herrn Michael Bürger
zur Erinnerung an die
Amtsübernahme beim
staatl. verm. Amt Pforzheim
Gerhard u. Elfriede
Heinle
Bad Mergentheim
im Oktober 2000

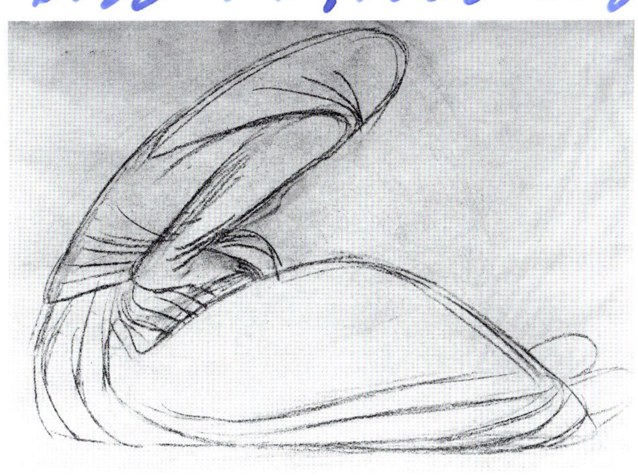

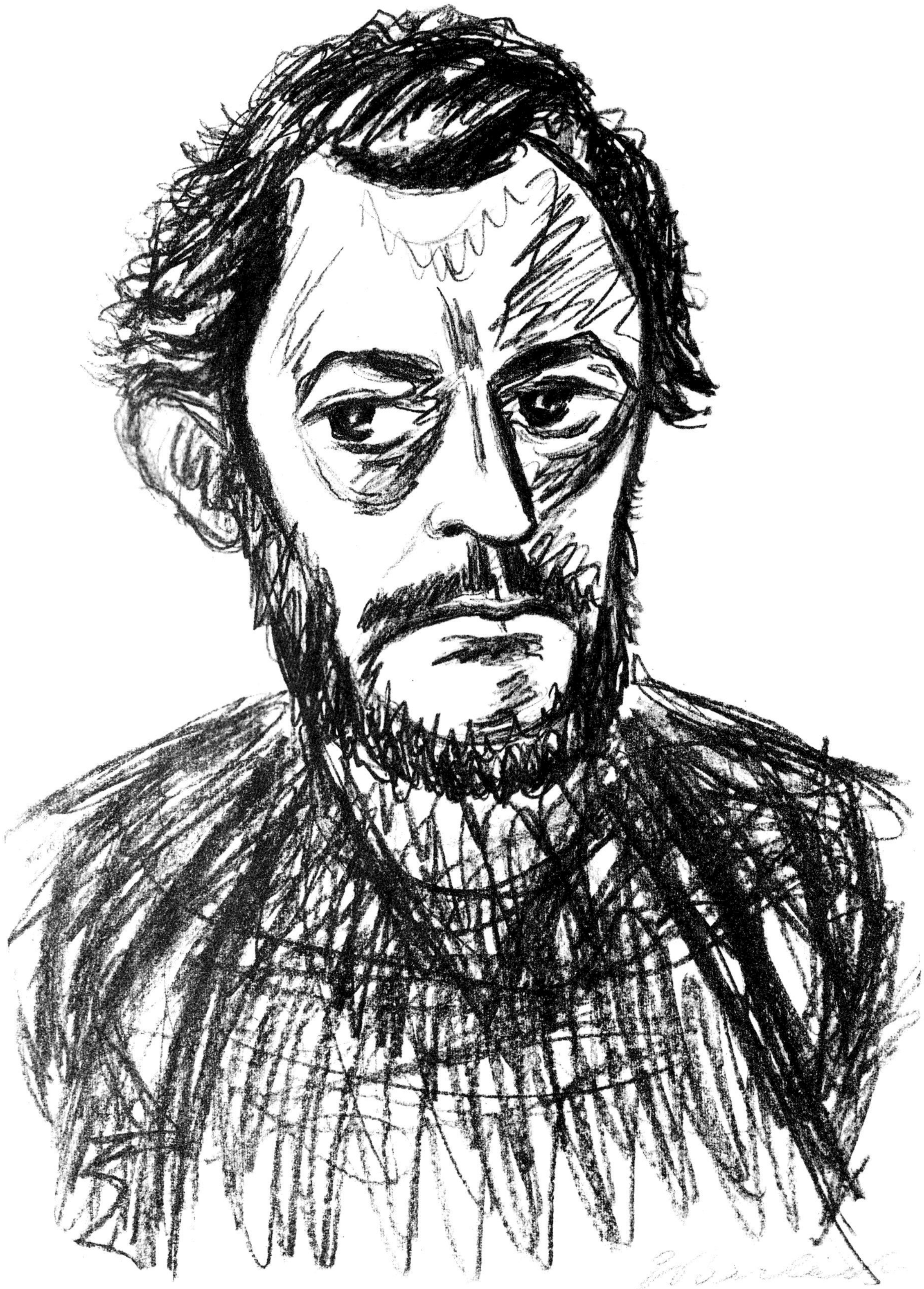

ERNST BARLACH
PLASTISCHE MEISTERWERKE

Mit einer Einführung von
Anita Beloubek-Hammer

E. A. SEEMANN

Inhalt

Ernst Barlach – seine Weltsicht und seine Kunst

Das Werk

Anhang

Ernst Barlach – seine Weltsicht und seine Kunst

Der reine Künstler ist ein
Unding-Mensch. Er wird erst voll, wenn
der Mensch hinzukommt.
E. Barlach, 1906 [1]

Zugang zu Ernst Barlach

Mehr als ein halbes Jahrhundert trennen uns von Barlachs Tod – der Künstler und sein Werk sind unterdessen zum Mythos geworden. Für die einen verbindet sich diese Tatsache mit unerschütterlicher Verehrung für Künstler und Werk, andere wiederum – eine kleinere Betrachtergruppe vornehmlich aus Intellektuellenkreisen – verspüren Distanz und Unzugänglichkeit zu diesem vielgestaltigen, höchst individuell geprägten Werk, das von Hexen und mancherlei seltsamen visionären Gestalten neben urwüchsigen Wirklichkeitsmenschen bevölkert ist. Ihr Schöpfer erscheint ihnen als Sonderling, zu »spökenkiekerisch« und nicht selten »zu deutsch«, was immer sie auch damit verbinden. Den Respekt vor der Lebensleistung, der in größter Gefährdung erwiesenen Charakterfestigkeit sowie Anteilnahme an seinem tragischen Schicksal versagen auch sie dem Künstler nicht.

Barlachs Persönlichkeit steht uns indes näher, als es aus der Distanz erscheinen mag, denn er war ein Mensch und Künstler des 20. Jahrhunderts mit den wesentlichen Symptomen, die der etwa zeitgleiche Beginn von Massengesellschaft und künstlerischer Moderne verursachten: dem Gefühl innerer Zerrissenheit, sozialer Entwurzelung und Isolierung, von Orientierungslosigkeit, aber auch einem starken Sendungsbewußtsein. Wie für Gottfried Benn das »zersprengte« und »verlorene Ich« ein Leben lang ein Gegenstand seiner Dichtung war, so empfand auch Barlach sein »Ich« als ein »dunkles Wunder«, es erschien ihm als »etwas Fremdes, aber doch Verwandtes«, und er fragte sich, »ob überhaupt irgendwo ein Ich [sei], das weiß, was los ist? Was der ganze materiell-geistig-seelische Gärungsprozeß bedeutet?«[2] Mit seiner Kunst suchte er eine Antwort auf diese Frage. Seine umfangreichen Schriften, Prosatexte und besonders die Briefe, offenbaren die inneren Kämpfe, die Selbstzweifel und sein Ringen um die Bestimmung des Menschen. Sie erschließen uns den Menschen Barlach und stellen Nähe her.

Mit deutlichem Bezug auf Friedrich Nietzsche hat Barlach die Mission des Menschen in einem anschaulichen Bild gedeutet »als einen Versuch der Natur«, »der fehlgeschlagen ist, wie es eine Reihe von Formen gibt, die sie wieder fallenließ. Das Tragische ist nur, daß noch der Weg empfunden wird, das Ziel, nach dem sich Tausende bewegen, wie der Magnet vom Pole angezogen wird. Und alle, die darum wissen, die haben an dem Unglück zu tragen.«[3] Er selbst gehörte zu diesen ahnend Wissenden und sah die Aufgabe des Menschen darin, diesem Urbild wieder nahezukommen. Und dies konnte nur durch höchste Anforderungen an sich selbst, durch »ständige Selbstverwerfung und Selbsterneuerung« (Barlach, 26. 12. 1910) geschehen. Die Forderung, sich dem Lebenskampf zu stellen, »immer recht böse mit sich [zu] sein«, damit keine geistige Behäbigkeit eintrete und das Ziel der eigenen Vervollkommnung nicht verloren ginge, zieht sich durch die Selbstbekenntnisse des Künstlers. 1909 schrieb er einem Briefpartner: »Die Persönlichkeit kommt zu Größe und Kraft im Kampf mit starren Forderungen, die nicht weichen und denen man's aufdrängen und ablisten muß.«[4] Noch als Dreiundsechzigjähriger bezeichnete er »die Überzeugung von dem Werden seiner selbst als Mensch und seines Gewissens in der Arbeit« als »letzten Halt«.[5] Im Ergebnis des ständigen Infragestellens der eigenen Person und erreichter Positionen mit dem Ziel der »höchst wünschenswerten Erweiterung und Erleuchtung« (Barlach, 1930) gelang dem Künstler die Wandlung »vom glatt Eleganten . . . in den Einsiedler und Grübler«, der »stark und tief« ist, wie Käthe Kollwitz voll Bewunderung feststellte. Erst vom Ende des vierten Lebensjahrzehnts datieren bekanntlich Barlachs erste gültige, charakteristische Werke.

Maßstab in diesem Entwicklungsprozeß war die ›innere‹ Stimme, die »ehrlich gemeinte eigene Überzeugung« (Barlach, 1933), das Gewissen als erste Instanz: »Alles ist wahr, was aus innerem Erleben keimt« (Barlach, 20. 5. 1916). »Schön- und Scheingeistigkeit«, wie sie Barlach in der Welt der Philister fand, lehnte er ab und hatte darum auch »zu den ganz feinen Leuten ... kein Verhältnis« (in einem Brief 1908). Diese Überzeugung spiegelte sich im Menschenbild seiner Kunst wider, das keine Privilegierten zeigt, sondern Gestalten am Rande der Gesellschaft. Die offiziellen Werthierarchien – die manchem auch heute so wichtig erscheinen – akzeptierte der Künstler nicht, denn nach seiner Auffassung waren die Menschen – ihn eingeschlossen – »alle Bettler und problematische Existenzen im Grunde«,[6] unschicksalhaft ins Dasein geworfen. In Barlachs Gestaltenwelt gelten andere Werte: Ursprünglichkeit, Seelentiefe, innere Stärke im Leid, Humor, Selbstvergessenheit und Gefühl für den Mitmenschen, nicht aber äußere Erfolgsetiketten. Seine Skulptur der würdevoll *Sitzenden Alten* (1933) kommentierte der Künstler, sie sei eine alte Frau, die nichts gelernt habe und dennoch alles wisse. Als einzig anzustrebender Reichtum galt ihm der Reichtum an Menschlichkeit. Die Überzeugungskraft dieser ethischen Forderungen wirkt darum so stark, weil Barlach sie nicht mit der Geste des philisterhaften Moralapostels vorgetragen, sondern durch seine Kunst und sein eigenes Leben beglaubigt hat.

Eine Reise nach Rußland

Ungewöhnlich lange währten Barlachs künstlerische Werdejahre, die in eine Zeit des absoluten Niedergangs der Bildhauerkunst in Deutschland fielen. Der siegreiche Krieg 1870 gegen Frankreich und die Reichsgründung im Jahr darauf hatten in Deutschland eine wahre »Denkmalsseuche« ausgelöst, die in dem 1901 von Kaiser Wilhelm II. höchstpersönlich eingeweihten marmornen Panoptikum der *Siegesallee* in Berlin ihren pompösen Gipfel erreichte.

Das in den Gründerjahren allzu rasch reich gewordene Bürgertum bevorzugte für seine guten Stuben gefällige Salonplastik in naturalistischer Manier oder im Stile des Neobarock eines Reinhold Begas (1831–1911) mit einem sich zunehmend entleerenden Pathos. Wie andere junge Künstler der zukünftigen Avantgarde verachtete auch Barlach diese unschöpferisch historistische Haltung in der Kunst: »Stil-Apostel, deren Stil-Gefühl zu einer Zwangs-Idee geronnen ist, betreiben die Wiederauferstehung früherer Zeiten wie einen Panoptikumsspuk« (Barlach, 1906). Und er sehnte sich nach einem übergreifenden Stil als Ausdruck eines authentischen Zeitempfindens. Mit seinen eigenen plastischen Anfangswerken erfüllte er diesen Anspruch aber selbst noch keineswegs; sie waren von dem damals ebenfalls aktuellen Jugendstil beeinflußt: Dekoratives dominierte in ihnen und überdeckte Eigenes. Barlach empfand seine plastischen Erstlinge als höchst unbefriedigend. Eine unstete Existenz nach Abschluß seines Akademiestudiums in Dresden im Jahre 1895 war das äußere Signum der inneren Ratlosigkeit. Er wechselte mehrfach den Wohnort, unternahm zwei wenig ergiebige Reisen nach Paris und versuchte sich als Lehrer an einer Keramikfachschule in Höhr im Westerwald, um sich bald darauf, 1905, ein zweites Mal in Berlin niederzulassen.

Aus dieser schwierigen Situation heraus, die durch persönliche Lebensumstände noch komplizierter wurde – er wurde Vater eines unehelichen Sohnes, um dessen Sorgerecht er kämpfte – unternahm der 36jährige Barlach im Sommer 1906 gemeinsam mit seinem Bruder Nikolaus eine Reise nach Südrußland (Kiew, Charkow, Donezgebiet), wo er zwei Monate blieb. Diese Reise wurde sein künstlerisches Schlüsselerlebnis, so daß er später einschätzte, alles, was er vorher gemacht habe, könne er »leichten Herzens verabschieden«, es zählte für ihn nicht. In der weiten Steppenlandschaft erhielt er eine »deutliche Vorstellung der Nie-Endlichkeit«, so schrieb er in seinem *Russischen Tagebuch* (1906/07). Er suchte gültige, ewige Tatbestände und Wahrheiten, auch in der Kunst, und lehnte darum instinktiv auch die neue künstlerische Richtung, den Impressionismus, der dem Augenblick huldigt, ab. In der monumentalen Steppenlandschaft sah er die russischen Menschen aus dem Volke, Bauern, Hirten, Bettler, deren Kreatürlichkeit und lapidare Einfachheit ihn überwältigte. »Donnerwetter, da sitzen Bronzen«, so hat er später einmal seinen ersten Eindruck beschrieben. Sein Sinn für das plastische Sehen wurde in Rußland geschärft. Unentwegt zeichnete er diese Gestalten des Volkes in seine Skizzenbücher – sie wurden die Vorbilder einer Reihe plastischer Bettlerfiguren, die der Künstler sofort nach seiner Rückkehr nach Deutschland zu formen begann. Sie brachten ihm auf Ausstellungen den ersten größeren Erfolg und leiteten mit ihren groß gesehenen Formen – trotz kleiner Formate – und ihrem einfachen menschlichen Sein die expressionistische Ausdrucksweise im Œuvre des Bildhauers ein. »Rußland gab mir seine Gestalten«, so schrieb Barlach in seiner Autobiographie (1928), doch sei er selbst freilich »nicht ohne Anteil an dem Sosein des endlichen Ausfalls, denn als ich zurückkehrte und die ersten beiden Bettler, diese Bettler, die mir Symbole für die menschliche Situation in ihrer Blöße zwischen Himmel und Erde waren, in Friedenau im alten Stübchen anlegte, . . . mußte doch nicht schlecht gekämpft werden, und der Dumme mag glauben, daß die in Rußland gewonnene Form aus der reichen Hand beiläufig und trinkgeldmäßig in meine Arme gelegt sei«.

Mit diesen Bettlerfiguren überwand Barlach die frühere allegorische zugunsten einer symbolischen Gestaltung. In jener frühen Zeit dominierte vor allem das von ihm sogenannte »Barbarische«, auch als Ausdruck des Unbürgerlichen, das dem Künstler zeitlebens wichtig war. Wie Erdhügel erscheinen manche seiner sitzenden oder breit hingelagerten Steppenhirten, Bettlerinnen und Bauern, die keine individuellen Physiognomien besitzen, sondern einen bestimmten Menschentypus vertreten. Kaum eine stehende Figur begegnet uns im Werk jener Jahre – ein Zeichen ihrer Urwüchsigkeit und Erdverbundenheit. Es seien »seine Lieblingsthemen«, so bekannte Barlach in einem Brief 1916, diese »Bettler (und) Beter mit ihrem Nichts vor dem Tiefsten und Höchsten«. Ihnen fühlte er sich menschlich nahe, nannte sich selbst »armer Vetter, Verbannter« und »Zuchthäusler«; ihre Existenz sah er als Gleichnis des menschlichen Lebens schlechthin, »in dem jede Möglichkeit, die Tiefe, die Erbauung, die Verworfenheit, die schrecklichste Fürchterlichkeit enthalten war« (Brief, 26. 1. 1926). Des Künstlers Interesse galt einer bestimmten sozialen Schicht, wo sich ihm das Menschliche unverstellt offenbarte, nicht aber einer Rasse: »Russisch? Student(en), Nihilismus usw. Nitschewo!«, notierte er 1916 in ein Taschenbuch, »aber vom Bauern habe ich viel. Wo Schwermut, Ernst, Zusammenhang mit Urgründen ist, da bin ich auch, und der ist überall, in Rußland, im Norden, überall, nur nicht, am wenigsten, in Intellektualien. Russische Skizzen? Überhaupt mit Kunst nichts zu tun! Was also? Teilnahme an diesen, solchen Menschen.« In diesem starken sozialen Engagement hat Ernst Barlach zu jener Zeit keinen zeitgenössischen Bildhauer neben sich.

Ein aufschlußreicher Text mit dem Titel *Im-, Expressionismus*, den Barlach im Frühjahr 1906 in ein Taschenbuch schrieb, belegt, daß der Künstler innerlich bereits *vor* seiner Rußlandreise zu dieser großen und konzentrierten Sicht auf den Menschen, die ganz allgemein den Expressionisten kennzeichnet, gereift war – ohne jedoch diese Haltung schon künstlerisch umsetzen zu können. Damit hat er sehr wahrscheinlich als Erster in Deutschland den Terminus der neuen Kunst verwandt. Barlach entwirft hier das ganze Programm expressionistischer Kunst, gleichzeitig und unabhängig zu den *Brücke*-Künstlern und lange vor Kandinsky. Er fordert darin, daß im Gegensatz zum abbildhaften Impressionismus

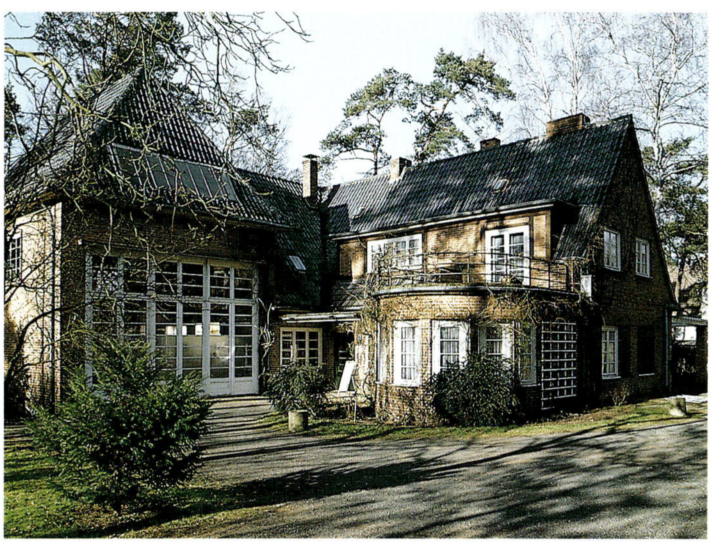

Ansicht des Atelierhauses am Heidberg

Kunst ein »Mittel« sein müsse »zum Zweck, das Innerste hervorzukehren«. »Große Wirkungen, Erschütterungen mit den bescheidensten Mitteln hervorrufen. Aber nicht die Mittel Zweck sein lassen ... Durch freie Farben, karg-gewählte Worte Seele enthüllen. Aus kleinstem unscheinbarstem Aufwand, simpelstem Material Ewiggültiges erstehen zu lassen. Das ist Stil.« Es drängte ihn also, inneres, seelisches Erleben mit einfachsten Mitteln in einer allgemeingültigen Form zu gestalten – und dies charakterisiert das expressionistische Kunstwollen. Das Rußlanderlebnis hat ihn dann in dieser vorher bereits vorhandenen Überzeugung bestärkt, es war der Auslöser zur plastischen Tat.

Die expressionistischen Jahre

Während Barlachs russische Bettlerdarstellungen aus den Jahren 1906–1908 zumeist gelassen in sich ruhen, spiegelt sich im anschließenden plastischen und zeichnerischen Werk eine gesteigerte seelische Unruhe wider, die Bewegung und Dramatik in die vordem mehr statischen Blöcke bringt. Nunmehr scheinen die Gestalten von einem ekstatischen Drang besessen, der sich in heftigen Körpergebärden, in der Dominanz der Diagonale gegenüber der früheren Horizontale und Vertikale äußert. Manche seiner Figuren haben auch vollkommen den Boden unter sich verloren – sie schweben, wie auf dem Relief *Die Vision* (1912) oder stürzen horizontal durch den Raum (*Der Rächer*, 1914).

Es waren die Jahre unmittelbar vor dem Ausbruch des Ersten Weltkrieges, als die gesellschaftliche Krisensituation eskalierte. Bereits 1911/12 hat der Künstler eine Folge von 27 »apokalyptischen« Zeichnungen geschaffen, die die bevorstehende Weltkatastrophe bildnerisch vorwegnehmen. Aus diesen Darstellungen leidender, empörter, entsetzter und kämpferischer Menschen sind dann in den folgenden Jahren mehrere Skulpturen entstanden. Einige Titel der Werke bis zum Beginn des Krieges 1914 lauten: *Berserker, Der Einsame, Der Schwertzieher, Der Ekstatiker (Der Verzweifelte), Spaziergänger, Panischer Schrecken, Die Verlassenen, Der Rächer.* Eine unbändige Vitalität entäußert sich in ihnen, sowohl als Glücksgefühl als auch im Leid. Diese Heftigkeit des Äußerungsdranges korrespondiert mit der zu jener Zeit aktuellen modernen Richtung in Kunst und Literatur, die in Deutschland die Bezeichnung »Expressionismus« erhielt und sich als breite künstlerische Bewegung von 1910 bis 1920 voll entfaltete. Eine bis dahin nicht erlebte Erschütterung prägte entscheidend das Lebensgefühl der jungen Künstlergeneration und auch den Charakter ihrer Kunst. Die ersehnte Zeitenwende schien gekommen – mit dem Untergang des Alten und dem Beginn eines Neuen.

Für Ernst Barlach begannen jene Jahre mit einer Zäsur in seinem Leben – er folgte seiner »Absonderungslust« und zog sich aus der Hektik der Großstadt Berlin in das mecklenburgische Güstrow zurück, wo er fortan mit seinem kleinen Sohn und seiner Mutter als alleinerziehender Vater lebte. Nur wenige Reisen haben sein einsiedlerisches Leben bis zum Tode im Jahre 1938 unterbrochen.

Die heute mitunter geäußerten Zweifel an der Zugehörigkeit Barlachs zum Expressionismus sind zumeist auf unzureichende Kenntnis dieser künstlerischen Bewegung, auf deren verengte Sicht als lärmende Revolte von Bohemiens und Kaffeehausliteraten, nicht aber auf historische Tatsachen zurückzuführen. Nach Gottfried Benn bedeutete der Expressionismus ein »rücksichtsloses An-die-Wurzel-der-Dinge-Gehen«,[7] ein ersehnter Umsturz in der Kunst und für manchen auch der Gesellschaft. Neue Lebensformen sollten die als materialistisch verachtete Gesinnung der Vätergeneration ablösen, der Mensch und seine Eigenschaften – das Seelische, sein Sinn für Gemeinschaft, seine Leidensfähigkeit und Größe, spirituelle Werte, – sollten wieder ins Zentrum rücken: »Die Welt fängt im Menschen an«, dichtete Franz Werfel. All dies waren auch Barlachs Ziele: »Wir werden aus der Bürgerlichkeit herauskommen und Kurage bekommen, im Geistigen häuslich zu werden«, prophezeite der Künstler (26. 12. 1911). Die Zeitgenossen betrachteten ihn darum auch als einen wichtigen Vertreter dieser neuen Kunst: »Hier ist Expressionismus, wenn man denn diese Gattung als die Kunst des Seelischen, des innerlichsten Ausdrucks nehmen will«,[8] hieß es zum Beispiel, oder: »Die ganz auf Ausdruck gestellte Kunst nennen wir heute ›Expressionismus‹; als einer seiner deutschen Führer erscheint Barlach.«[9] Das heterogene Erscheinungsbild der expressionistischen Kunst, das uns vom Standpunkt unserer Gegenwart aus die Zuordnung der einzelnen Künstler erschwert, beruht auf ihrer höchst individualistischen Schaffensmethode der »inneren Notwendigkeit« (W. Kandinsky), ein Ausdruck der Besinnung auf das schöpferische Ich. »Eigenes Fühlen durch eigene Form gestalten«, nannte es Ernst Ludwig Kirchner, und sinnverwandt bezeichnete Barlach seine Kunst als »die äußere Darstellung eines inneren Vorgangs« und sprach von seinen Skulpturen als seinen »holzgewordenen seelischen Erlebnissen«. Diese führen vom weinseligen *Zecher* (1909) über den wild dreinschlagenden *Berserker* (1910), die schamhaft verhüllten *Bettlerinnen* (1911, 1919) und den verängstigten *Mann im Stock* (1918) bis zu der selbstvergessenen *Tanzenden Alten* (1920) die ganze Fülle menschlichen Empfindungsreichtums vor Augen, »die gesamte Reihe aller leisen und lauten Seelenzustände«, (Barlach, 1924) – »Wir wollen alles hören und sehen, was im Menschen ist« (ders.). Die Kunst diente ihm als Medium dieser Überzeugung, auch darin war Barlach mit den anderen Expressionisten verwandt, die sich vehement gegen eine L'art pour l'art-Auffassung, wie man sie dem Impressionismus unterstellte, richteten. »Schließlich muß ich doch menschliche Angelegenheiten erledigen«, so umschrieb der Künstler sein Selbstverständnis.[10] Visionär hatte er dabei das Bild einer zukünftigen Menschheit im Blick, das von einer seiner Dramengestalten (1912) entworfen wird: »Wenn ich nachts liege und die Finsterniskissen mich drücken, dann drängt sich zuweilen um mich klingendes Licht ... Und da stehen dann die schönen Gestalten der besseren Zukunft um mein Lager. Noch starr, aber von herrlicher Schönheit, noch schlafend – aber wer sie erweckte, der schüfe der Welt ein besseres Gesicht. Das wäre ein Held, der das könnte.«

Diese Vision hat nun aber nicht – wie bei manch anderen, jüngeren Expressionisten eines ›O Mensch‹-Pathos – mit ungebrochener Emphase in Barlachs Werk Gestalt angenommen. Denn des Künstlers Weltsicht war zum einen wesentlich von den philosophischen Auffassungen Arthur Schopenhauers, andererseits aber auch von Friedrich Nietzsche beeinflußt, und das bedeutete: Mit Schopenhauer betrachtete Barlach das Leiden als Grundcharakter des Daseins, das durch Mitgefühl am Schicksal anderer Menschen erträglicher zu gestalten ist. Nicht aber in Askese und Rückzug aus der Welt, wie Schopenhauer es empfahl, sah Barlach den Ausweg, sondern im Sinne von Nietzsches vitalistischer Maxime des »amor fati«, sich dem Leben zu stellen, mit einem »dionysischen Ja-sagen zur Welt, wie sie ist ohne Abzug, Ausnahme und Auswahl« (F. Nietzsche). »Das Glück, die Harmonie wird krampfhaft, wüst, verzweifelt gesucht und Enttäuschung, Not, Leid geerntet«, schrieb Barlach 1917 in sein *Güstrower Tagebuch* und sah seine »Aufgabe« als Künstler darin: »Begriff des ungeheuren Leidens, zugängig gemacht durch die menschliche Angst und Pein.« Noch vor dem Ersten Weltkrieg bekannte er: »Was der Mensch gelitten hat und leiden kann, seine Größe, seine Angelegenheiten (inklusive Mythos und Zukunftstraum), dabei bin ich engagiert.«[11] Im Sinne Nietzsches (und auch des mystischen Dichters Jakob Böhme, 1575–1624) sah Barlach jedoch das Leiden in der dialektischen Ein-

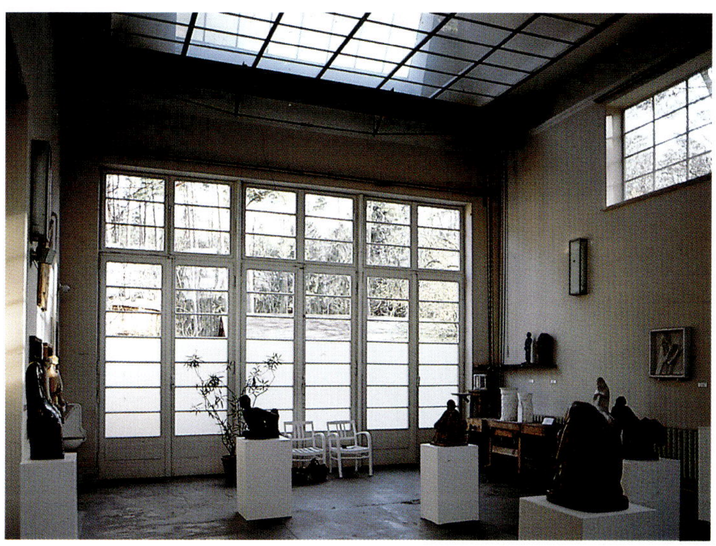

Innenraum der Atelierhalle

heit von Gut und Böse, Schmerz und Lust, Fluch und Segen, derzufolge die Welt erst ganz zu begreifen sei. Und auch der Mensch war für ihn »das Wesen Gutböse«. Barlach notierte: »Glück ist kein Ziel, Ruhe ist kein Ziel, aber der Kampf muß wogen um Glück, um Ruhe. Glück und Ruhe muß Not und Unruhe sein . . . Die ewige Harmonie braucht ewige Dissonanz.«[12] Damit umschrieb der Künstler die weltanschauliche Basis des antiharmonistischen Gestaltideals der Expressionisten. Ihr Weltempfinden – wie auch das von Barlach – war betont dualistisch. In einer vom Materialismus dominierten Welt stellte sich ihnen der Dualismus von Materie und Geist, Leib und Seele, Diesseits und Jenseits als ein metaphysisches Grundproblem dar. Während manche Expressionisten den Ausweg allein im Geistigen, andere allein im Sinnlichen sahen, und damit schließlich in einer Sackgasse, im »Halbmenschentum« (Alfred Wolfenstein, 1920) endeten, vertrat Barlach jene oben beschriebene vitalistische Auffassung der Zusammengehörigkeit von »Leibhaftigkeit« und »Geisthaftigkeit«, von »Diesseits-Ekel« und »Jenseits-Seligkeit«. Er nannte »die transzendente Begier« »die letzte und oberste aller Menschen« (1913), und doch sollte man in seiner Kunst »das Angewachsensein« an die Erde spüren, ganz im Sinne von Nietzsches Orientierung auf das Diesseits: »Bleibet der Erde treu« (Zarathustra). So haben Barlachs Figuren festen Boden unter den Füßen, gleichwohl sehnen sie sich nach geistigen Welten; ihr innerer Zwiespalt war auch des Künstlers eigene Empfindung: »Ich gehöre eben ins Jammertal und bin da zu Hause. Möchte wohl hinaus, bin aber doch darin verschicksalt« (Brief, 7. 12. 1913). Dieser typisch expressionistische Widerstreit zwischen Körper und Geist, Leib und Seele, Erde und Himmel wird in allen Figuren des Bildhauers und auch des Dramatikers Barlach in den Jahren vor und nach dem Ersten Weltkrieg veranschaulicht, besonders sinnfällig in dem zweiteiligen Relief *Die Vision* (1912) mit einer am Boden hockenden Frau, die visionär eine fliegende Schicksalsfigur erschaut, Symbol einer geistig befreiten Existenz. Zuweilen dominiert das Kreatürliche, wie bei den Skulpturen *Hunger* (1914), *Frierendes Mädchen* (1916), *Mann im Stock* (1918), die *Hexe auf den Scheitern* (1919), *Flüchtling* (1920), *Tanzende Alte* (1920). Andere Werke wiederum zeigen den Menschen vorrangig als ein Wesen, das mit einem ekstatischen Drang über seine irdische Begrenztheit hinaus will: *Sterndeuter* (1909), *Sonnenanbeter* (1910/11), *Der Wüstenprediger*, *Die Vision* (beide 1912), *Der Träumer*, *Der Asket* (beide 1925). »Der Mensch ist etwas, das überwunden werden soll«, fordert Nietzsches *Zarathustra* und meint das Sprengen geistiger Grenzen. Unentwegt reflektierte auch Barlach über die Möglichkeit geistiger Erweiterung, vor allem in bezug auf das widersprüchliche Verhältnis von Individuum und Gemeinschaft. Er hielt »das Übersich-Herauskommen«, »das momentane Eingehen in ein Übergeordnetes« für »das größte Glück«. »Jeder fühlt das gelegentlich. Gib dem Menschen einen hohen Begriff, so ist er erlöst . . . von dem Leiden an sich selbst, seiner begrenzten Persönlichkeit« (Brief, 4. 2. 1930). In seinem *Ekstatiker* (1911/12) und der *Ekstatischen Frau* (1920) hat dieses ›Außersichsein‹ jeweils in einer bewegten Diagonalkomposition Gestalt angenommen, beschwörend sind Kopf und Arme in beiden Skulpturen himmelwärts gerichtet. Der Ekstatiker ersehnt den Übergang vom Endlichen ins Unendliche, wie ein Mystiker erlebt er die Trennung seiner unsterblichen Seele von dem vergänglichen Körper, die sich in der Hoffnung des mittelalterlichen Mystikers mit Gott vermählt.

Dieser vehemente Drang zum Überpersönlichen war ein zeittypischer Ausdruck sowohl einer nur schwer bestimmbaren Sehnsucht nach einem der Religiosität verwandten Intensitätsempfinden als auch eines Gemeinschaftsverlangens. »Was könnte wichtiger sein als den nicht unwerten Teil eines größeren Ganzen ausmachen?« diese Frage bewegte Barlach auch noch in seinem letzten Lebensjahrzehnt (15. 12. 1934). In einem Nachruf auf den verstorbenen Künstler schrieb der engagierte Kunstkritiker Paul Westheim aus dem Exil 1939: »Barlach gehört dieser neuen Generation an, die den Individualismus verwirft, die wieder Allgemeingültiges zur Aussage bringen will.« In den Gestalten des Bildhauers sah er »eine Kraft, die Gemeinschaft bildet«. Doch das Miteinander von Einzelexistenz und Gemeinschaft wird von Barlach nicht konfliktfrei dargestellt; des Bildhauers Einzelfiguren suchen nach einem imaginären Du: Bettler und Hexen, Rübenstehler und Apfeldiebe, Blinde und Lahme fordern die Anteilnahme des Betrachters heraus, denn: »Wer sich noch mit anderer Leid dazu belädt, der ist erst der wahre Mann« (Barlach, 1912). In den Gruppendarstellungen des Bildhauers bleiben die Einzelgestalten dagegen isoliert (z. B. in dem Relief *Die Verlassenen*, 1913, oder bei den *Drei singenden Frauen*, 1911). Barlach war überzeugt: »Die Persönlichkeit ist keine Befreiung, sie ist Begrenzung; es ist die Falle, in der wir stecken.«[13] Die Problematik von

Individuum und Gemeinschaft beschäftigte den Künstler auch über die expressionistischen Jahre hinaus (*Gemeinschaft der Heiligen*, 1929–1932; *Fries der Lauschenden*, 1930–1935, Stiftung Hermann F. Reemtsma, Hamburg); als Mensch mußte er sogar eine schmerzliche Vertiefung dieses existentiellen Widerspruchs erfahren.

Eng mit der »Vorstellung der Entpersönlichung, des Aufgehens im Höheren« (Barlach, 4. 2. 1930) war die Frage nach der Existenz Gottes verbunden, die Barlach wie auch manch anderen Expressionisten zeitweilig sehr intensiv bewegte. Doch ging es ihnen dabei keineswegs um einen konfessionellen Kirchenglauben, Barlach hat sich auch vehement gegen die seinerzeit wiederholte Rubrizierung als »Gottsucher« und »Mystiker« ausgesprochen und gebeten: »Die Gläubigkeit meines Wesens möchte um alles Heiligen willen von Befragung verschont bleiben. Sie ist sich ihrer selbst kaum bewußt . . .«[14] Er stellte klar, daß er nichts anderes begehre, »als schlecht und recht Künstler zu sein«. Und das bedeutete, durch künstlerische Gestaltung zum Wesen der Dinge vorzudringen, das Dahinter, »das Wirkliche und Wahrhaftige«, zu ergründen. »Das ganze Verlangen nach dem Geist, der Sinn des Gottwollens und Gottsuchens hat aber einen Sinn!«, so schrieb er während des Krieges in sein *Güstrower Tagebuch*, »den (grob gesagt): selbst Gott zu werden, nämlich Gott zu begreifen, zu fühlen wie er, seine Erhabenheit zu teilen, ihn zu 'schauen', und wäre es nur das Eine: den Sinn der Welt, des Menschdaseins richtig zu lernen. Wozu dient die Welt, was soll das Ganze?« Zu jener Zeit beschäftigte sich der Künstler besonders intensiv mit den Schriften des Antichristen Nietzsche und seiner These vom Tode Gottes, und er notierte an gleicher Stelle ein Zitat aus dessen *Zarathustra*: »Wenn es einen Gott gäbe, wie könntest du es ertragen, keiner zu sein«, um mit eigenen Worten zu schlußfolgern: »Also bist du ein Gott!« Es geht um den Gott im Menschen, um den eigenen Drang zu höchsten und letzten Zielen, um das Verlangen nach Unbegrenztheit und Lösung von allen irdischen Fesseln, um Intensität im Fühlen und Wollen. Im Skulpturenwerk jener Jahre um den Ersten Weltkrieg begegnen uns daher kaum christliche Themen, sondern fanatisch besessene Gestalten wie *Der Sonnenanbeter (Betender Mann)*, *Der Wüstenprediger*, *Die Vision*, *Der Ekstatiker* mit allgemein religiösem Gehalt. »Ich bin viel Christ, viel Heide, viel Buddhist, viel, viel sonst. Nordisch, gespenstisch, hexensüchtig«, bekannte Barlach 1916 in einem Taschenbuch und verwies damit auf die unergründlichen Quellen seiner Sinnsuche weit über die christliche Religion hinaus. Der schon zitierte Paul Westheim würdigte als Zeitgenosse die besondere Religiosität Barlachs, die nicht auf irgendeiner Bibelillustration, sondern auf einer »unbedingten« Formgebung beruhe: »Wer wollte leugnen, daß irgend einem dieser Werke: der ›Vision‹, dem ›Wüstenprediger‹, dem ›Spaziergänger‹, dem ›Einsamen‹, dem ›Panischen Schrecken‹, dem ›Verzweifelten‹, dem ›Frierenden Mädchen‹, den ›Singenden Frauen‹ die Macht fehle, das Allermenschlichste im Menschen zu lösen, ihn zugleich demütig und zuversichtlich zu machen«, urteilte der Kritiker 1918.[15]

Das vitalistische Hochgefühl verebbte etwa Mitte der zwanziger Jahre, der Expressionismus hatte als Bewegung sein Ende erreicht. In Barlachs Skulpturen löst fortan die Senkrechte die dynamische Diagonale als Kompositionsprinzip ab; die Gestalten werden schmaler und beruhigter, auf sich bezogen, ohne den ekstatischen Drang zur Entpersönlichung. Die nun mehrfach auftretenden christlichen Motive einschließlich der Dramentexte offenbaren eine gewandelte Form von Religiosität, nicht mehr in dem Maße auf die Totalität des Existentiellen, sondern mehr auf das Gleichnishafte einzelner Motive gerichtet: *Das Wiedersehen, (Christus und Thomas)* oder die Gruppe *Ruhe auf der Flucht II* sind Beispiele dafür. Auch pantheistische Züge treten auf – Barlach beschäftigte sich mit Goethe[16] und den östlichen Religionen –, sie lassen sich vor allem in der Grafik nachweisen (*Wandlungen Gottes*, 1920/21). Unter dem Einfluß zunehmender Resignation veränderte sich Barlachs Gottes-Begriff. Die einstige Identifizierung Mensch – Gott wollte ihm nun nicht mehr gelingen: »Gott ist (Gott sei Dank) ganz gewiß kein Mensch«, schrieb er 1930, »die Menschen werden Gott nie erkennen, das Höchste ihrer Aussage wird immer nur *ein Bild* idealisierter Menschheit geben.«[17] Die Menschen schaffen sich Gott, weil sie ihn brauchen, so meinte er; man müßte eher von »Vielgötterei«[18] sprechen, denn: »Wir haben . . . soviel Götter, wie es Gottsucher gibt.«[19] Für ihn selbst war die christliche Heilslehre in seinem letzten Lebensjahrzehnt »eine immer geringer werdende Notwendigkeit seelischen Besitzes geworden«.[20] Die ganze Ambivalenz der Barlachschen Religiosität, das unentwegte Suchen und Distanzieren von einem Gottes-Begriff mit der dahinter stehenden Frage nach dem Lebenssinn kommt in dem bekenntnishaften Satz aus seinem Drama *Der Graf von Ratzeburg* (um 1927) zum Ausdruck: »Ich habe keinen Gott – aber Gott hat mich.«

Die Vorausahnung und der Ausbruch des Ersten Weltkrieges prägten in entscheidender Weise die Kunst und das gesamte geistige Leben jener Jahre. Als offensichtlichste Wirkung kam in weiten Künstler- und Intellektuellenkreisen ein geistiger Wandlungsprozeß in Gang, der aus einstigen Patrioten Pazifisten machte. Wie nicht wenige seiner prominenten Zeitgenossen ist auch Barlach zunächst von der epidemisch grassierenden Kriegsbegeisterung angesteckt worden. Doch hat gerade er schon nach kurzer Zeit – nach seinem zweimonatigen Einsatz als Landsturmsoldat im Winter 1915/16 in einer Kaserne – eine so tiefgehende Wandlung vollzogen, daß er in dem folgenden Jahrzehnt die überzeugendsten Antikriegsmale schuf. Wie die Mehrzahl der expressionistischen Künstler hat auch Barlach den Krieg anfangs nicht aus chauvinistischer Begeisterung begrüßt, sondern als großes Vitalitätserlebnis, als »geistige Reinigung« und vitale Überwindung des Alten. Das von ihm immer wieder als ›seine Religion‹ beschworene Gefühl des »Aufgehens im höheren Dasein, Opferung des Kleinen für das Große« – jetzt erfüllte es ihn vollkommen, und so kam ihm »die Kriegsstimmung wie eine Erlösung« vor; es war »eine Erlösung von den ewigen Ich-Sorgen des Individuums, also eine Weitung und Erhöhung des Volkes«, »die Menschen müssen an etwas Allgemeines, Großes denken und ihren persönlichen Kram hintansetzen«. So erhoffte er »nach dem Kriege ... eine bessere Ehre für den Menschen, daß nicht der Erfolg, sondern die Gesinnung gelte«, daß »unter Trümmern neue Organe« sich bilden könnten (alle Zitate: *Güstrower Tagebuch*, Aug.–Dez. 1914). Als ein plastisches Zeugnis der ersten Stunde seiner Kriegseuphorie entstand der stürmende *Rächer* (1914) – die Kriegserklärung Englands an Deutschland (4. 8. 1914) war der äußere Anlaß. Dieser Gestalt gewordene »kristallisierte Krieg« (Barlach) erhielt im folgenden Jahrzehnt ein unmittelbares ideelles Gegenstück aus pazifistischer Gesinnung heraus: den monumentalen *Geistkämpfer* für die Stadt Kiel (1928), dessen Schwert ruht, weil er geistige Waffen einzusetzen hat. Der Krieg hatte den Künstler zu der Erkenntnis geführt, daß »Weltüberwindung ... durch Kanonen allein wertlos [sei], wenn es nicht innerlich zugleich geschieht. Kann es innerlich geschehen, so sind Kanonen überflüssig.«[21] Zum künstlerischen Ertrag dieser Schreckensjahre gehört eine beeindruckende Reihe von Schicksalsgestalten in ihrem Leid und Widerstehenwollen: Das *Frierende Mädchen* (1916), der *Mann im Stock* (1918), *Die gemarterte Menschheit* (1919), *Die Hexe auf den Scheitern* (1919), *Verhüllte Bettlerin* (1919), *Der Blinde und der Lahme* (1919), *Der Flüchtling* (1920), *Weinende Frau* (1923), *Das Grauen* (1923) und manches andere Werk, die allesamt ein vertieftes Existenzgefühl veranschaulichen. »Ich habe lange Zeit nichts anderes arbeiten können«, so erklärte Barlach 1922, »als was ... mit dem Erleben aus Krieg und ›Frieden‹ zusammenhängt ... Man kann nach dem Verlauf der letzten acht Jahre doppelt scharf echt und falsch unterscheiden und ist der Verführung zum Belanglosen und Unwahren, zur Mache und zum Betrieb schneller vielleicht als früher mit abwehrendem Ekel bewußt geworden.« (Brief, 11. 6. 1922).

Die Sprache der Form – »Einheit von Innen und Außen«

Trotz seiner wiederholten verbalen Attacken gegen das »Nur-Ästhetische« und den »reinen Künstler« schätzte Barlach den Wert der Form nicht gering, »denn die Kunst hat eine Mission, dem Inhalt Wert zu schaffen, und erst wenn der Inhalt inkarniert ist, wenn er in Ewigkeitsform kristallisiert ist, kann man ihn dem Schatz der Empfindungen der Menschheit als zugehörig bezeichnen«, notierte er bereits 1906 in ein Taschenbuch.[22] In diesem Sinne, als bestmögliche Wirkungsform eines ethischen Anliegens, stimmte er zu: »Form als Hauptsache für die Kunst: ja!« (ebda.). Zugleich war es seine Überzeugung, daß die Überwindung der Tradition – wie auch er sie wollte – eine neue Formsprache erforderte: »Das sind die echten Künstler, die die Form für das neue Empfinden suchen« (ebda.). Das Zusammentreffen von »neuem Empfinden«, nämlich der großen Sicht auf die menschliche Existenz, und einer adäquaten Form erlebte der Künstler in Rußland; hier fand er »diese verblüffende Einheit von Innen und Außen, dies Symbolische«,[23] die äußere Form erfüllt von innerem Leben, ein Hauptkriterium der expressionistischen Kunst. In seiner Autobiographie (1928) formulierte Barlach seine in Rußland gewonnene künstlerische Maxime prägnant: »Form – bloß Form?« fragte er hier, um zu antworten: »Nein, die unerhörte Erkenntnis ging mir auf, die lautete: du darfst alles Deinige, das Äußerste, das Innerste, Gebärde der Frömmigkeit und Ungebärde der Wut, ohne Scheu wagen, denn für alles, heiße es höllisches Paradies oder paradiesische Hölle, gibt es einen Ausdruck, wie denn wohl in Rußland eines oder beides verwirklicht ist.« Diese Sätze wurden als »Formel für die gesamte expressionistische Kunst« bezeichnet.[24] Barlach und allen anderen Expressionisten ging es um den Ausdruck innerer Spannungen und Emotionen, aber auch erlösender Sehnsüchte, in einer als zerrissen empfundenen Zeit, nicht um eine vordergründige Schönheit. Das vitalistische Lebensgefühl konnte sich nur in einer antiharmonistischen Form adäquat aussprechen: »Die ewige Harmonie braucht ewige Dissonanz«, hat es Barlach um 1914 formuliert, ähnlich wie auch Wassili Kandinsky: »Gegensätze und Widersprüche das ist unsere Harmonie« (*Über das Geistige in der Kunst*, 1912).

So gibt es in Barlachs Skulpturenwelt nach 1906 kein klassisches Gleichmaß, keine Kontraposthaltung; die Körperglieder bleiben unter großformig abstrahierten, bisweilen kubistisch facettierten Gewändern verborgen, damit sich das Seelische konzentriert in den Gesichtern und Händen aussprechen kann – mit diesem Verfahren stellte sich Barlach in die Tradition der gotischen Bildschnitzer, von denen er auch das Material Holz übernahm, ganz bewußt an antiklassische Vorbilder anknüpfend. Auch schien dem Künstler die Unterscheidung der Geschlechter nicht als wesentlich, er hatte die Gattung ›Mensch‹, ein »stilisiertes . . ., ins Riesenhafte gesteigertes Menschentum«, im Blick (Brief, 8. 8. 1911).

Die mit dem Expressionismus auftretende heftige Dynamik durchfährt zumeist den ganzen Körper seiner skulpturalen Gestalten und verwandelt ihn zur Ausdrucksmetapher. Wie Ahasver scheinen sie über die Erde gejagt: *Der Einsame* (1911), *Panischer Schrecken* (1912), *Der Rächer* (1914), *Der Ekstatiker* (1911/12), *Der Flüchtling* (1920) und noch manche andere Gestalt. Klassische Schönheitsnormen hatten für Barlach keinen Wert: »Wahrlich nicht die Schönheit und Lieblichkeit ist unsere Stärke, unsere Kraft«, stellte er bereits als Fünfundzwanzigjähriger fest, »eher das Gegenteil, die Häßlichkeit, dämonische Leidenschaft und die groteske Genialität der Größe . . . und Humor.«[25] Er zielte auf die ›wahre‹ Wirklichkeit, auf »das blanke nackte Sein ohne Schein und Schleier«,[26] und dies konnte sich auch im äußerlich Häßlichen verbergen. So sah er in einer russischen Bettlerin, die das Motiv einer Kleinplastik von 1906 abgab und die er zuvor als »fette Bettlerin« gezeichnet hatte, »das Widrige, das Komische und . . . das Göttliche zugleich«[27] und bekannte, daß für ihn »gerade das Vulgäre, das Allgemein-Menschliche, die Urgefühle aus der Rasse« . . . »die großen, die ewigen« seien.[28] Diese Gestalt werden zu lassen, bediente er sich anaturalistischer Formübersteigerungen, vereinfachter Körperhaltungen, zu großer oder zu kleiner Einzelformen in bezug zum Ganzen; er ›deformierte‹ das Naturvorbild, um durch Übertreibung bestimmte Wesenszüge besonders herauszustellen. Denn er fragte sich, wie er »das Verdammte, gleichsam Verhexte, aber auch das Ur-Wesenhafte«, das ihn am Menschen faszinierte, »mit dem landläufigen Natura-

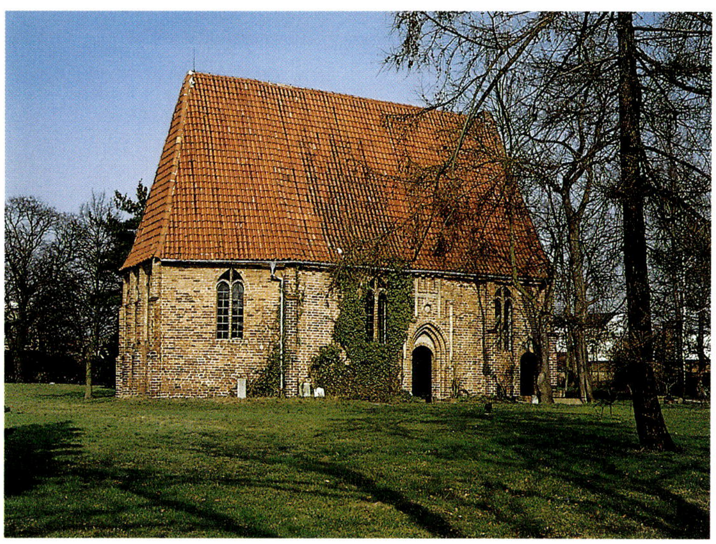

Außenansicht der Gertrudenkapelle

lismus darstellen«[29] sollte und erklärte: »Wenn ichs übertreibe, so ists keine Willkür, sondern der Ausdruck des Suchens meiner Persönlichkeit nach unzweifelhaften Bestimmtheiten.« (Taschenbuch 1906). Seine Erfahrung mit dem »Kunst-Mensch(en), in Farbe, Holz, Bronze« hatte ihn gelehrt, »daß, je weiter er sich in der Form von der Natur entfernt, desto gewaltiger die Kunst.«[30] Diese Abweichungen von der Natur hatten das »Zernichten des Nebensächlichen und . . . Erhöhen des Wesentlichen«[31] zum Ziel. Im Sinne Schopenhauers, der die Welt der Vorstellung als Täuschung erklärte, weil das eigentlich Wesenhafte hinter dem »Schleier der Maja« verborgen sei, erschien auch Barlach das Leben als »Dualismus von Leib und Kleid, Kleid das Unwesentliche, Leib das Wesentliche«, das es freizulegen galt.[32] Alle kleinlichen Details waren zu eliminieren, damit in der einfachen, großen Form, in klaren Silhouetten, das Wesentliche hervortrete: »Die Vereinfachung und Monumentalisierung, die gibt mir den Begriff der ewigen Ideen.«[33] Auf diese Weise erhielten auch Kleinplastiken eine ›innere‹ Monumentalität, wie Barlachs russische Bettlerdarstellungen bezeugen. In seiner Autobiographie schilderte der Künstler rückblickend seine ersten Schritte zur abstrahierenden Gestaltung, wie er »zaghaft« anfing, »wegzulassen, was zur Stärkung einer unklar gewußten oder gewollten Wirkung nicht beitragen konnte« und schließlich nicht mehr »Dulder und Diener des sichtbaren Seins« war, sondern es nach seinem künstlerischen Willen »organisierte«. Barlachs Abstraktionsdrang führte jedoch nie zur Abkehr von der menschlichen Gestalt. Als Sympathisant mit der Lehre Arthur Schopenhauers und ebenso fernöstlicher Lebensweisheit bedeutete ihm Mitleid das alle Menschen verbindende Element, das er anderen mit seiner Kunst bewußt machen wollte. Mit »Formvorgängen«, als die er zum Beispiel die abstrakte Kunst Kandinskys verstand, könne er kein Mitleid haben, »wenn aber Farben und Linien aus menschlichen Gestalten bestehen, . . . so haben sie Kraft, denn sie bekommen sie von der menschlichen Seele,« schrieb er in einem Brief (28. 12. 1911). Darum sei die menschliche Figur seine »künstlerische Muttersprache« – darin war er mit anderen figurativen Expressionisten, wie Wilhelm Lehmbruck oder Ernst Ludwig Kirchner, im Grundsatz verwandt.

Im Gegensatz zu dem jüngeren Antipoden Lehmbruck und seinen verräumlichten Gliederarchitekturen strebte Barlach »nach architektonischer Geschlossenheit«,[34] wie sie die altägyptische Skulptur besaß. So wurde der kompakte Block sein Ausdrucksmedium, der jedoch eine deutlich ablesbare Gliederung in Teilformen, in tragende, lastende und verbindende Formelemente aufweist – nicht im Sinne einer klassischen Tektonik, sondern als asymmetrisch rhythmische Gliederung. Ein solcher Aufbau mit prägnant geformten plastischen Teilvolumen,

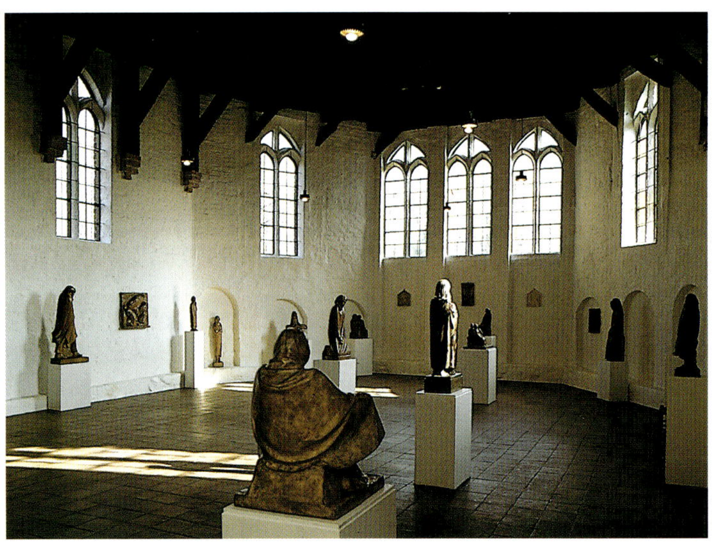

Innenraum der Gertrudenkapelle

der von den frühen russischen Bettlergestalten bis ins Spätwerk Barlachs plastischen Stil charakterisiert, war im besonderen gegen den formauflösenden Impressionismus und dessen Huldigung des flüchtigen Augenblicks gerichtet. Barlach suchte nach dauerhaften Werten, darum war dieses »Erbauen, Fugen, Organisieren von Materialmasse«, »das Architektonische in der Plastik«, für ihn das »Zwingende«. Denn dadurch würde »der Inhalt ... seines Schwankenden beraubt und ... Wahrheit«.[35] Auch hierin äußerte sich sein Streben zur ›Verwesentlichung‹, es ging um den jede Oberflächlichkeit durchdringenden, tieferen Blick, um den geistigen Bau aller Erscheinungen. Ihr »Knochenbau« und das »Muskelwerk« interessierten, wie Barlach wiederholt formulierte.

Die von Barlach seit seinem Rußlanderlebnis angestrebte Kongruenz von innerem künstlerischen Empfinden und äußerer Formgestalt kennzeichnet sein bildnerisches Schaffen bis zum Spätwerk. Es spiegeln sich in einer jeweils adäquaten Form sowohl die seelischen Erschütterungen und das visionäre Pathos der expressionistischen Jahre wie auch die Introvertiertheit, das stille Auf-sich-Bezogensein der Spätzeit. Dieser Zusammenhang bezeugt die Einheit von Kunst und Leben und damit die Wahrhaftigkeit des Barlachschen Werkes.

Anerkennung und Verfemung

Nach dem Ende des Ersten Weltkrieges, mit dem Beginn der Weimarer Republik, avancierte der Expressionismus zu einer offiziell geförderten Kunst. Man sah ihn im Zusammenhang mit der »deutschen Revolution« und vagen Vorstellungen von Sozialismus. Konservative verstanden ihn von Anfang an als Synonym für »Bolschewismus«.[36]

Als im Sommer 1919 die Nationalgalerie in Berlin in dem nunmehr freigewordenen Kronprinzen-Palais ein »Museum der Lebenden« eröffnete, war dafür als erstes Werk der modernen Plastik das Holzrelief *Die Verlassenen* (1913) von Ernst Barlach erworben worden. Bereits im Frühjahr desselben Jahres wurde der Künstler zusammen mit anderen Modernen, Wilhelm Lehmbruck z. B. und auch Käthe Kollwitz, als Mitglied in die Preußische Akademie der Künste berufen. Einige seiner Dramen erlebten auf den Bühnen in und außerhalb Berlins Ur- und Erstaufführungen, 1924 erhielt Barlach für sein dramatisches Werk den hochgeschätzten Kleist-Preis – bereits 1923 sprach Alfred Döblin als kritischer Schriftstellerkollege von einer »Barlach-Hausse« im Theaterleben. Bedeutende Einzelausstellungen befestigten das Ansehen als bildender Künstler (1926: Holzbildwerke bei Paul Cassirer, Berlin; 1930: Retrospektive zum 60. Geburtstag in der Akademie der Künste). Barlach selbst konstatierte seinen zunehmenden Erfolg gelassen, eher als Bürde ungewollter Verpflichtungen: »Man rückt in Kreise ein, die bisher verschlossen waren, und siehe, es ergeben sich Anforderungen und Zwangslagen. Ich krümme mich unter so vielen lästigen Voraussetzungen und finde oft, daß der Zustand des Unbekanntseins, ja der früheren Verlorenheit und Vereinzelung eigentlich viel erfreulicher war.«[37] Auch an seiner Überzeugung vom »Marterweg« des menschlichen Daseins hatte sich durch den äußeren Erfolg nichts geändert, im Gegenteil, sie verstärkte sich mit zunehmendem Alter.

Die größten bildkünstlerischen Herausforderungen kamen ab Mitte der 20er Jahre mit mehreren monumentalen Aufträgen auf den Künstler zu: der Entwurf zu einem (nicht ausgeführten) Beethovendenkmal für Berlin (1926), von dem später der *Fries der Lauschenden* (1930–1935) gesondert abgeformt wurde, Ehrenmale für die Opfer des vergangenen Krieges in Güstrow (1927), Kiel (1928), Magdeburg (1929), Hamburg (1931) sowie die ursprünglich als zwölffiguriger Zyklus geplante *Gemeinschaft der Heiligen* (1929-35) für die Fassade der Lübecker Katharinenkirche. Jetzt erhielt der Künstler die langersehnte »Gelegenheit, für größere Räume zu arbeiten«[38]; seine freien Skulpturen waren für ihn »alles im Grunde nur Vorschläge, die so provisorisch in Holz oder Bronze dastehen. Nichts Erfülltes ... es sind Monumente geplant und werden nicht ausgeführt«.[39] Barlach wollte mit seiner Kunst eine breite Öffentlichkeit erreichen, denn: »Zu jeder Kunst gehören zwei: einer, der sie macht, und einer, der sie braucht« (Barlach, 1917). Seine monumentale, auf Formverknappung zielende plastische Sprache war für eine Wirkung im öffentlichen Raum hervorragend geeignet. Doch kam es bereits mit der ersten Realisierung im größeren Format – dem Güstrower Domengel 1927 – zur Konfrontation mit ablehnenden, weil unbelehrbaren Betrachterkreisen. Diese schwebende, Trauer und stille Andacht verkörpernde Gestalt bildete den Auftakt zu der außerordentlichen Reihe der Antikriegsmale des Künstlers (nach der kleineren, schon 1921 fertiggestellten *Schmerzensmutter* für die Kieler Nikolaikirche). In völkischen und nationalistischen Kreisen aber erwartete man

Heldendenkmäler, und diese Haltung wurde von Jahr zu Jahr forcierter vorgetragen – bei dem *Geistkämpfer* für die Stadt Kiel (1928) und erst recht bei dem im folgenden Jahr vollendeten *Magdeburger Ehrenmal*. In diesem vom preußischen Staat in Auftrag gegebenen und zur Aufstellung im Magdeburger Dom bestimmten Denkmal stellte Barlach eine Gruppe einst Aktiver des Krieges, Soldaten unterschiedlichen Alters, dar, die sich reglos erstarrt um ein Grabkreuz gruppieren. Jedes der langen Kriegsjahre von 1914 bis 1918 ist darin eingemeißelt, jedes hat unzählige Opfer gefordert; drei von ihnen zeigt Barlach stellvertretend für alle in der Sockelzone des Bildwerks. Der Krieg bringt einzig und allein Schrecken und Not – das ist die eindringliche Botschaft dieses Mahnmals, das Barlach selbst sein »größtes und verantwortungsvollstes Holzbildwerk« nannte. Aber Kriegervereine setzten eine Diffamierungskampagne ob der mangelnden Heldenschaft des hier dargestellten Soldatentums in Gang. Sie verdächtigten den Künstler gar, »einen Knopf kommunistischer Färbung an [s]einer Weste« zu haben und schrieben ihm jüdische Ahnen zu, wie Barlach in einem Text zur Selbstverständigung bereits 1929 vermerkte. »Nicht viel [sei] andersgeworden im geistigen Reglement«, notierte der Künstler dort ebenfalls, »der weite Wald, der zu Kreuzen geworden, ist umsonst gefallen«.[40]

So sah er sich lange vor dem Machtantritt der Nationalsozialisten einer massiven Phalanx von Reaktionären gegenüber, von denen er Gefahr für seine Person befürchten mußte. »Welch eine Stille vor dem Sturm«, schrieb er am Jahresende 1930 in einem Brief, »alle diese Leute, die Nazis, die Stahlhelmer, instinktiv meine Feinde, aus den unerklärlichen Regungen des Bluts mir böse, werden gegebenenfalls nicht viel Federlesens mit mir machen ... Ich bin entschlossen zu trotzen, sie sollen nicht triumphieren, ich denke, die Zeit, die ich mir nehme, tut ihnen Abbruch«. Zu den politischen Bedrohnissen kamen finanzielle Sorgen, denn der seit 1930 begonnene Atelierbau am Heidberg hatte Barlach in Schulden gestürzt, und größere Skulpturenaufträge waren nunmehr kaum noch zu erwarten. Der Selbstbehauptungswillen des Künstlers spiegelt sich in den plastischen Gestalten der 30er Jahre wider, besonders in der *Sitzenden, Hockenden, Frierenden* und *Lachenden Alten* (1933–37), in dem *Wanderer im Wind* (1934) und den *Mutter-Kind-Gruppen* von 1935. Sie stehen der Wirklichkeit näher als die visionären Figuren der expressionistischen Zeit, einem expressiven Realismus entsprechend. Im Geiste und bisweilen auch motivisch *(Mutter und Kind)* schließen sie unmittelbar an das Rußlanderlebnis an. Mit ihrem echten und wahrhaftigen Menschentum erscheinen sie alle wie geistige Gegenbilder zur Nazi-Doktrin des Rassenkultes und des hohlen, schneidigen Pathos.

In einer Rundfunkrede in der Reihe *Künstler zur Zeit* im Januar 1933 hielt Barlach ein Plädoyer für Toleranz gegenüber Andersartigen, anderen Rassen, Andersdenkenden. Nach seiner Überzeugung sollte der Kampf ausschließlich »zwischen den ... zwei einzigen unversöhnbaren Gewalten ausgetragen [werden], zwischen den Einen, den Geistigen, und den Andern, den Ungeistigen«.

Aber die Ungeistigen kamen an die Macht und setzten diese mit Brachialgewalt auch gegen den Künstler ein. Sie begannen mit der Entfernung des Magdeburger Ehrenmals aus dem Dom, auf Initiative des dortigen Domgemeinderates, und Magazinierung des Werkes in der Nationalgalerie. Jetzt stand in der Diffamierungskampagne hauptsächlich das nationalsozialistische Rasse-Ideal des »Deutschtums« im Vordergrund. »Das sind keine deutschen Krieger, auch keine toten deutschen Krieger, das sind ›ausgeblasene Irrwische der Mitternacht‹... So will ein großes, tapferes Volk seine Gefallenen nicht sehen«, schrieb *Der Reichsbote*, eine »Deutsch-Evangelische Wochenzeitung«, am 7. April 1934. Als »seelisch kranker Künstler« wurde Barlach in Wolfgang Willrichs Schmähschrift *Säuberung des Kunsttempels* (1937) diffamiert; sein Magdeburger Mal zeige »nicht den deutschen Soldaten der heroischen Pflichterfüllung, sondern dumpfe, manisch-belastete, felddienstunfähige, ja überhaupt leistungsuntaugliche Kreaturen. Deren Tragik liegt nicht in ihrem Tode, sondern spätestens schon in ihrer Geburt«. »Heldentum und Heldenehre – das ist eine Angelegenheit der Rassenseele«, schrieb das SS-Organ *Das Schwarze Korps* am 3. Nov. 1938 dem toten Barlach hinterher. Die Repressalien mehrten sich nach dem Machtantritt der Nazis, der Künstler wurde von Ausstellungen ausgeschlossen, geplante Veranstaltungen abgesagt (z. B. eine Theatermatinee in Schwerin Ende 1933), ein Buch seiner Zeichnungen wurde 1936 kurz nach Erscheinen beschlagnahmt, alle seine Mahnmale verschwanden aus dem öffentlichen Raum, einschließlich der drei fertiggestellten Lübecker Fassadenfiguren (das Hamburger Mal wurde nach Barlachs Tod entfernt). Im Sommer 1937 forderte ihn die Preußische Akademie der

Künste zum »freiwilligen« Austritt auf, zur selben Zeit war er mit der Zweifigurengruppe *Das Wiedersehen* und dem beschlagnahmten Zeichnungsband auf der Ausstellung *Entartete Kunst* in München vertreten. Bei dem Raubzug der Nazis gegen die moderne Kunst wurden 381 Werke von Barlachs Hand aus Museumsbesitz beschlagnahmt, wodurch dieser die Reihe der als »entartet« diffamierten Bildhauer als Meistbetroffener anführte. Bitter kommentierte er das Geschehen: »Ein Zuhälter und Mörder hat es weit besser, er genießt den Vorteil eines ordentlichen Verfahrens, darf es sogar wagen, sich zu rechtfertigen. Wir werden einfach verworfen und womöglich ausgemerzt.« (Brief, 16. 9. 1937). Man wollte den Künstler durch unerträgliche Schikane zur Emigration treiben, dies wurde ihm als Haltung eines offiziellen Beamten zugetragen. »Der Mann verkennt mich, ich gehe nie!« (5. 12. 1937), entgegnete Barlach entschieden und fühlte sich doch bereits wie ein Emigrant im eigenen Land. Seine Existenz schwankte zwischen trotzigem Widerstehen und tiefer Verzweiflung. Die aufrechte Gestalt mit dem metaphorischen Titel *Das schlimme Jahr 1937* und die überlegen *Lachende Alte* (1937) veranschaulichen des Künstlers Haltung, »nicht im geringsten reumütig oder gar gebessert« (9. 2. 1938) zu sein; sie verkörpern den inneren Triumph der Menschlichkeit über die Barbarei. Gleichzeitig gibt es aber auch den *Zweifler*, 1931 in Bronze und 1937 in Holz, ein unverkennbares Selbstbildnis; schließlich starb der Künstler im Oktober 1938, durch die Pein der Nazis vorzeitig physisch zerstört.

Schon zu Lebzeiten wurde Barlach sowohl als Künstler wie auch als Vorbild für Standhaftigkeit von Gleichgesinnten verehrt. So solidarisierte sich zum Beispiel der junge Bildhauer Hermann Blumenthal in einem Brief nach der Eröffnung der Ausstellung »Entartete Kunst« mit dem verfemten älteren Meister,[41] und Alfred Kubin, der Zeichner und Generationsgefährte Barlachs, notierte: »Daß es einen Mann wie Barlach gibt, brauche ich für mein Leben. Wenn er stirbt, wird mir ein Stück Seelenleben herausgeschnitten.«[42] Selbst in der schwersten Bedrängnis hat sich Barlach nie zu Anbiederungsversuchen an die verachteten Machthaber herabgelassen, wie manch anderer es tat. Er folgte ein Leben lang ohne Kompromisse seiner »ehrlich gemeinten eigenen Überzeugung«, denn er betrachtete sie – und das verkündete er in seiner Rundfunkrede 1933 einem großen Publikum – »für seinen Teil als den wichtigsten Punkt, das Entscheidende im Menschenleben«.

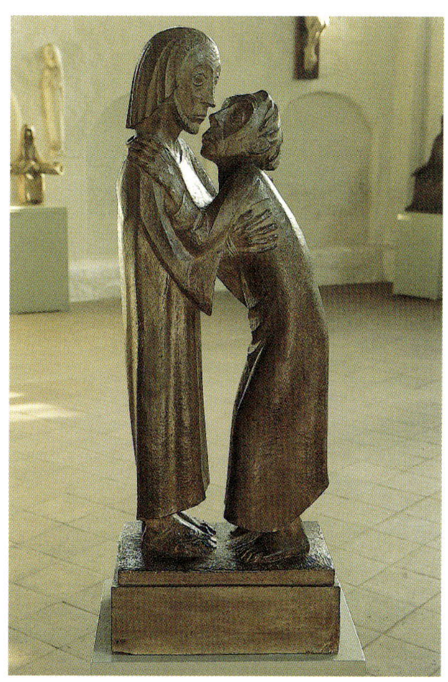

Die Plastik »Das Wiedersehen« im Innenraum der Gertrudenkapelle

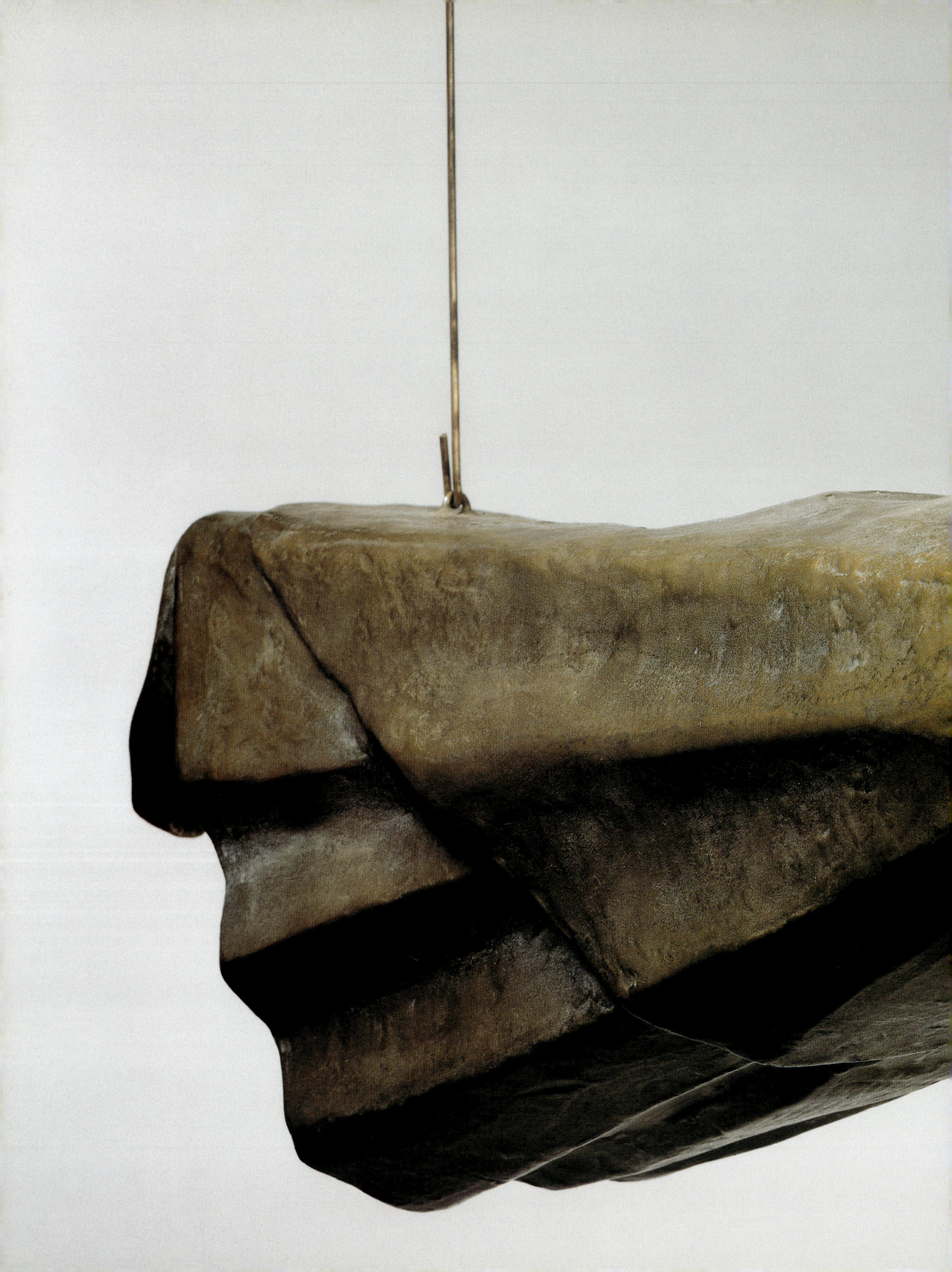

Das Werk

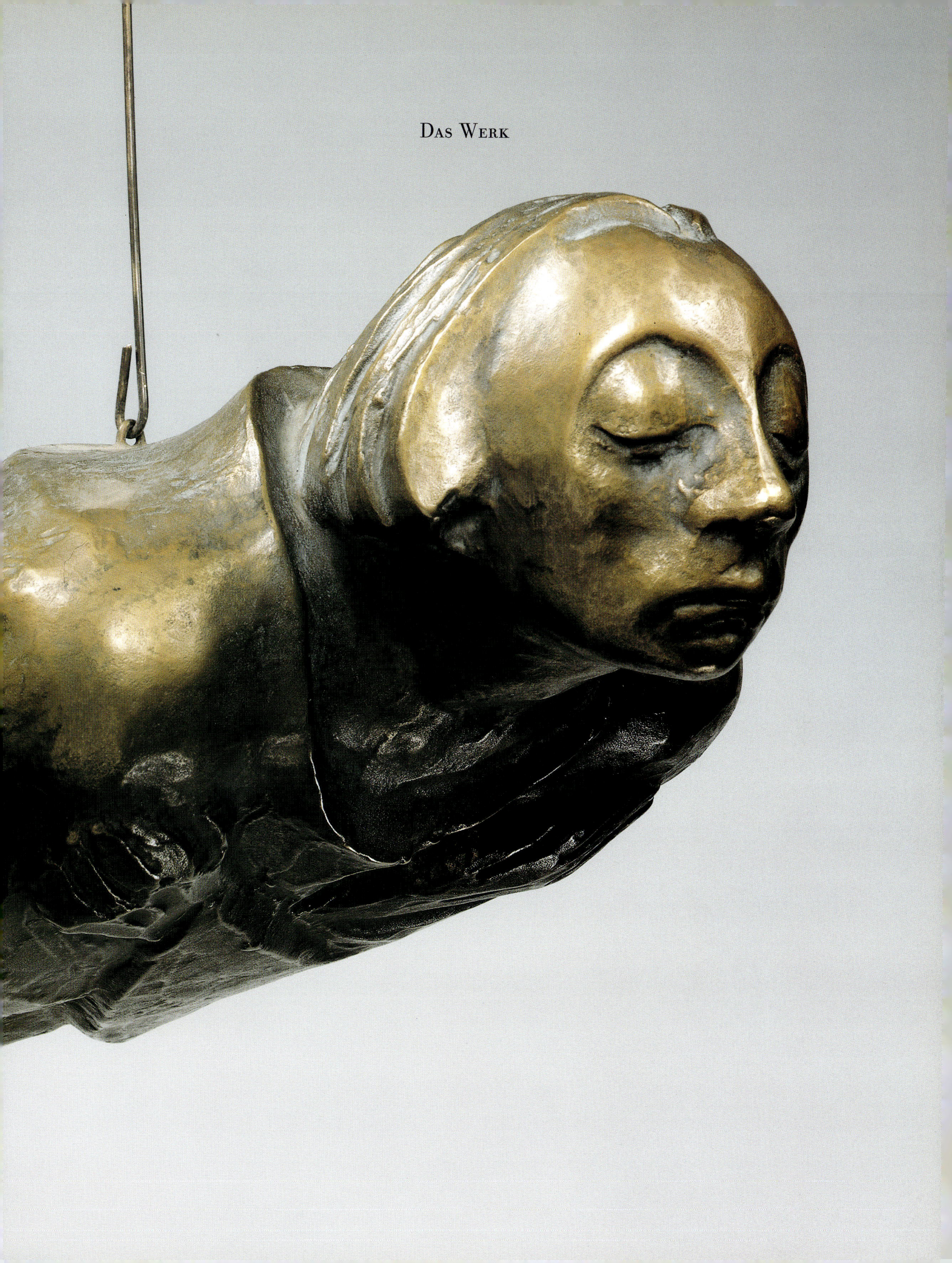

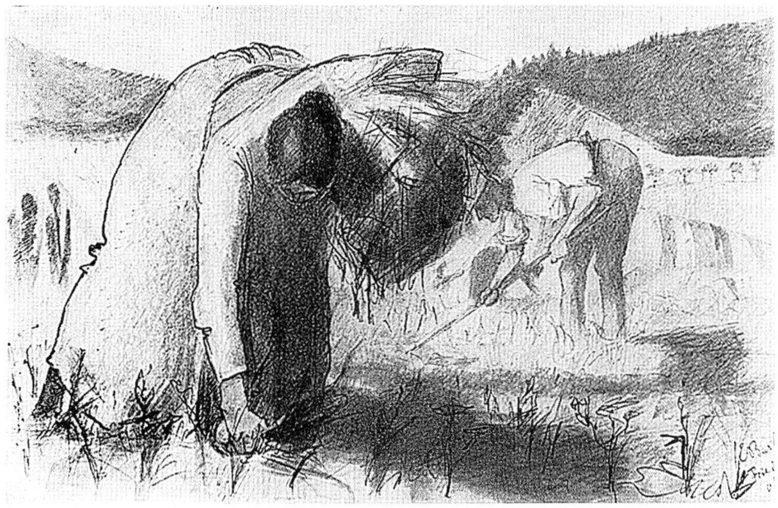

»... Ich bin jung und kann den Kampf mit den Philistern, die ›gewagt‹ für etwas Verdammliches halten, mit Elastizität aufnehmen, und ich darf auch brutal werden. Meine neue Figur, von der ich Dir nächstens eine Photographie senden werde, ist sehr gewagt; ein Bauernmädel, das sich bückt, um Gras auszuraufen, zeigt einen faltenlosen Rock über einem mächtigen Hintern.«

Naturstudie
Feder mit Tusche laviert,
Taschenbuchzeichnung,
Friedrichroda 1894
Ernst Barlach Stiftung Güstrow
Schult III, 31

Die Krautpflückerin
Bronze nach einem Gipsmodell
von 1894, 50 x 52 x 28,5 cm,
signiert am hinteren Rand: Barlach
Gußstempel daneben:
H NOACK BERLIN
Ernst Barlach Museum Wedel
Schult I, 7a

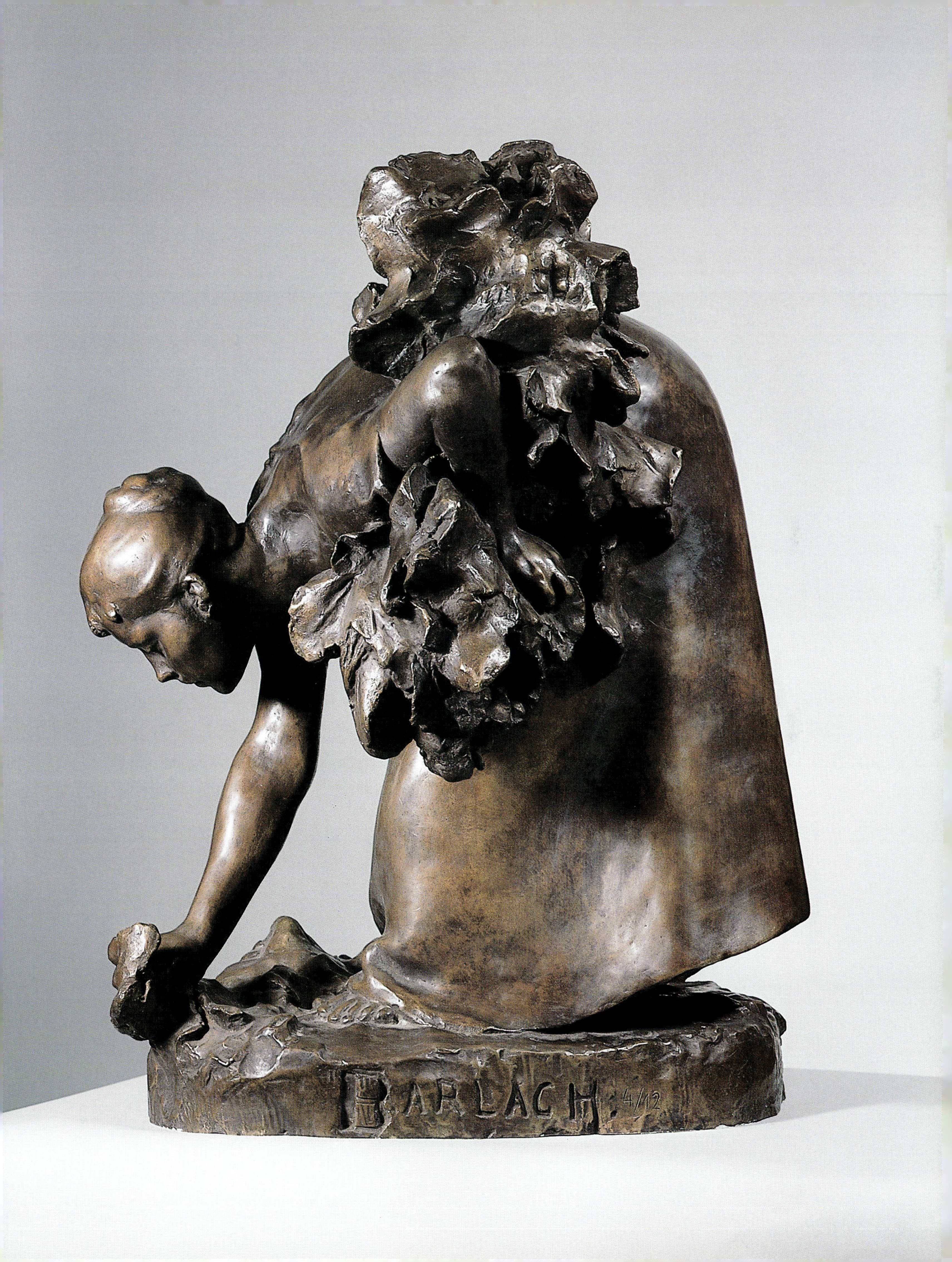
BARLACH
4/12

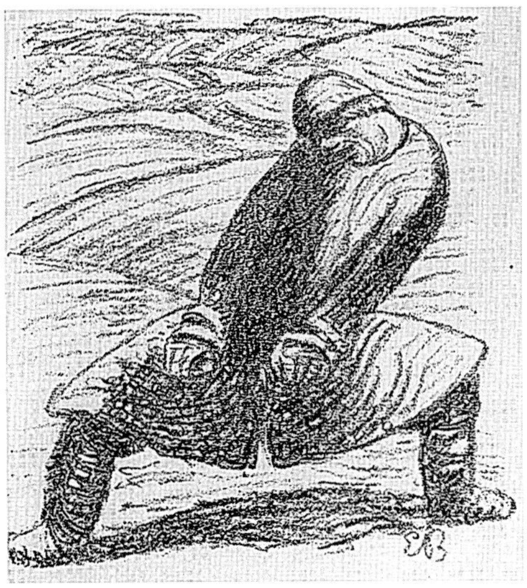 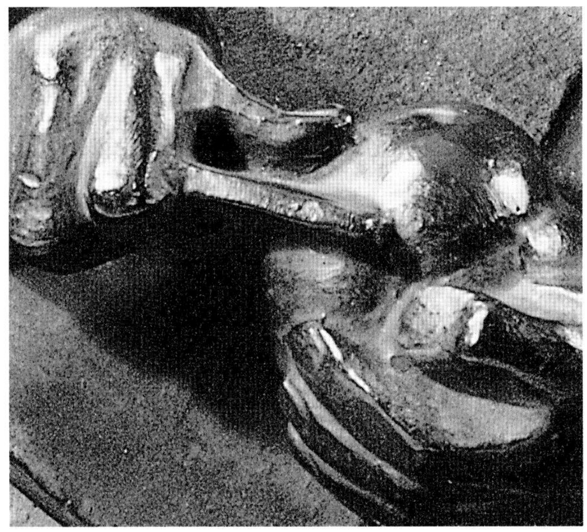

»Die Enge des Schauplatzes alles menschlichen Geschehens macht jede Handlung bedeutend, und die ewige Wiederkehr derselben Arbeiten und kleinen Freuden gibt dem Leben etwas typisch Zwangsmässiges. Der Mensch ist mächtig gegen seine Umgebung, und sein an sich gewöhnliches Tun bekommt einen grossen Zug durch die Enge ihres Rahmens.«

Tauziehender russischer Bauer
Blatt 2 zu: Eine Steppenfahrt, S. 4,
Lithographie, 1912, 8,5 x 8,2 cm,
signiert rechts unten: EB
Schult II, 50

Der Melonenschneider (Melonenesser)
Bronze nach einem Gipsmodell
von 1907, 33,5 x 39,5 x 22,5 cm,
signiert auf der Plinthe unten Mitte:
E.Barlach
Gußstempel rechts hinten:
H NOACK BERLIN
Ernst Barlach Museum Ratzeburg
Schult I, 64

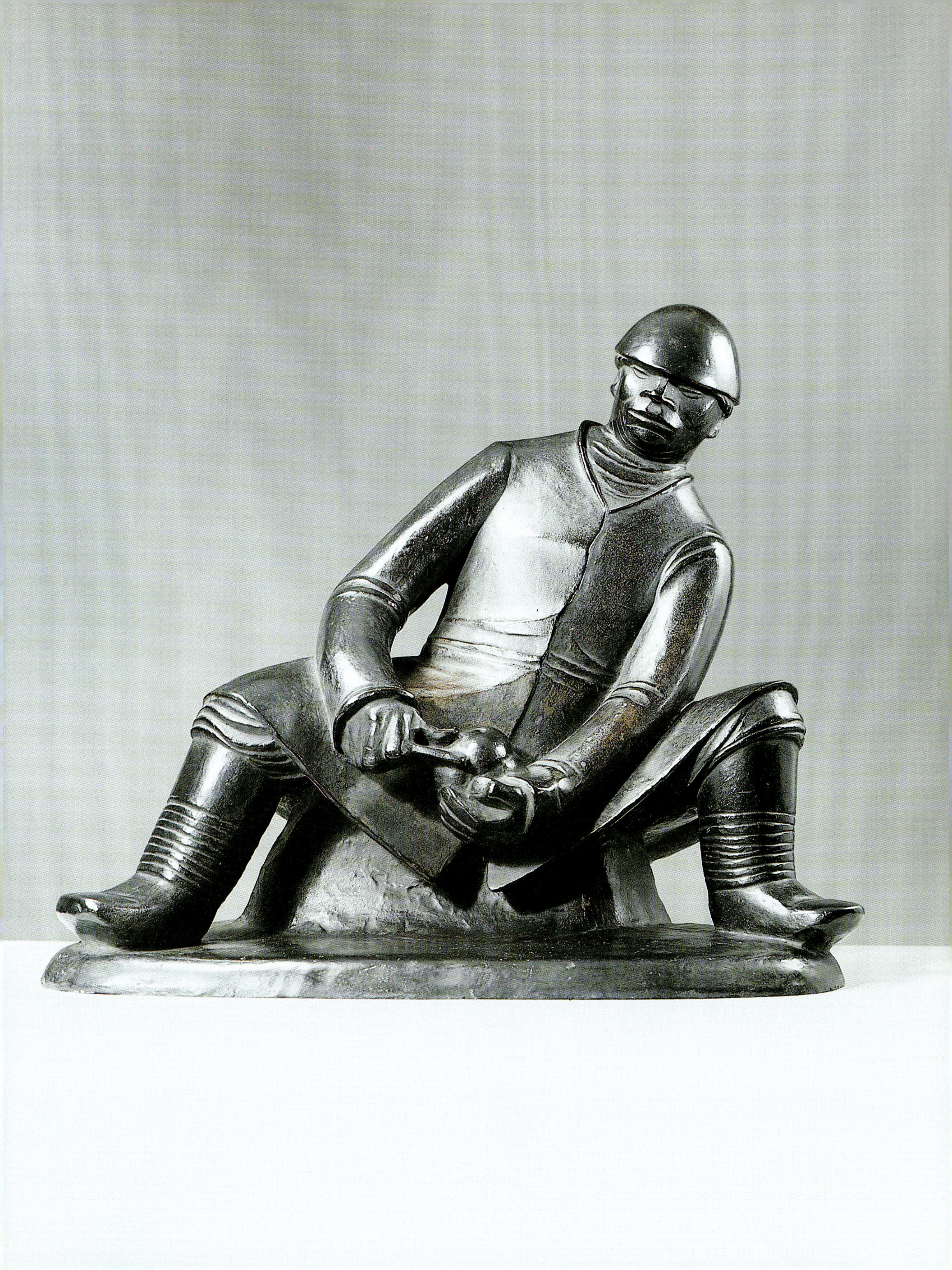

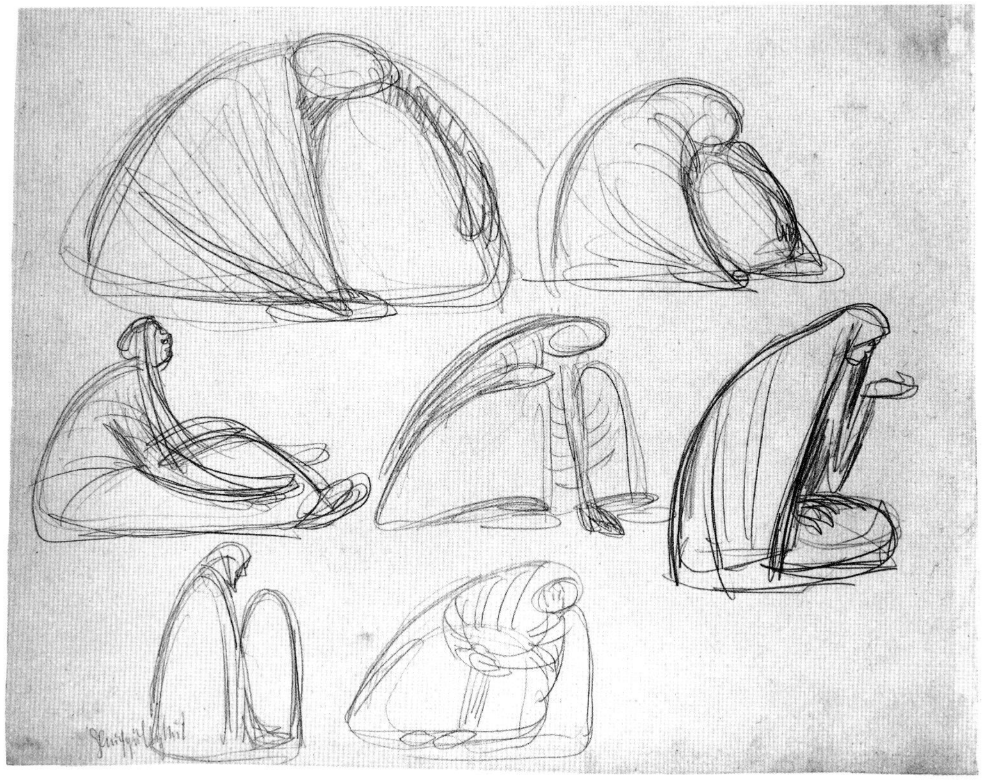

»Russland gab mir seine Gestalten, aber freilich und vermutlich bin ich nicht ohne Anteil an dem Sosein des endlichen Ausfalls, denn als ich zurückkehrte und die ersten beiden Bettler, die mir Symbole für die menschliche Situation in ihrer Blösse zwischen Himmel und Erde waren, in Friedenau im alten Stübchen anlegte, drang der alte Zweifel zu: wird das nun auch endlich wirklich Plastik oder wieder Modellierarbeit?«

Sitzende, hockende und kniende Bettlerinnen
Bleistiftzeichnungen aus dem Großen Skizzenbuch Rußland, 1906/07, 24,5 x 31 cm, bezeichnet links unten: Gleichgültigkeit
Graphische Sammlung, Kunsthalle Kiel
Schult III, 472

Russische Bettlerin II
Bronze nach einem Gipsmodell von 1907, 23 x 43,5 x 18,4 cm, signiert hinten auf der Plinthe: E. Barlach
Gußstempel am linken Plinthenrand: H NOACK BERLIN FRIEDENAU
Ernst Barlach Museum Wedel
Schult I, 71

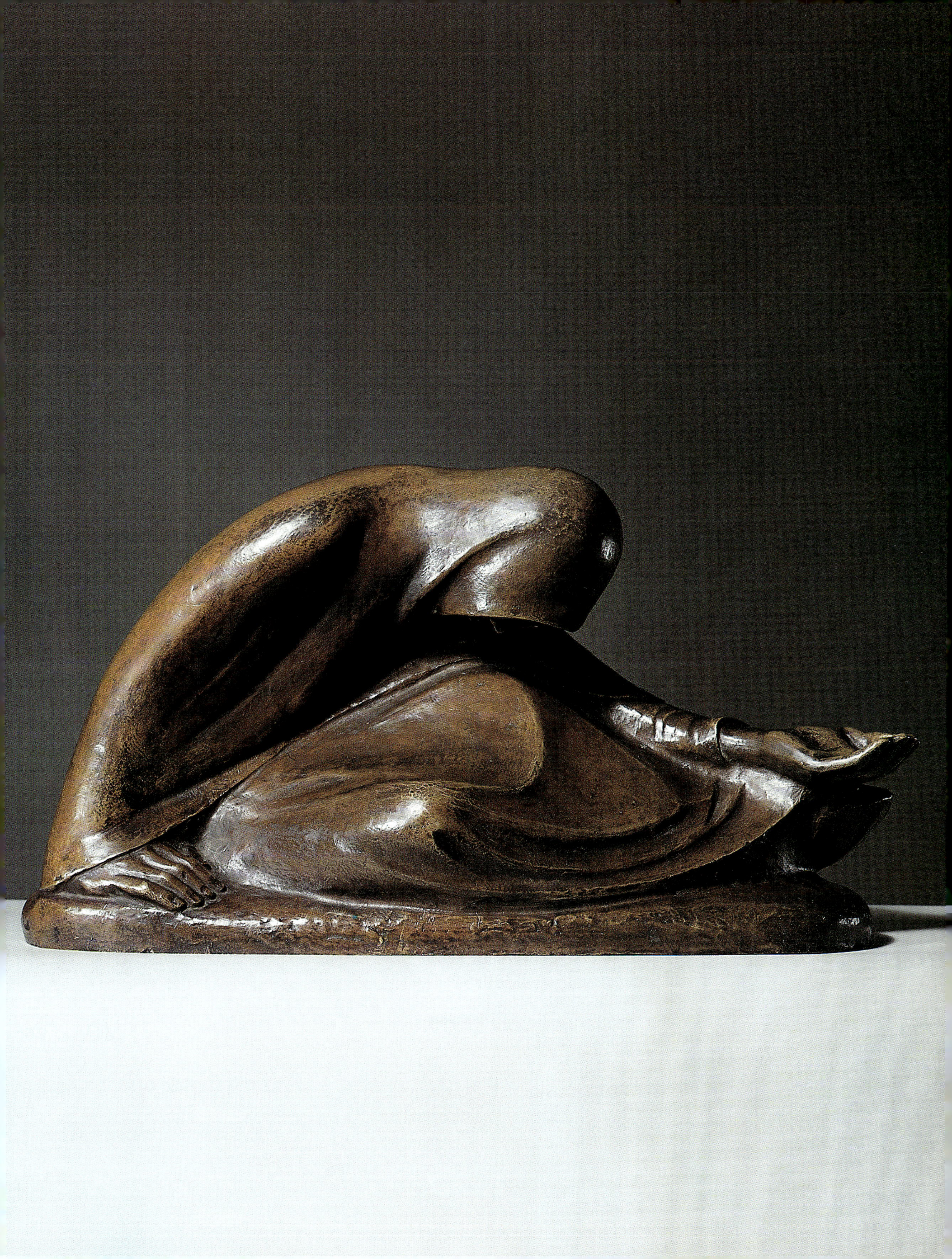

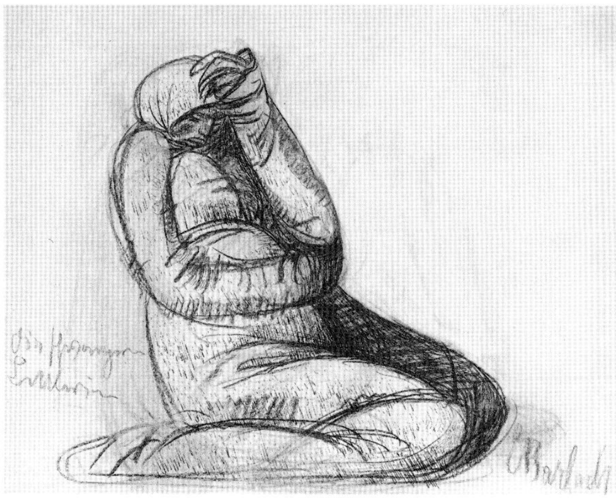 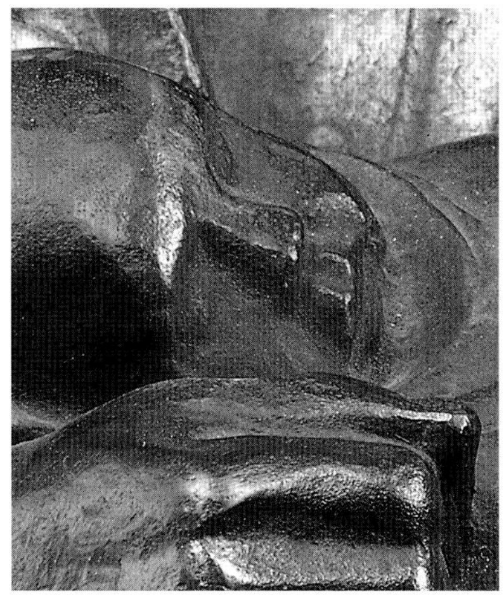

»UNGLÜCK IST NICHT SCHLIMM, ABER REUE HAT ES IN SICH, MAN GLAUBT, DEN WURM BEISSEN ZU FÜHLEN. ICH MUSS DAS ALLES DURCHEXPERIMENTIEREN UND WERDE WOHL MEIN LEBTAGE NICHT GESCHEIT.«

Die schwangere Bettlerin
Feder über Kohle, 1906/07,
Blatt: 45,7 x 57,9 cm,
signiert und bezeichnet, links unten:
Die schwangere Bettlerin,
rechts unten: E Barlach
Staatsgalerie Stuttgart
Schult III, 494

Blinde Frau mit Kind
Bronze nach einem Gipsmodell
von 1907, 25,5 x 27,5 x 31,5 cm,
Guß: Martin & Pitzing, Berlin
Kloster Unser Lieben Frauen,
Magdeburg
Schult I, 74

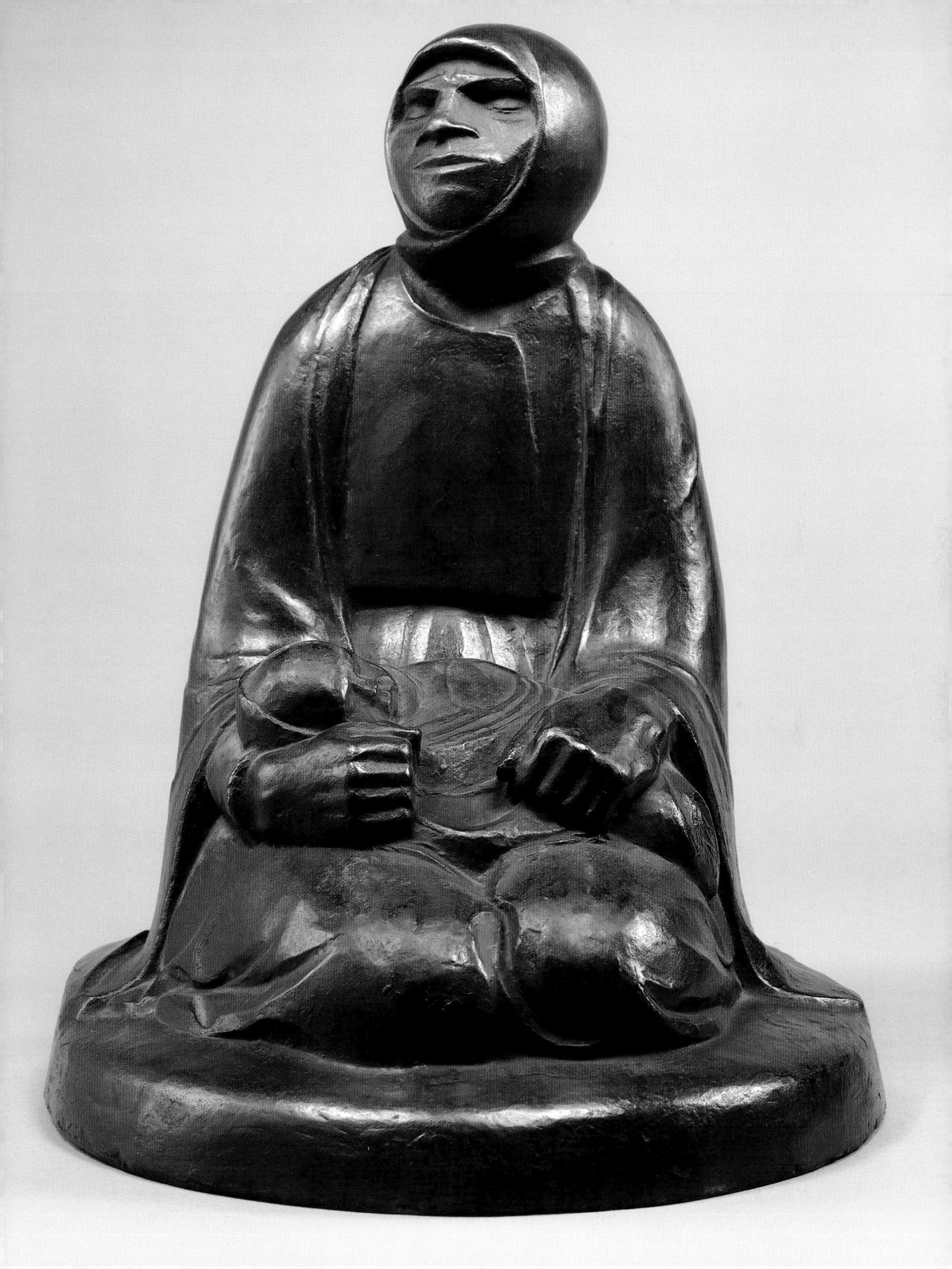

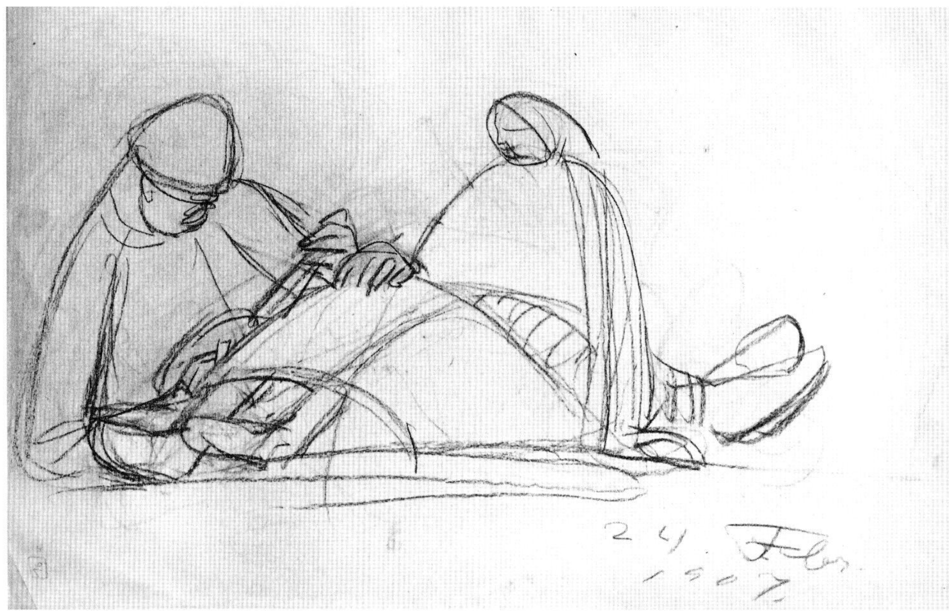

»Einer hatte ein Lied zu summen begonnen, ein Mädchen mit einem Tuch, dessen Muster schwarz gegen das helle Gesicht standen, stimmte mit einem starken Ton ein und drang ... auf die leidenschaftlichen Höhen einer schwermütigen Melodie hinauf. Sie weilten mit grenzenloser Hingabe bei den Auf- und Abschwellungen, beim Herabgleiten von rasch emporgestürmten Höhen. Absolute Seligkeit gemeinsamer Empfindungen.«

Russisches Liebespaar
Kohle, 1907,
Blatt: 33,5 x 54,1 cm,
datiert rechts unten: 24. Febr. 1907
Schult III, 507

Russisches Liebespaar
Porzellan, farbig, 1908,
19 x 35 x 27 cm
Ernst Barlach Museum Ratzeburg
Schult I, 89

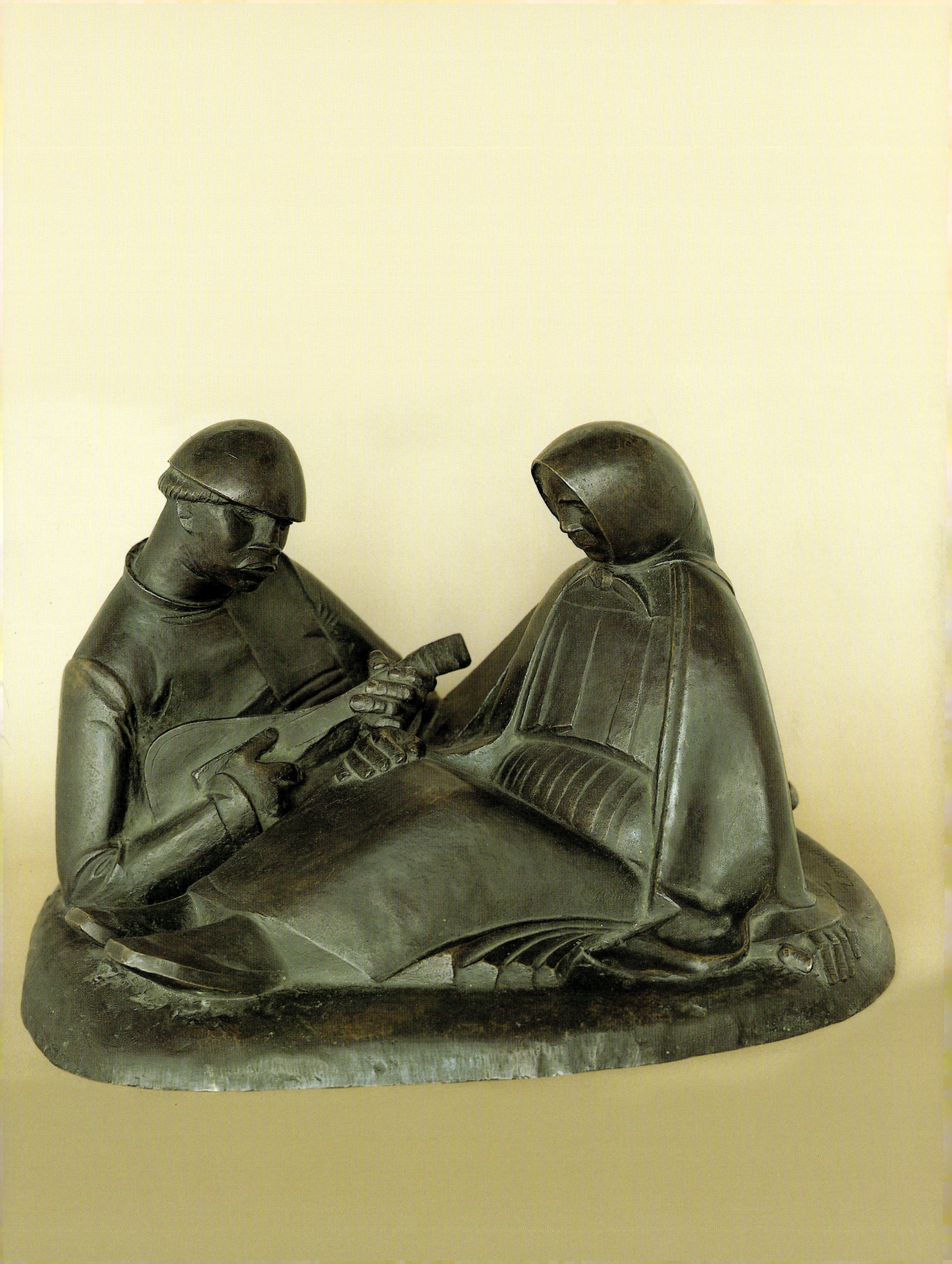

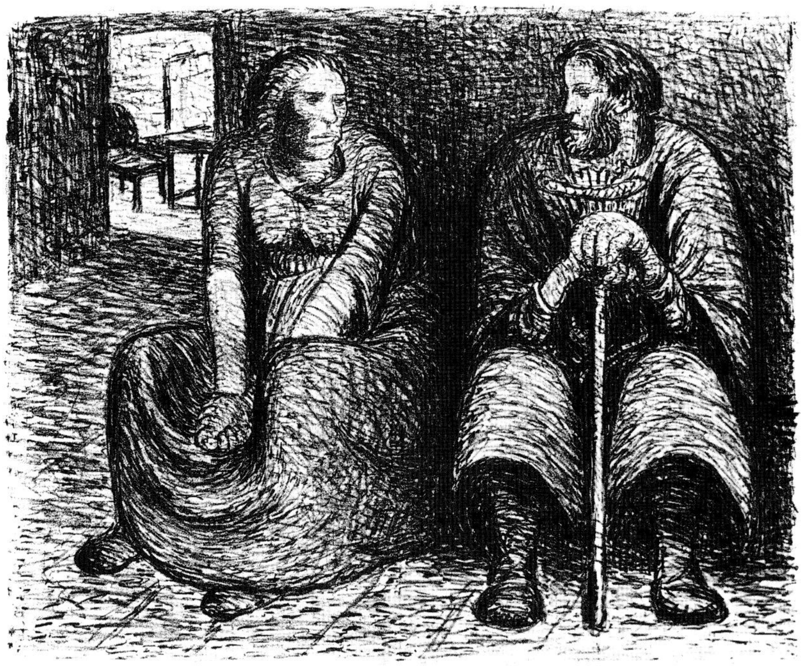

»MUTTER *sitzt nieder* Nun, so wollen wir den Menschentöter Schlaf nicht über die Schwelle lassen, lauschen auf die Sprichwörter der Ewigkeit.

KULE Wer Sorgen hat, vernimmt nur immer dieselbe Zischelzunge. Er ist nicht geartet, die Sprache der Ewigkeit zu verstehen.

MUTTER Wer Sorgen hat? So hört keine Mutter, was die Ewigkeit zu murmeln hat.«

Das Paar im Gespräch
Lithographie zum »Toten Tag«,
1910/11, 26,3 x 34 cm
Schult II, 18

Sorgende Frau
Holz (Eiche), 1910,
66 x 38,5 x 48,5 cm
Ernst Barlach Haus Hamburg
Stiftung Hermann F. Reemtsma
Schult I, 103

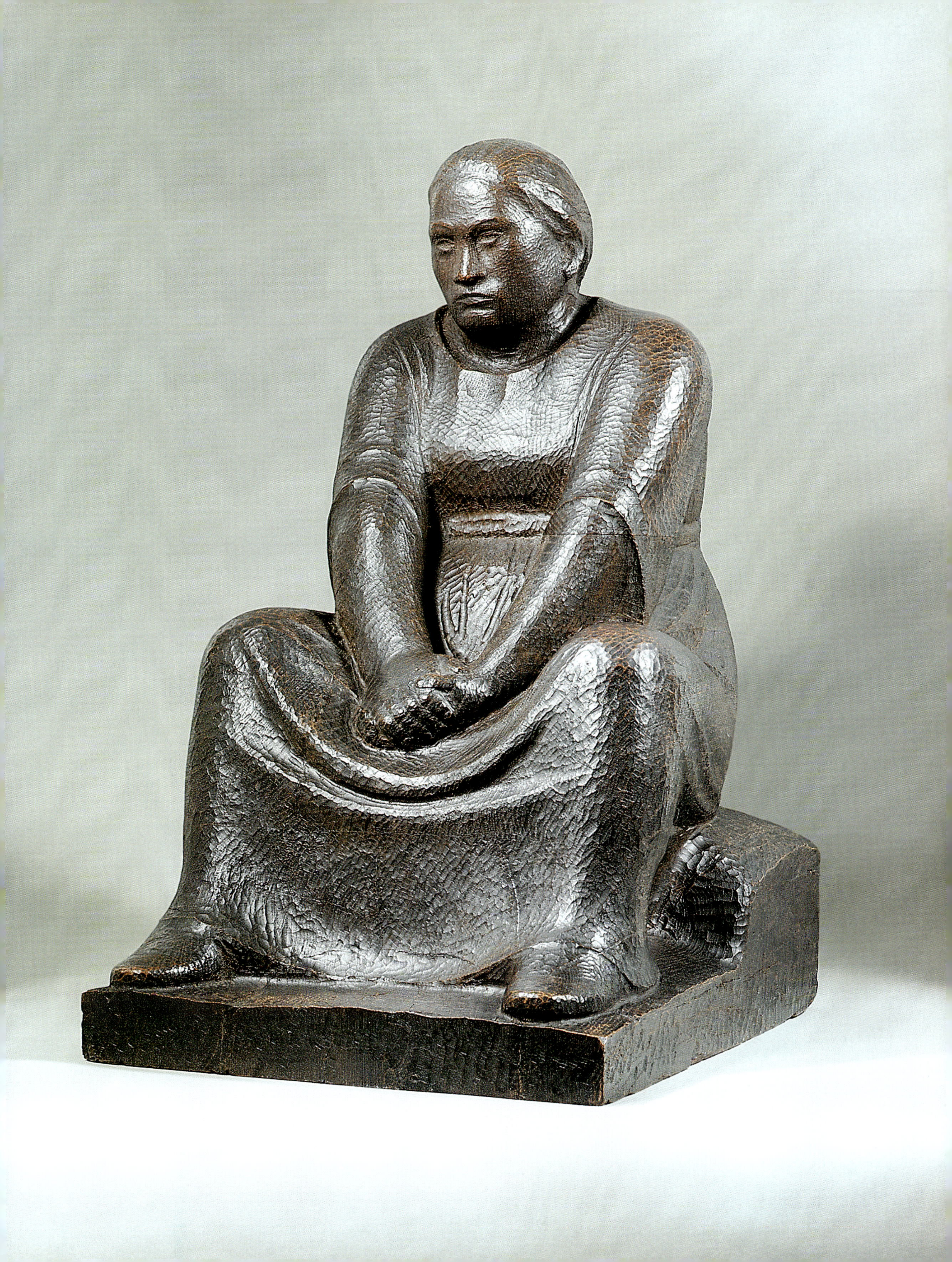

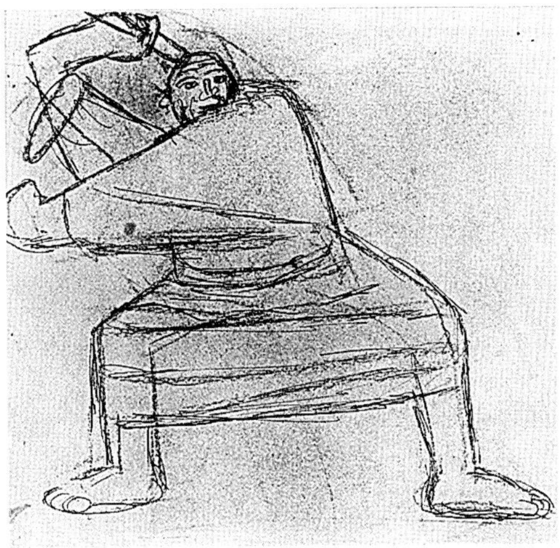

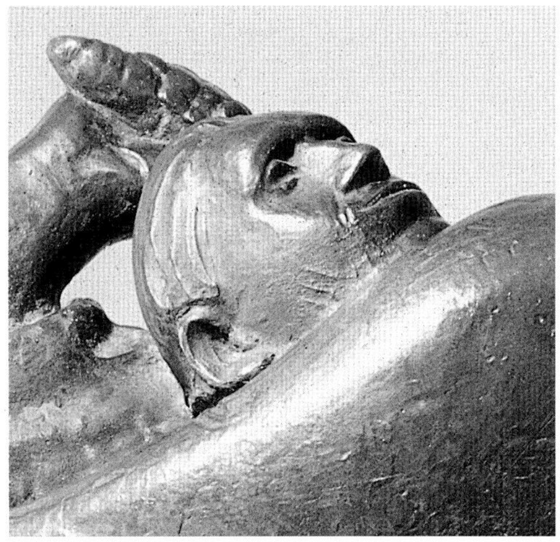

»Bei mir kriselt es schrecklich. Ich finde z. B., wo ich jetzt den ›Berserker‹ wieder zur Ausbesserung im Atelier habe, dass doch erstaunlich viel Hohlheit, ich will nicht sagen: falsches Pathos, nicht Theaterei, darin steckt. Wie gut hatten es die Leute, die ihre Umgebung, ihre Welt gebrauchen konnten! Die die grossen Allerweltsstoffe mit dem Saft ihrer Zeit tränken konnten!«

Der Berserker
Feder über Kohle, 1909,
23 x 25,6 cm,
signiert und datiert rechts unten:
E Barlach 22 1 1909
Ernst Barlach Stiftung Güstrow
Schult III, 605

Der Berserker
Bronze nach einem Gipsmodell
von 1910, 54,7 x 70 x 21,4 cm,
Gießerbezeichnung links am Sockel:
Guss: H. Leidel Köln
Ernst Barlach Haus Hamburg
Stiftung Hermann F. Reemtsma
Schult I, 105

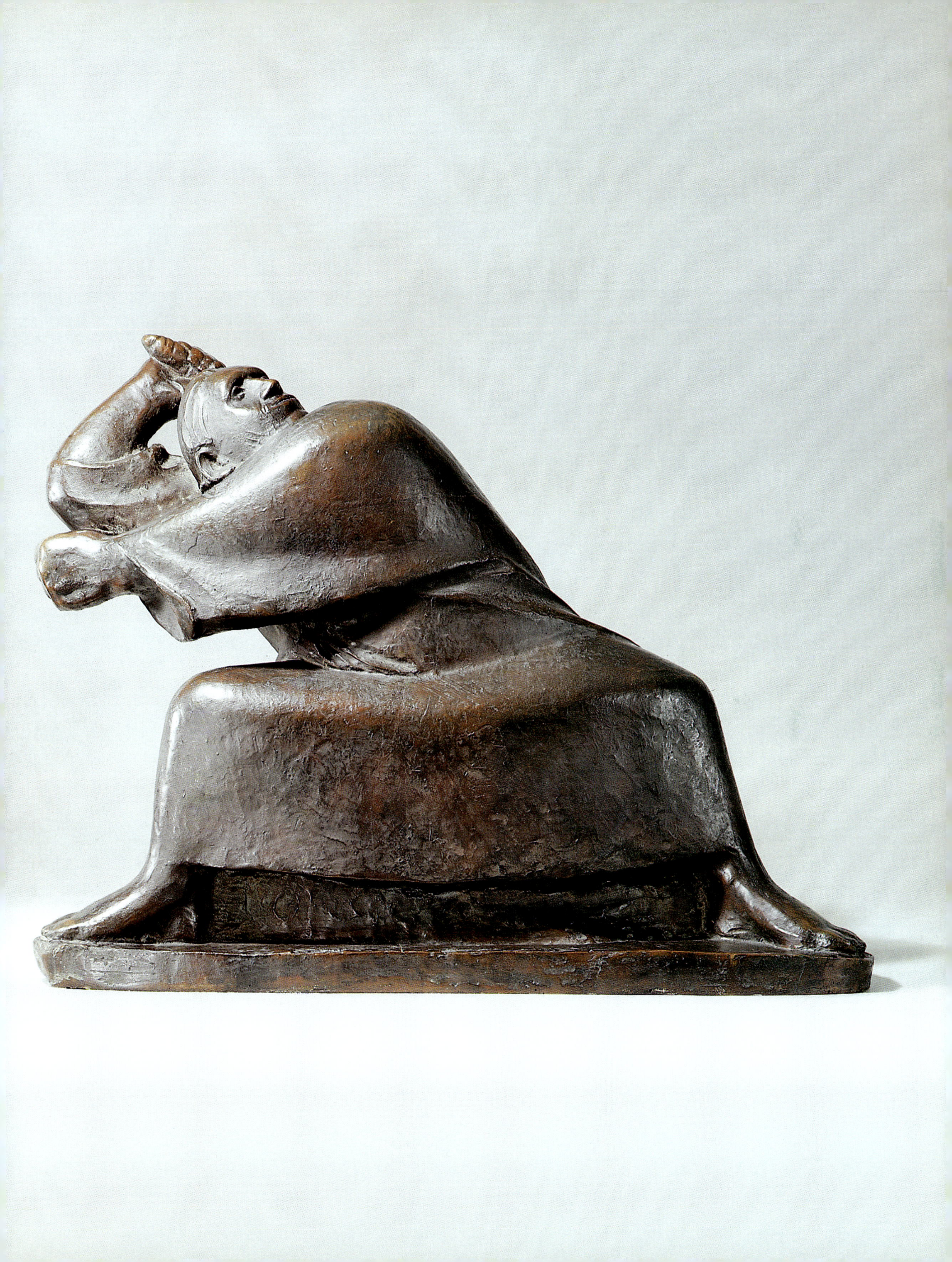

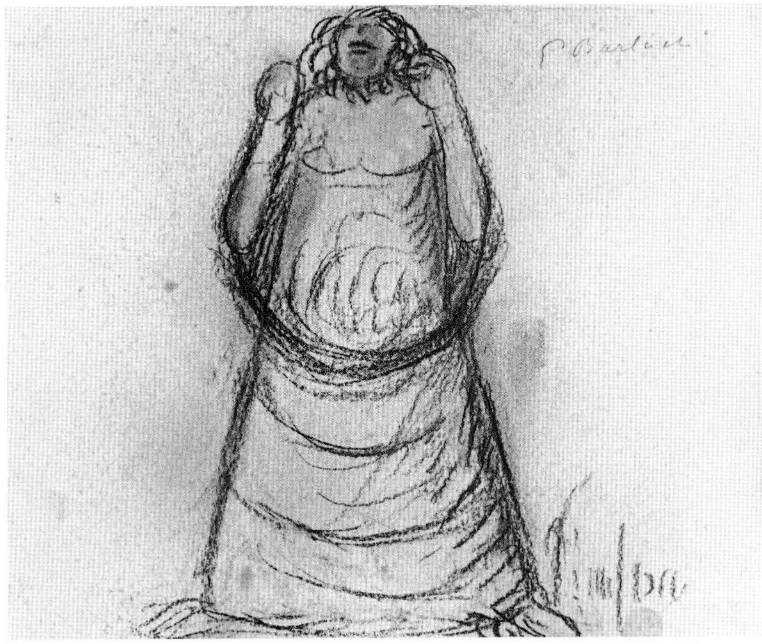

»... Ich bekenne doch, dass ich mich zu dem ›Klassischen‹ in einem unbehaglichen Verhältnis fühle; alles, was ich durchaus ersehne, finde ich anderswo eher erfüllt, und sei es selbst in Neger- und Indianerskulpturen. Die Natur hat Feierlichkeit und Behagen, Groteskes und Humor oft in einem Objekt und einer Linie.«

Simson
Kohle, 1910/1911,
20 x 18 cm,
signiert und bezeichnet,
rechts oben mit Bleistift: E.Barlach,
rechts unten mit Kohle: Simson
Ernst Barlach Stiftung Güstrow
Schult III, 766

Der Sonnenanbeter
Gips von 1910/11,
52 x 29,5 x 18,2 cm,
signiert rechts hinten
an der Plinthe: E. Barlach
Ernst Barlach Stiftung Güstrow
Schult I, 109

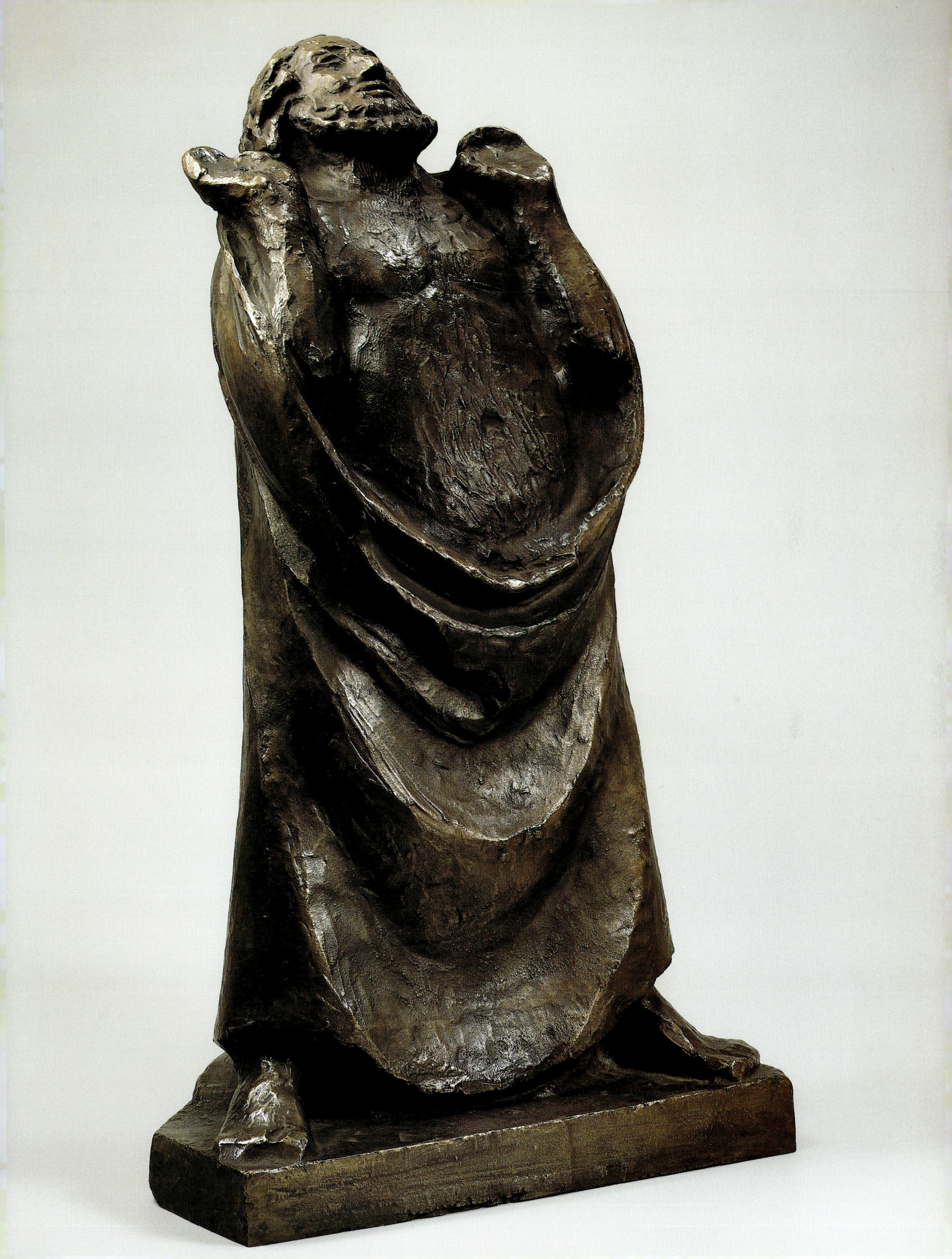

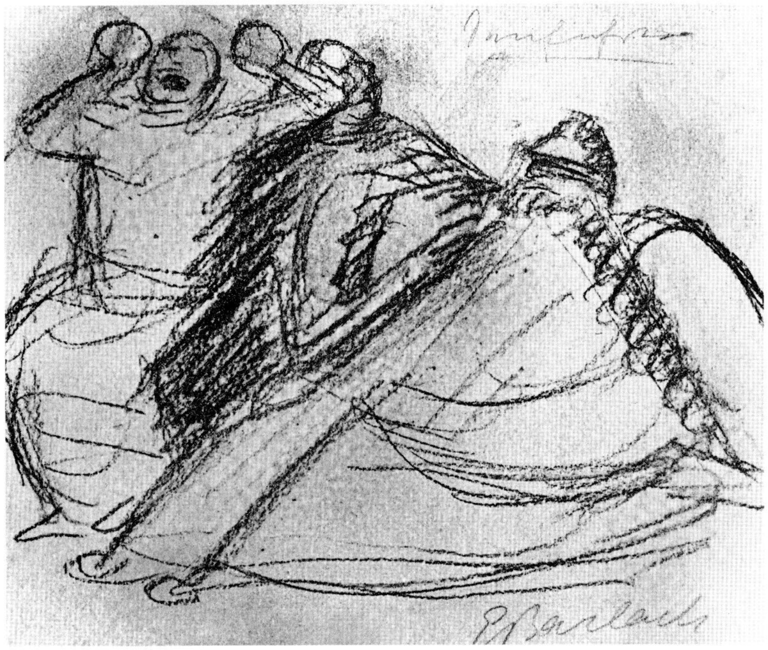

»Eines schönen Tages lag die majestätische, vielpfündige Inkarnation des Däublerschen Sterngeistes hinter den schmierigen Marmortischen des Café Reininghaus, lag da wie ein ausladendes Inkognito eines exotischen Machthabers breit im halbdunkeln Hinterhalt, im Versteck vor Hetze und Qual des Daseins, ein Alleswisser und Nichtsbesitzer, in seiner Höhle voll trauriger Behaglichkeit des Lebens ohne Lebensnotdurft froh.«

Seefahrer
Kohle, 1911,
Blatt: 20 x 25 cm,
signiert und bezeichnet rechts unten:
E Barlach/Seefahrer
Ernst Barlach Haus Hamburg
Stiftung Hermann F. Reemtsma
Schult III, 3771

Ruhender Däubler
Bronze nach einem Gipsmodell
von 1910/11, 36 x 55,5 x 25,5 cm,
signiert rechts hinten
an der Plinthe: Barlach
Gußstempel rechts hinten:
H NOACK BERLIN
Ernst Barlach Museum Wedel
Schult I, 111

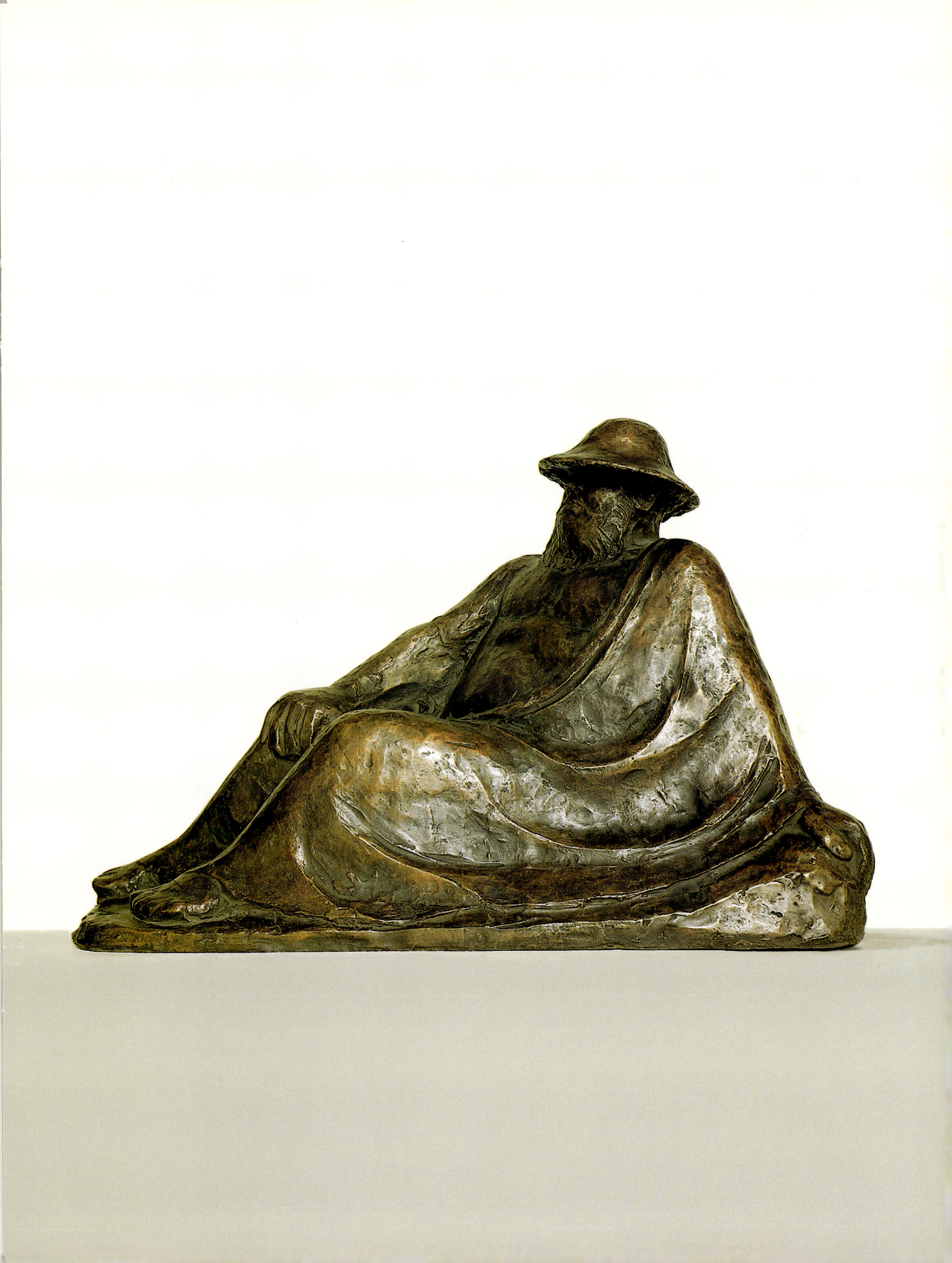

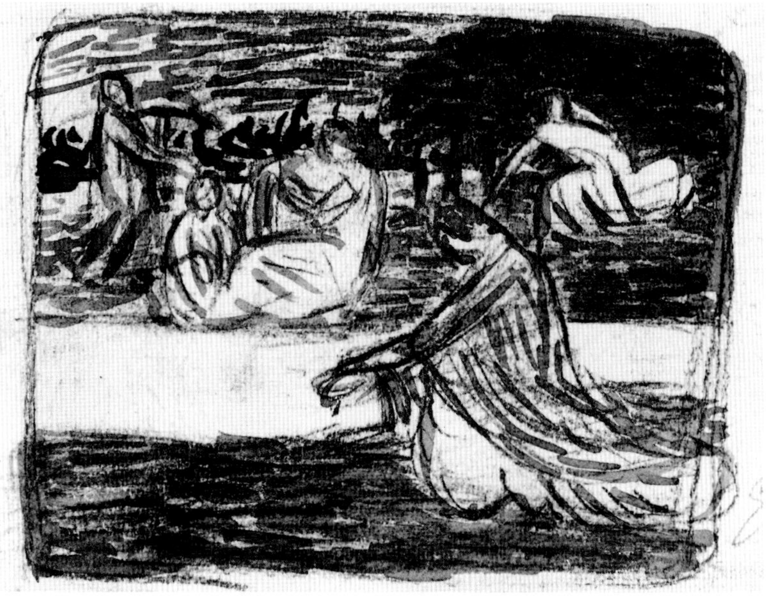

»Die ›Drei singenden Frauen‹, ihr Singen, das ist ein Ausspannen eines weiten Himmelszeltes über ihrer Verlassenheit. Rücken an Rücken sitzen sie da, die eine scheint nichts von der anderen zu wissen; aber über den Sternen, wohin ihre Sehnsucht schallt, da fliesst ihr Empfinden in eins. Das Glänzen der Lichter am Firmament, der ewige Kreislauf ist in ihnen und breitet wie Atmosphäre sich um sie. Das ist das Visionäre in Barlachs Kunst.«

Fünf Frauen
Tusche und Pinsel über Kohle,
1909/10, 12,8 x 16,5 cm,
signiert rechts unten: E B
Ernst Barlach Stiftung Güstrow
Schult III, 697

Drei singende Frauen
Bronze nach einem Gipsmodell
von 1911, 44 x 56 x 40 cm,
signiert, Gußstempel hinten:
H NOACK BERLIN
Ernst und Hans Barlach GbR
Lizenzverwaltung Ratzeburg
Schult I, 114

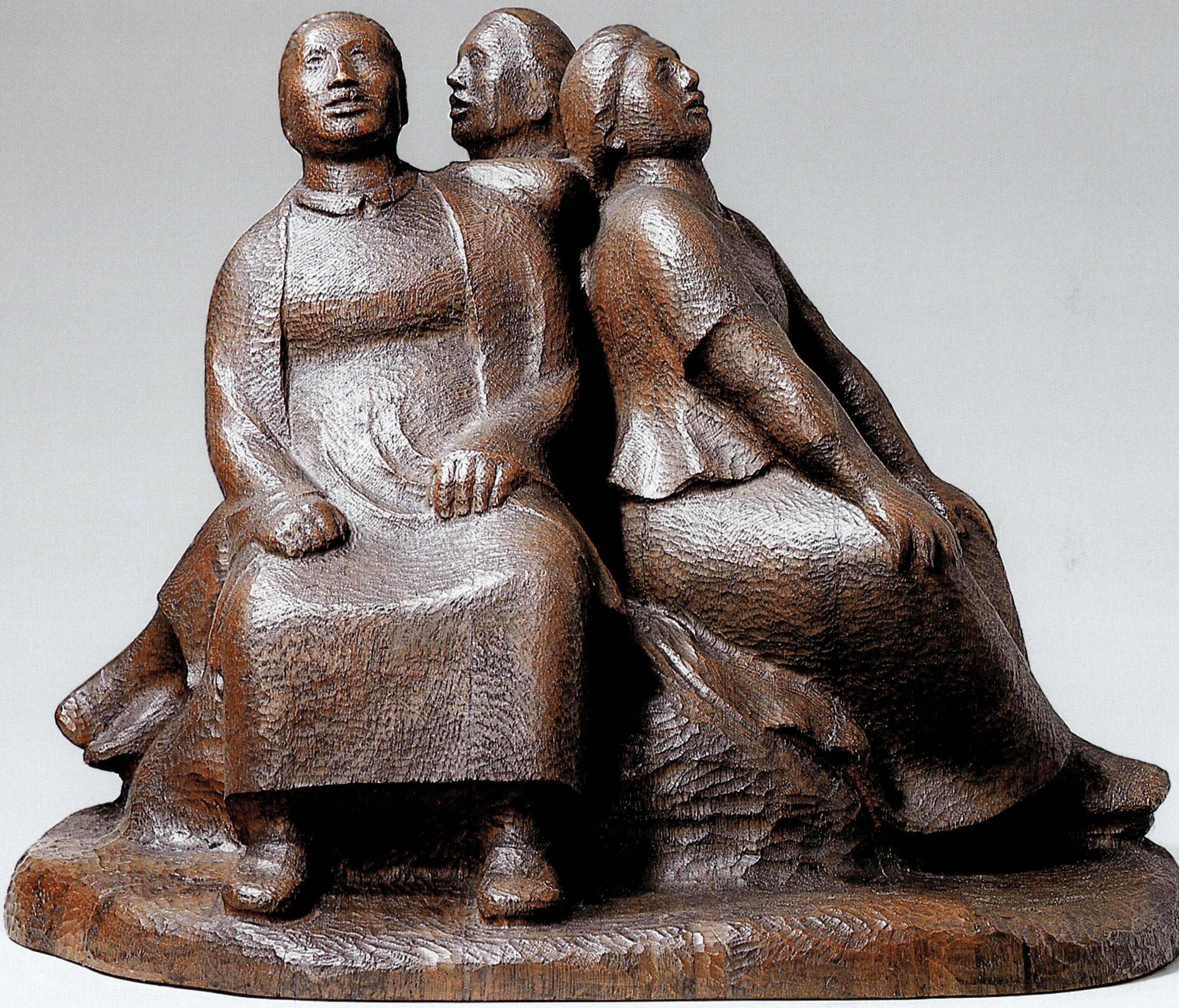

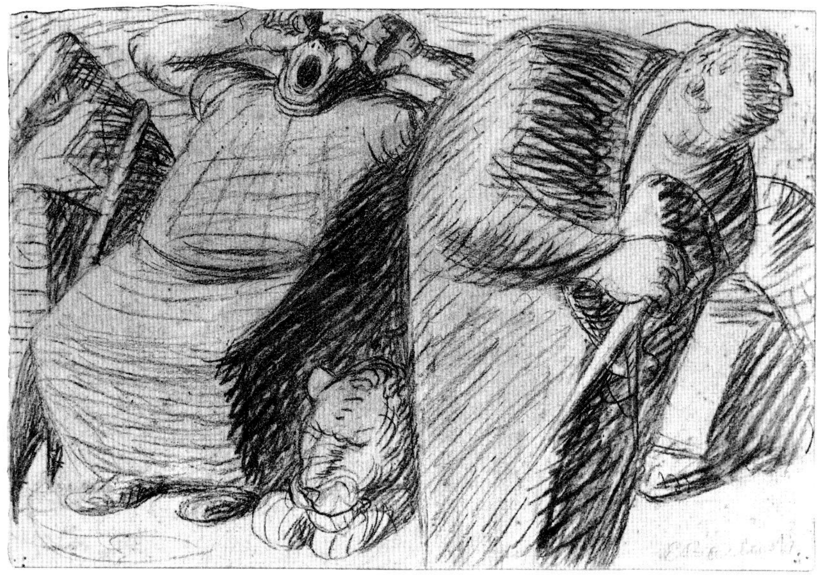

»Über die schiefen Türme: Ich glaube, man hatte das ewig Senkrechte satt. Man wollte sich neu versuchen. Sind sie nicht wie ungeheure Wesen, die aus dem alten Himmel schräg herniederfahren und so auf der Erde ankommen?«

Gähnender Tyrann und Leibwächter
Kohle, 1911,
Blatt: 27 x 39,4 cm,
signiert rechts unten: E Barlach
Ernst Barlach Stiftung Güstrow
Schult III, 805

Der Einsame
Bronze nach einem Gipsmodell
von 1910, 59 x 35,5 x 19,7 cm,
signiert am Sockel rechts hinten:
E.Barlach
Gußstempel: H NOACK BERLIN
Ernst Barlach Museum Ratzeburg
Schult I, 116

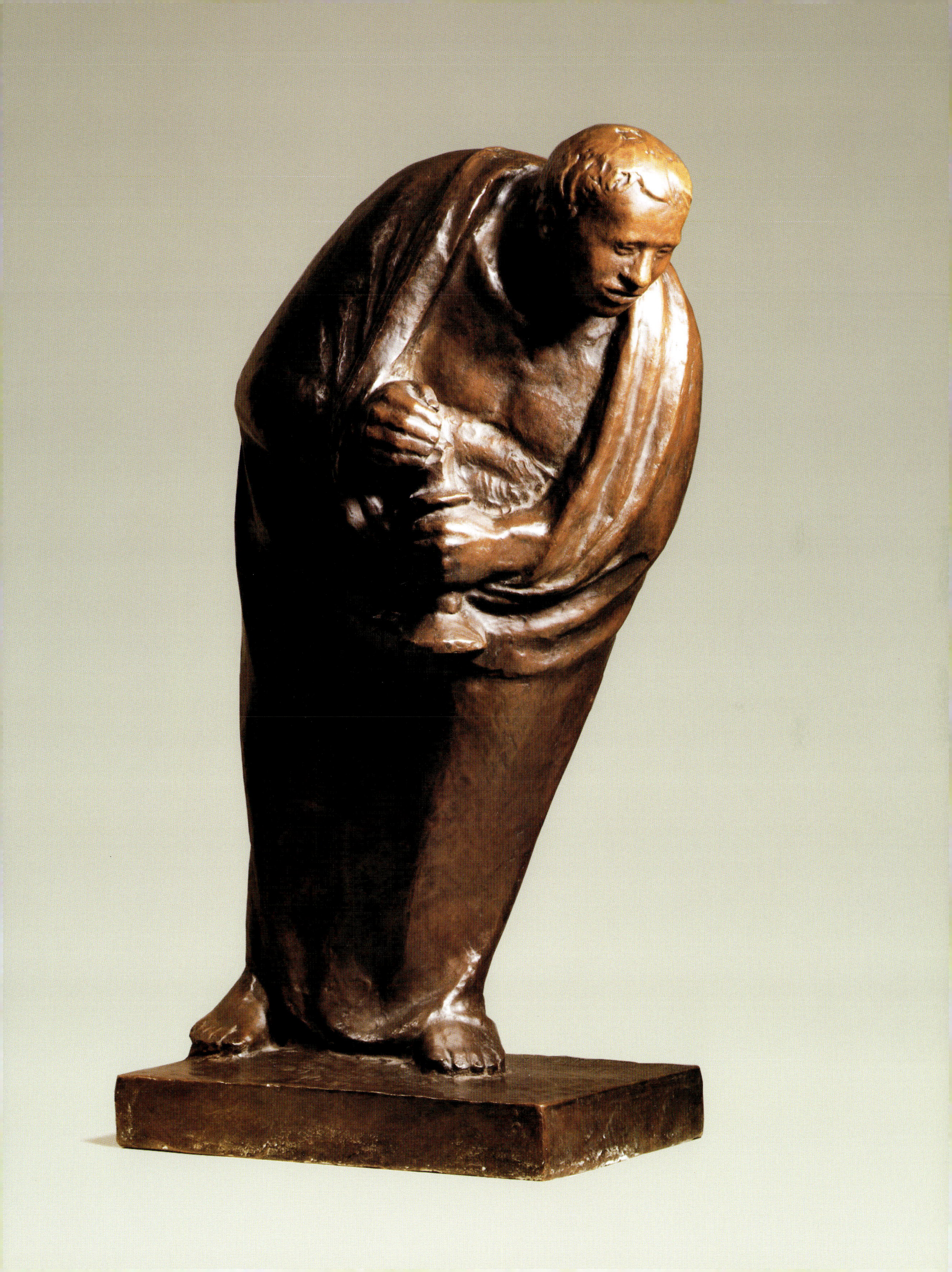

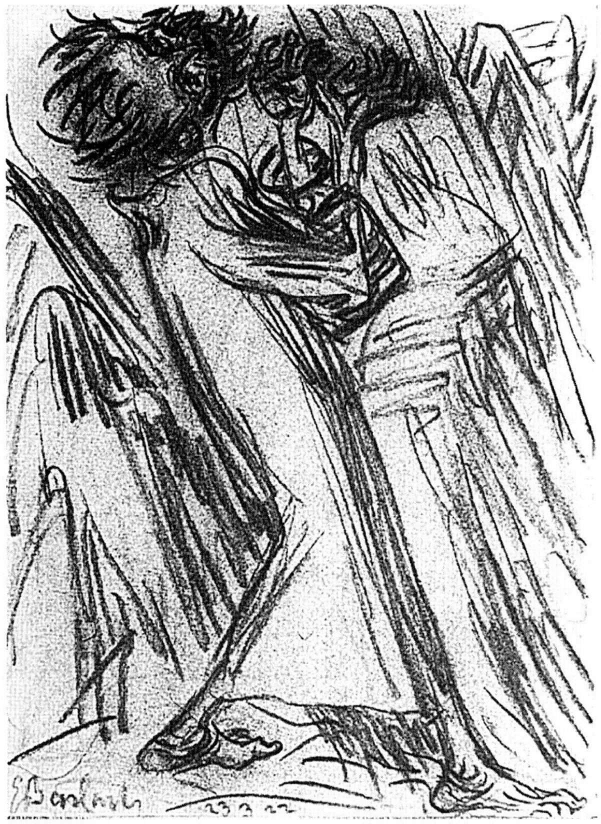

»... Haben Sie nicht manchmal Momente, wo Sie verarmter Vetter den hohen Herrn in seinem Glanz vorüberfahren sehen? Das heisst: Sie spüren's in sich, als käme Ihnen etwas nahe, von dem ein Verwandtes zu sein Ihnen wissbar wird. Und das Herz stockt Ihnen, Sie schnappen nach Luft und Sie brüllen wie ein Vieh auf in Ihrem Elend. Sie – Herr Zwieback – brüllen Sie nicht auch manchmal über Ihr Elend?«

Empörung
Kohle, 1922, 34,5 x 26,5 cm,
signiert und datiert links unten:
E Barlach 23 3 22
Privatsammlung
Schult III, 1569

Der Ekstatiker
Bronze nach einem Gipsmodell
von 1911/12, 47,5 x 15 x 32 cm,
signiert links hinten: E. Barlach
Gußstempel: H NOACK BERLIN
Ernst Barlach Museum Wedel
Schult I, 119

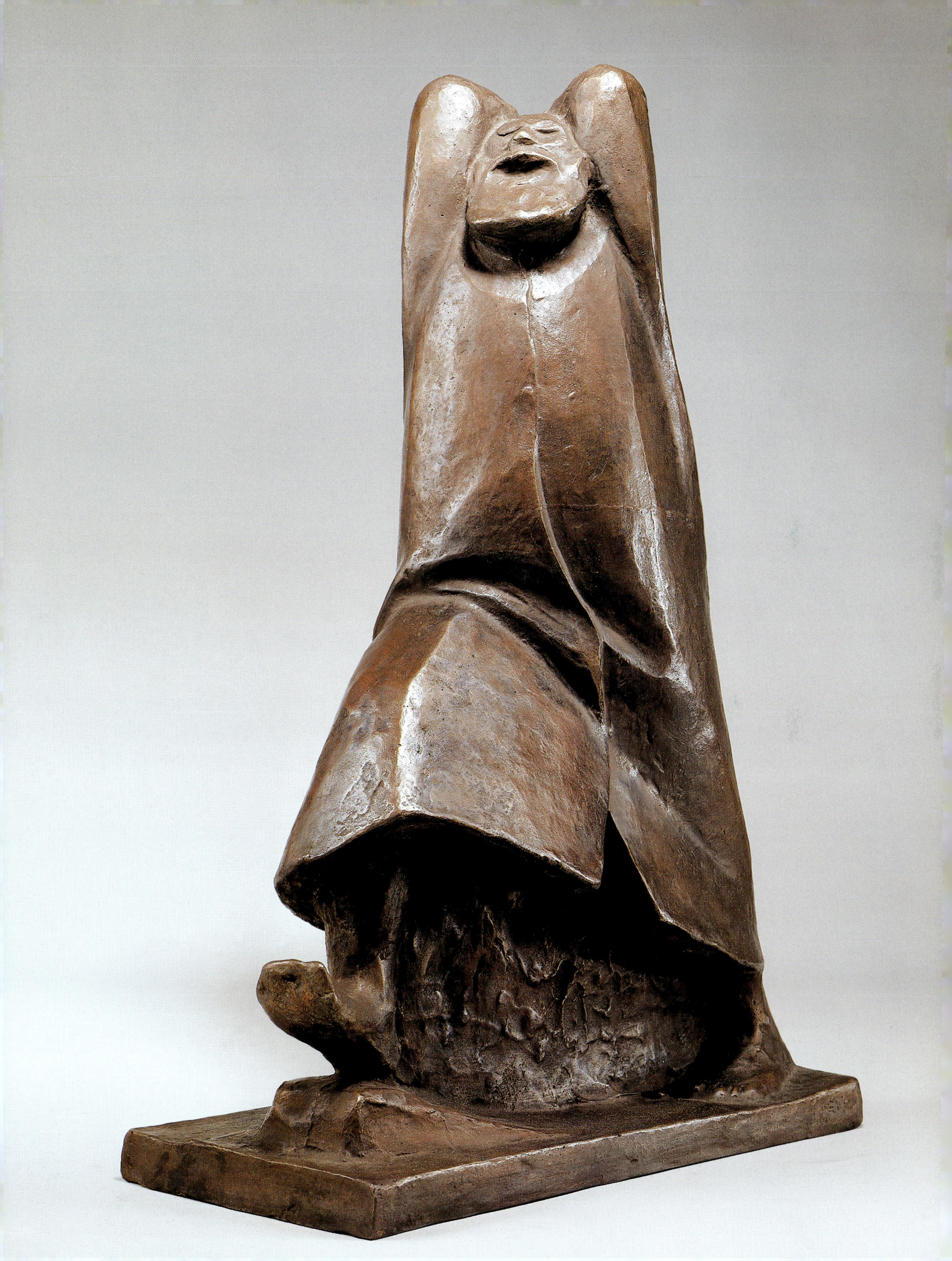

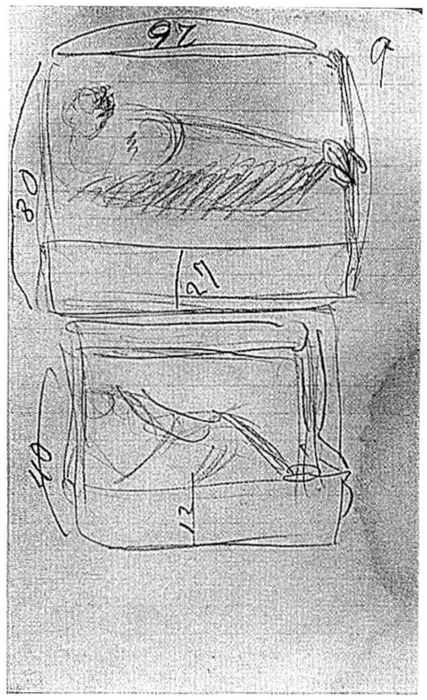

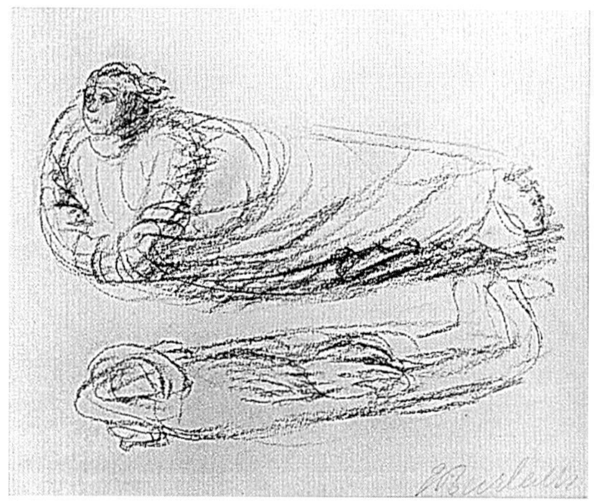

»Also was geschieht über der Schlafenden? Ein weiter Berg. Er ist Traum. Darüber ein Gesicht: Der Künftige kommt angeflogen. Nicht über den Wolken, wie erwartet wurde. Er selbst ist Wolke. Schwer wie eine Gewitterwolke ... Er wird ein lenkbar Wesen. Aber im Traume ist das schwierig, denn man wird geträumt. Der Vogelhafte mit dem Dunstleib kann jedoch mit den schwebenden Füssen steuern. Er ist die neue Richtung.«

Figürliche Studien
aus dem Güstrower Taschenbuch
Blei, 1912,
Blatt: 16,4 x 10,3 cm
Ernst Barlach Stiftung Güstrow
Schult III, 938

Zwei Schwebende
Kohle, 1911, 22 x 27 cm,
signiert rechts unten: E Barlach
Privatbesitz
Schult III, 797

Die Vision
Holz (Eiche), 1912,
Sockel: 40 x 57,5 cm,
obere Platte: 79 x 98 cm,
signiert und datiert seitlich links
am Sockel: E. Barlach 1912
Staatl. Museen Preußischer Kulturbesitz, Berlin, Nationalgalerie
Schult I, 123

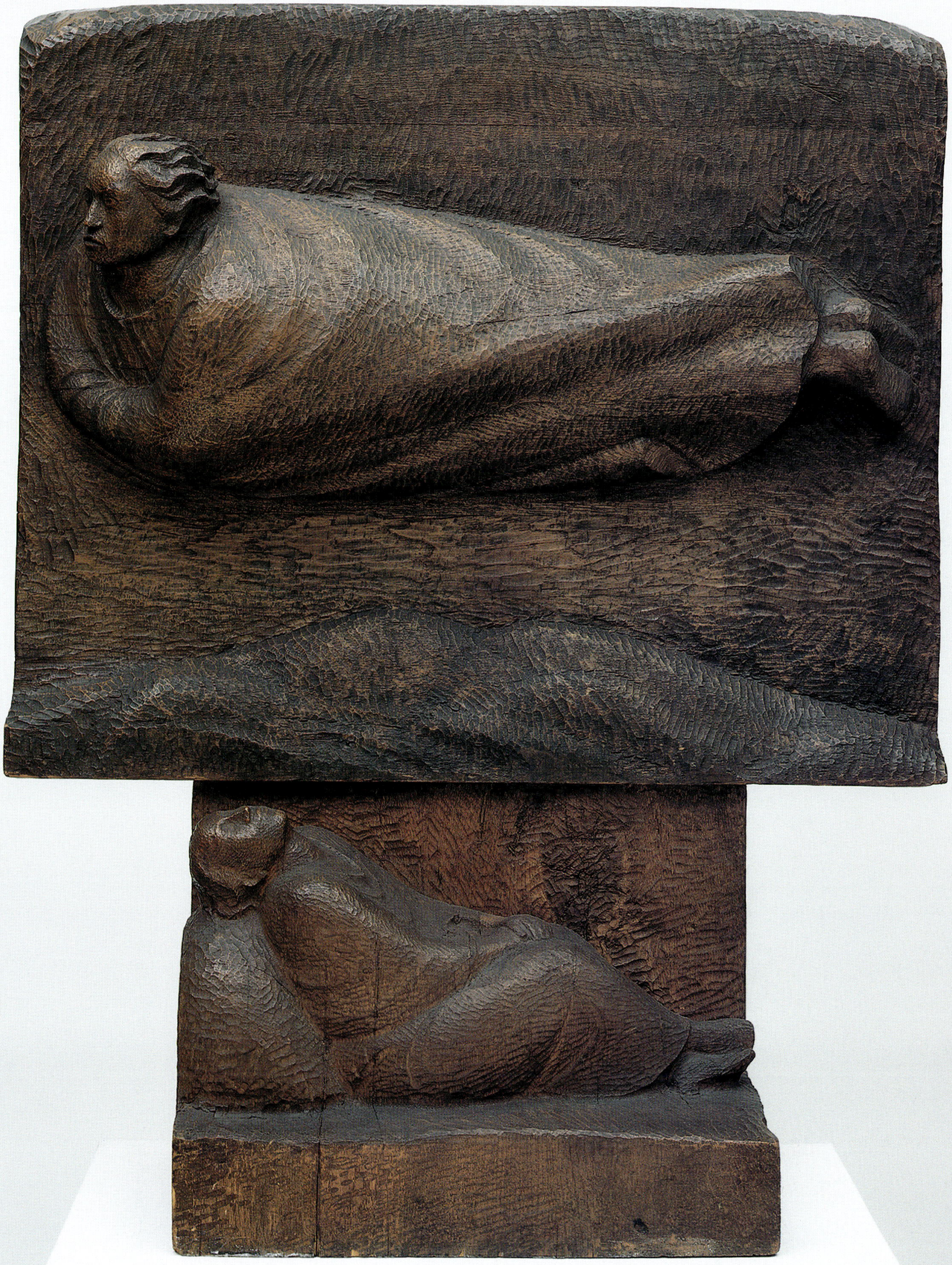

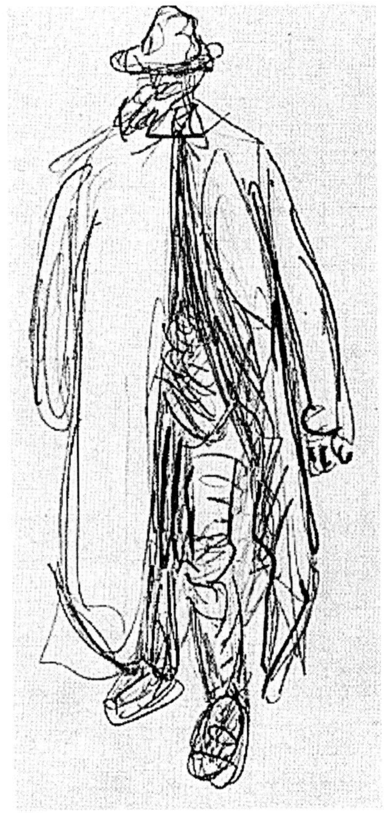

»Ich dachte, wie bin ich in allem, was ich mache, zu kritisch arrogant, beweisend und beschwatzend. Nur zum Beispiel in dem ›Schlafenden Paar‹ und dem ›Spaziergänger‹ liegt so etwas von schlichter Ledigkeit, ledig von allzu stündlicher Zeitigkeit, Weltgefühl, Hängen im grossen blossen Dasein ohne Zeiteinteilung sind drin.«

Figürliche Studie
aus dem Güstrower Taschenbuch
Blei, 1912,
Blatt: 16,4 x 10,3 cm
Ernst Barlach Stiftung Güstrow
Schult III, 939

Der Spaziergänger
Bronze nach einem Gipsmodell
von 1912, 26,5 x 22,2 x 13,6 cm,
signiert auf dem Sockel: E Barlach
Gußstempel hinten:
H NOACK BERLIN
Ernst und Hans Barlach GbR
Lizenzverwaltung Ratzeburg
Schult I, 135

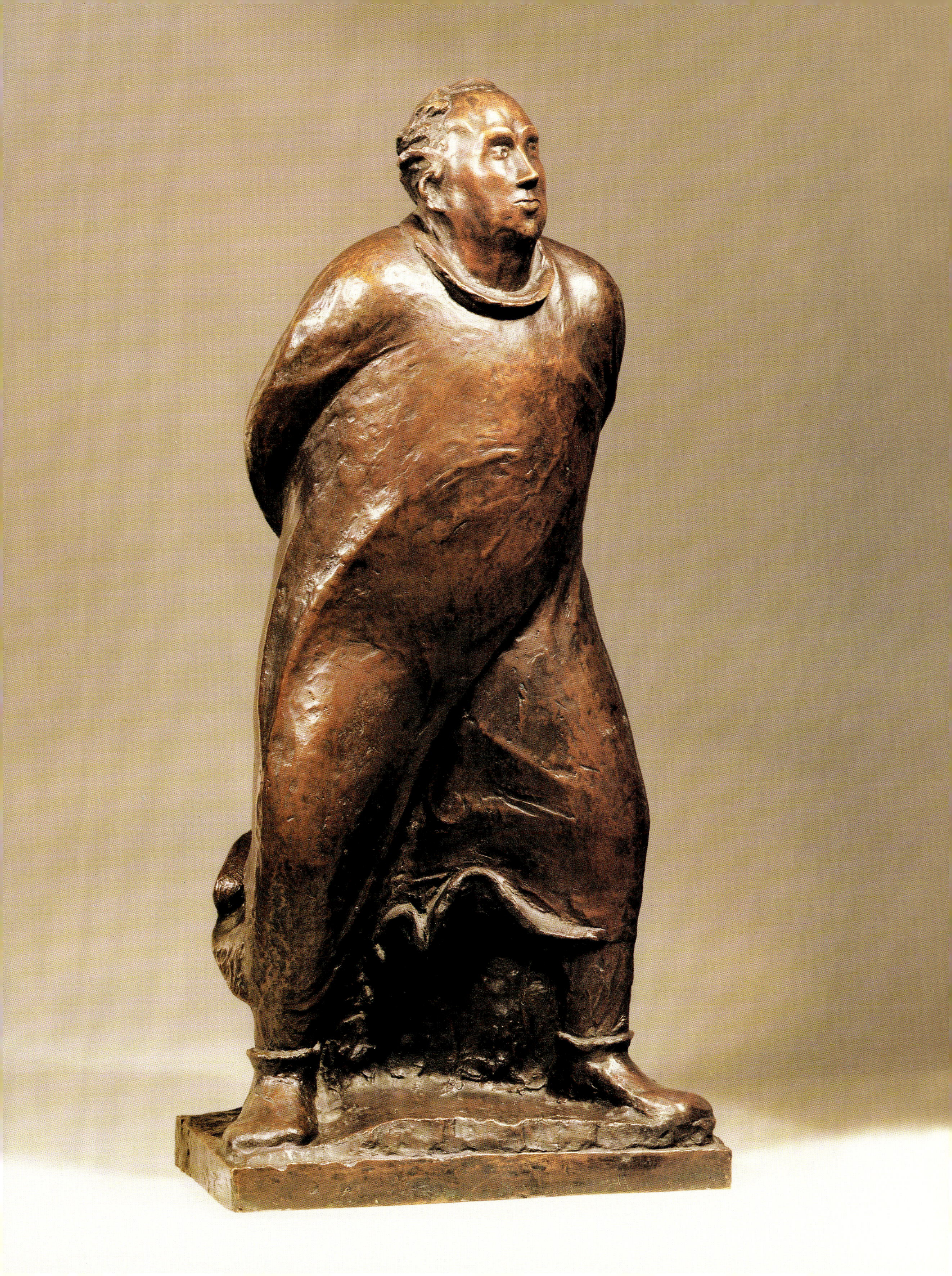

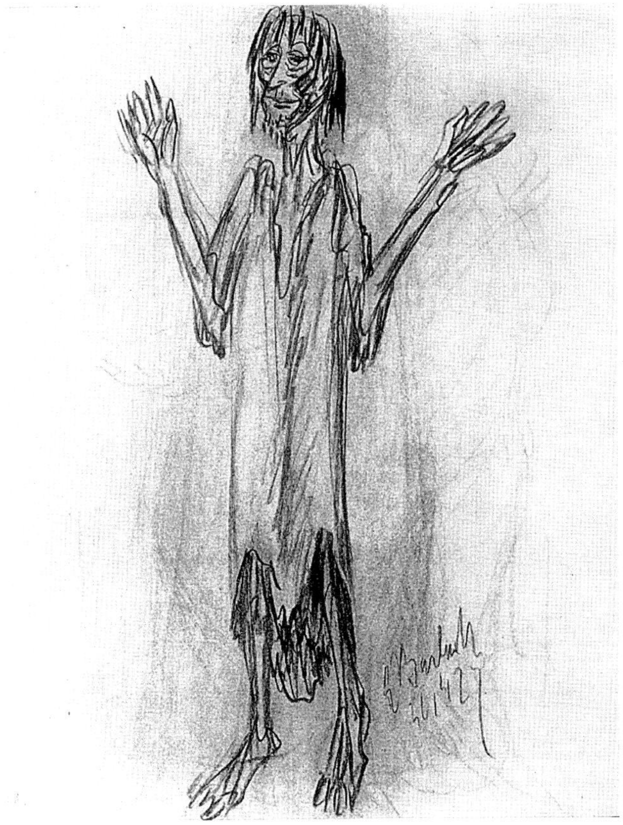

»Die vorgestellten Zustände (›Ekstatiker‹, ›Wüstenprediger‹ etc.) wollen mir unter gewissen Rücksichten grade als normal gegenüber der sonstigen Normalität erscheinen: als Aufbäumung gegen Üblichkeit und Banalität.«

Wüstenprediger
Kohle, 1927,
Blatt: 61,2 x 47,8 cm,
signiert und datiert rechts unten:
E Barlach/30 4 27
Ernst Barlach Stiftung Güstrow
Schult III, 1918

Wüstenprediger
Holz (Eiche), 1912,
65,5 x 21,5 x 18 cm,
signiert: E Barlach
Ernst Barlach Haus Hamburg
Stiftung Hermann F. Reemtsma
Schult I, 137

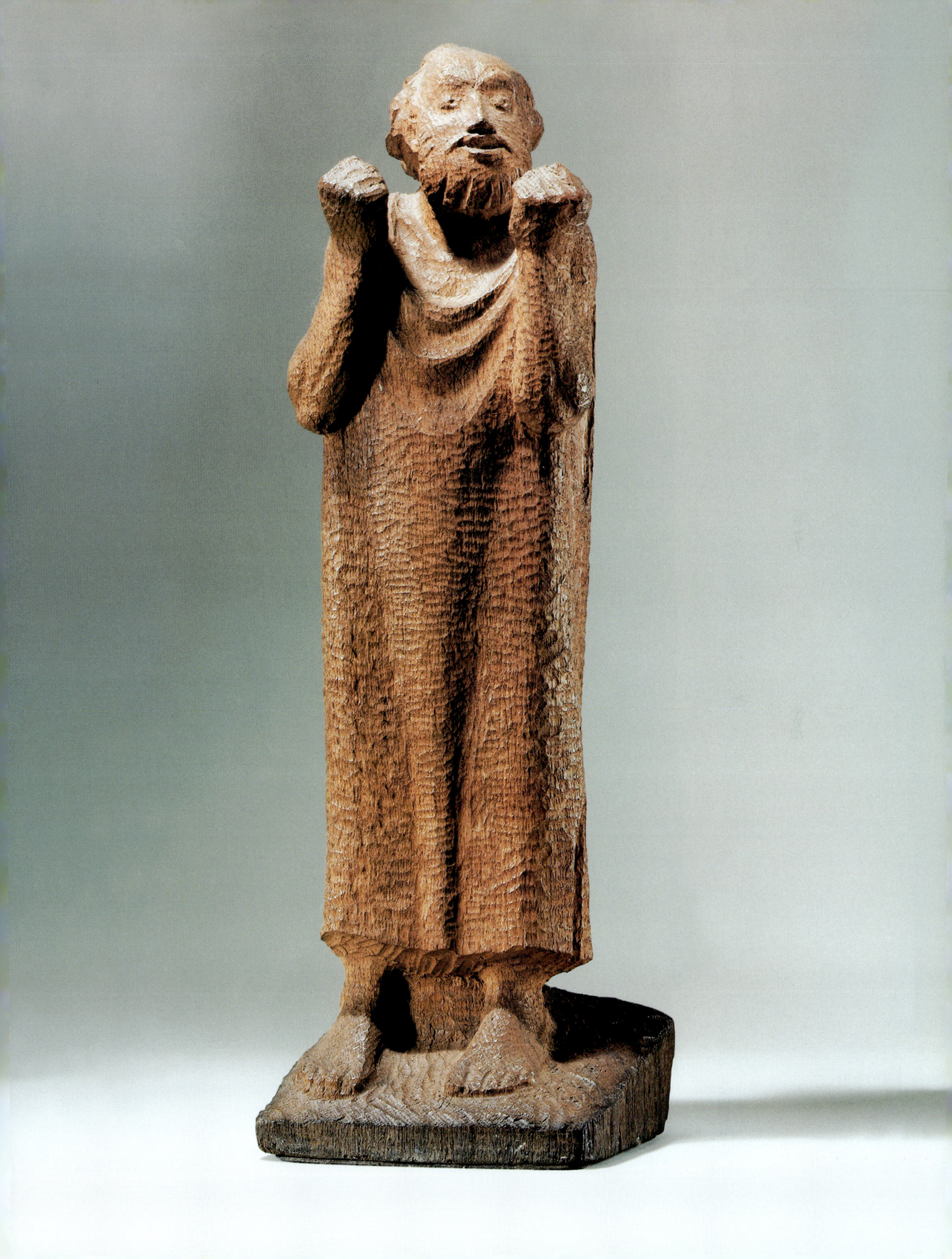

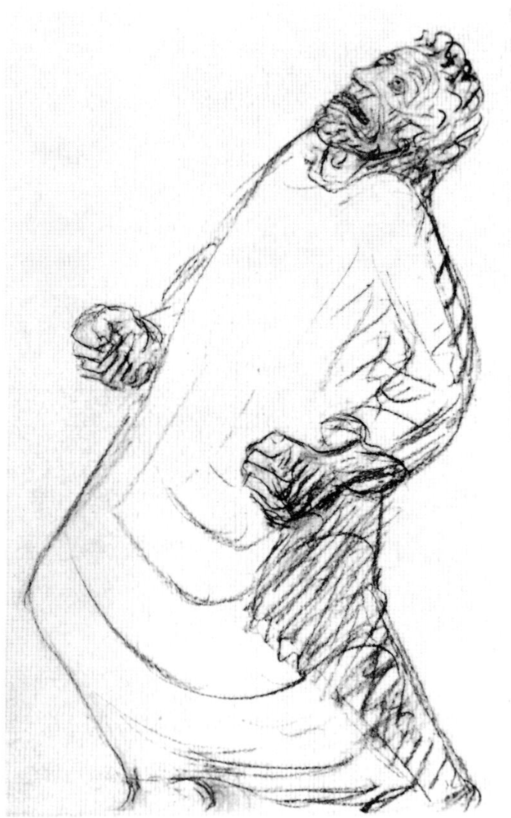

»›Panischer Schreck‹ – man muss sich eine handgreifliche, von aussen ins Gehör oder Auge kommende Ursache, eine drohende Gefahr dazu denken.«

Der Erschreckte
Kohle, 1912/13,
Blatt: 39,9 x 49,8 cm
Ernst Barlach Stiftung Güstrow
Schult III, 1013

Panischer Schrecken
Gips unter Schellack, 1912,
47,5 x 45 x 29,5 cm
Ernst Barlach Stiftung Güstrow
Schult I, 138

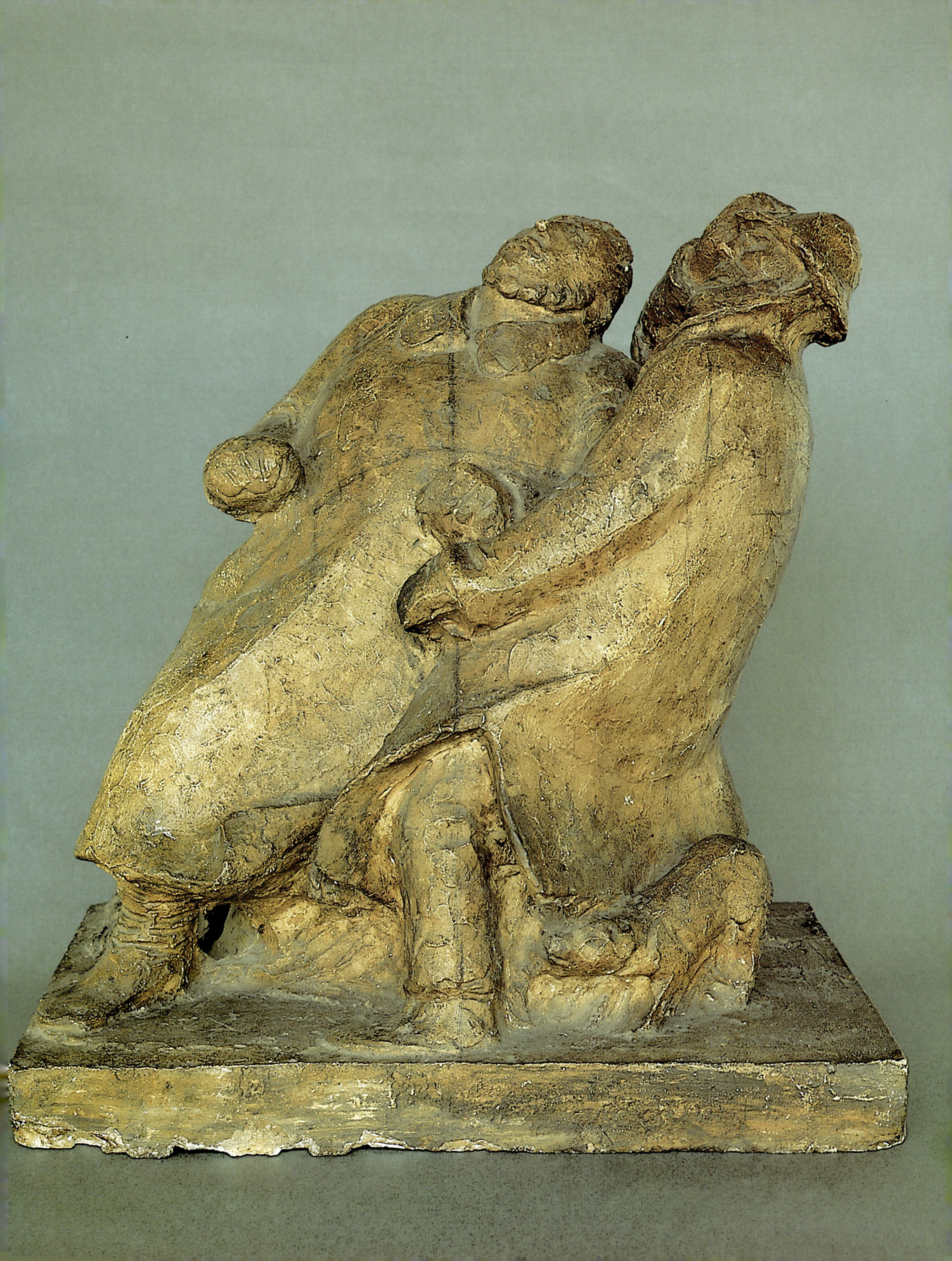

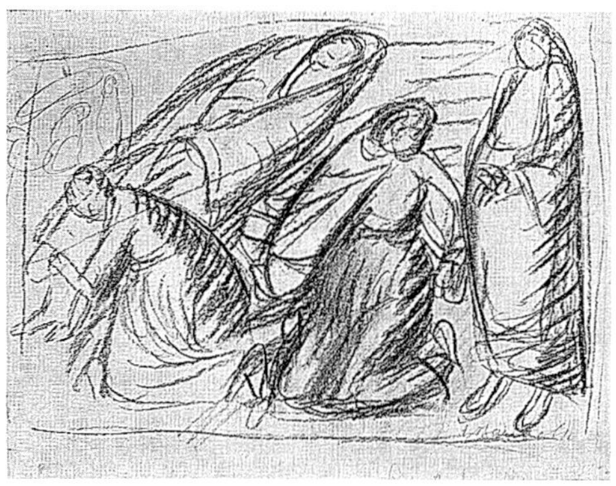 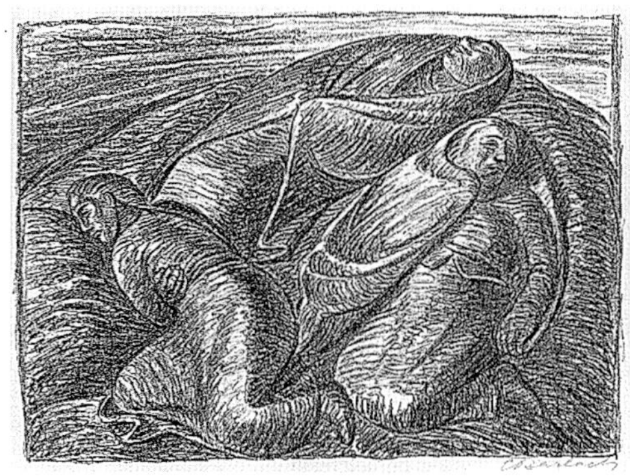

»Überall ein grosses Wo? Nur bei schwangeren Frauen das gewisse Da. Eine von den dreien trägt das Gewitter unterm Herzen. Endlich wird sich's entladen. Mit Feuerschwertern muss das Ungeheuere plötzlich unter uns sein.«

Die Verlassenen
Kohle, 1912,
Blatt: 28,5 x 38,8 cm,
signiert und atiert rechts unten:
E Barlach/Barlach Nov 1912
Ernst Barlach Stiftung Güstrow
Schult III, 992

Die Verlassenen
Lithographie, 1930/31,
30,7 x 42,8 cm,
signiert: E Barlach
Schult II, 292

Die Verlassenen
Relief, Bronze
nach einem Gipsmodell von 1912,
61 x 67 x 14,8 cm,
signiert rechts unten: E. Barlach
Gußstempel rechts unten:
H NOACK BERLIN
Ernst Barlach Museum Wedel
Schult I, 142

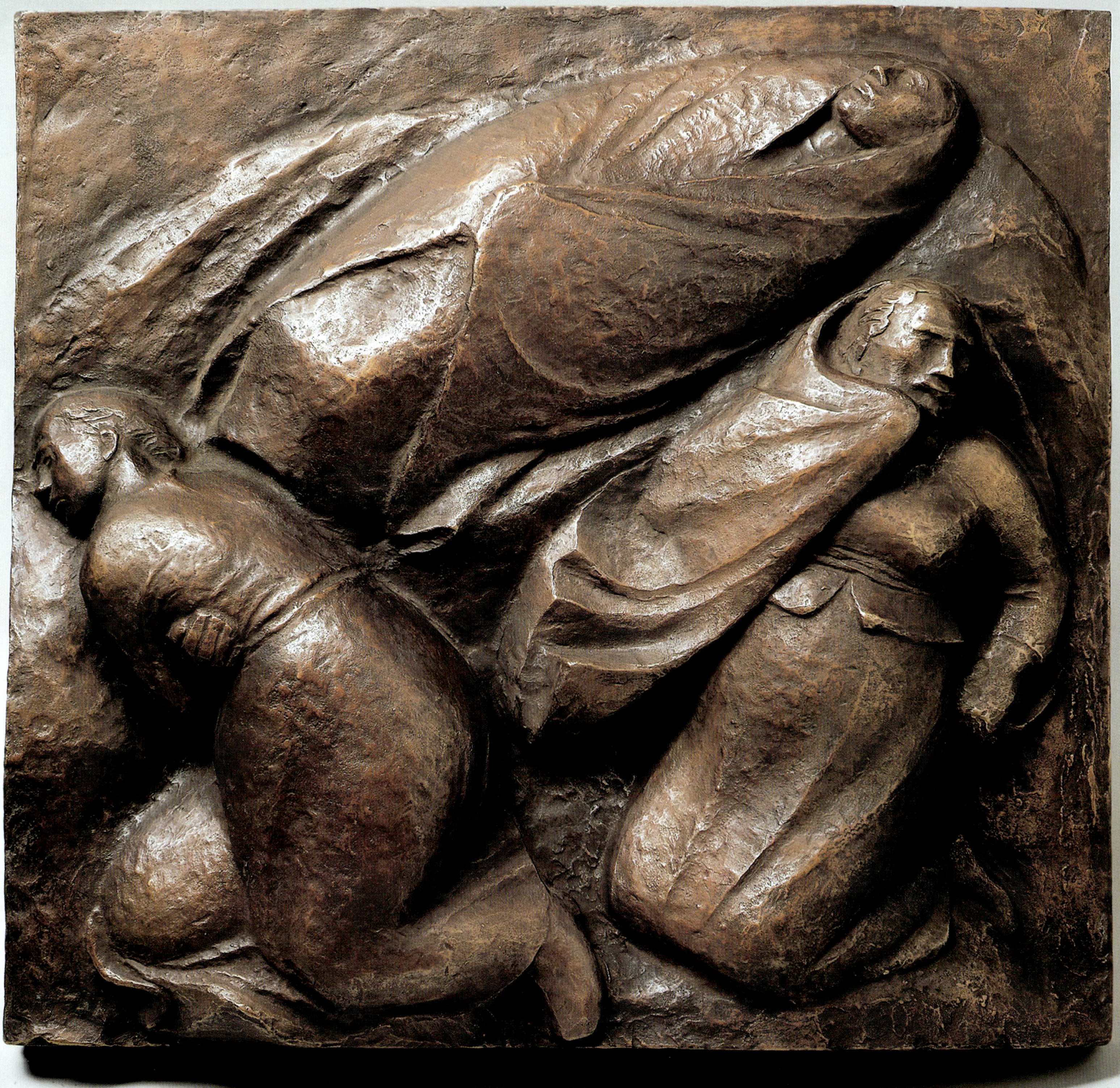

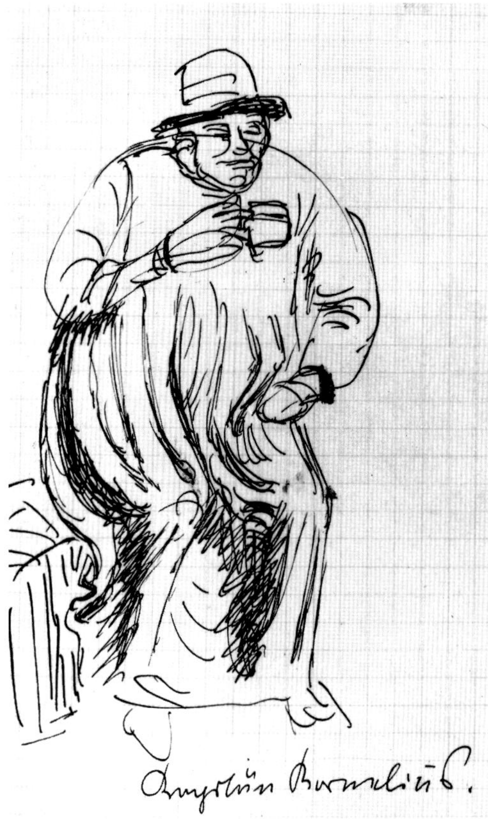

»Ich habe jetzt eine Reihe heimatlicher Motive vor und hinter mir. Möchte wissen, wie ich die in Berlin finden sollte, wenn nicht beim Proletariat. Sicher nicht beim Bürger, aber hier gibt es eine etwas rückständige, aber gesunde Primitivität. Das Landleben gibt dem Geringsten eine aristokratische Form. Leute, die einsam, vereinzelt, unmassiert, unsummiert sind, haben schon als Erscheinung etwas Plastisches.«

Kapitän Kornelius
Feder, aus einem Taschenbuch
von 1913, 16,5 x 10,2 cm,
bezeichnet: Kapitän Kornelius
Ernst Barlach Stiftung Güstrow
nicht bei Schult

Kapitän Kornelius
Bronze nach einem Gipsmodell
von 1913, 53 x 26 x 34 cm,
signiert, Gußstempel hinten:
H NOACK BERLIN
Ernst und Hans Barlach GbR
Lizenzverwaltung Ratzeburg
Schult I, 144a

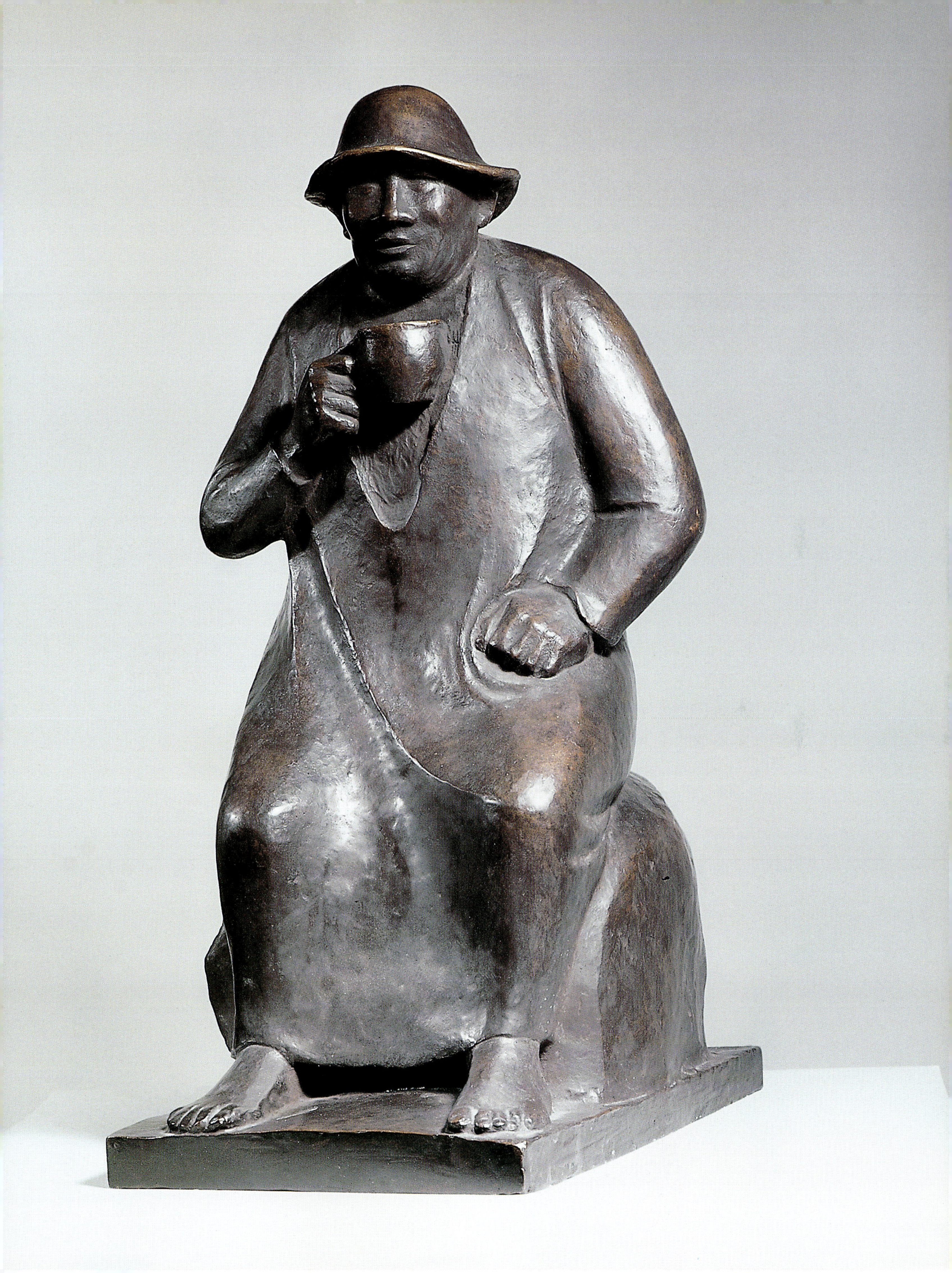

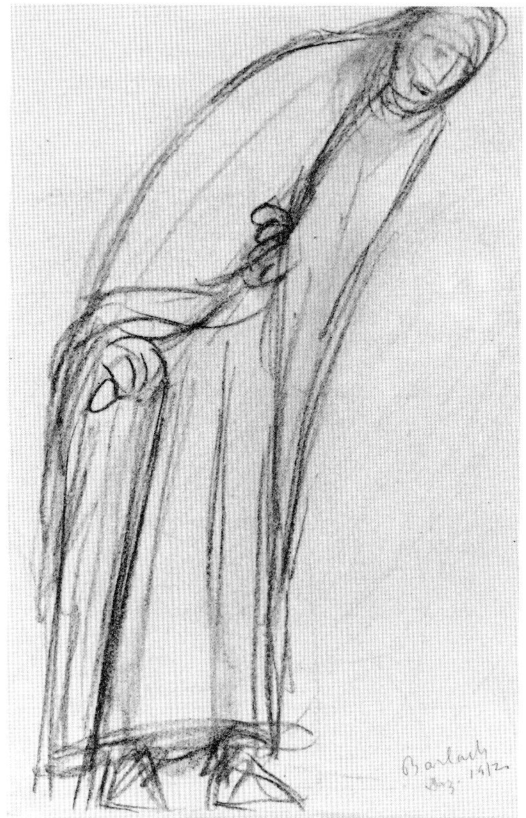

»Wir sprechen von dem Wesen, darin das Frauenhafte des Universums sich gestaltet hat, und das wusste Seespeck seit langem, aber es wurde ihm in den Wedeler Jahren so recht deutlich, dass da zwischen diesen rätselhaft gefügten Schwingungen, die diese Wesen einschliessen, Weltgeheimnisse sich verfangen haben mussten . . .«

Alte Frau mit Stock
Kohle, 1912, 27,1 x 15,7 cm,
signiert und datiert rechts unten:
Barlach Dez. 1912
Ernst Barlach Stiftung Güstrow
Schult III, 998

Alte Frau mit Stock
(Alte Jungfer mit Stock)
Bronze nach einem Gipsmodell
von 1913, 55 x 34 x 19,5 cm,
signiert auf der Rückseite
rechts unten: E Barlach
Gußstempel am Seitenrand
der Plinthe: H NOACK BERLIN
Ernst Barlach Museum Ratzeburg
Schult I, 145a

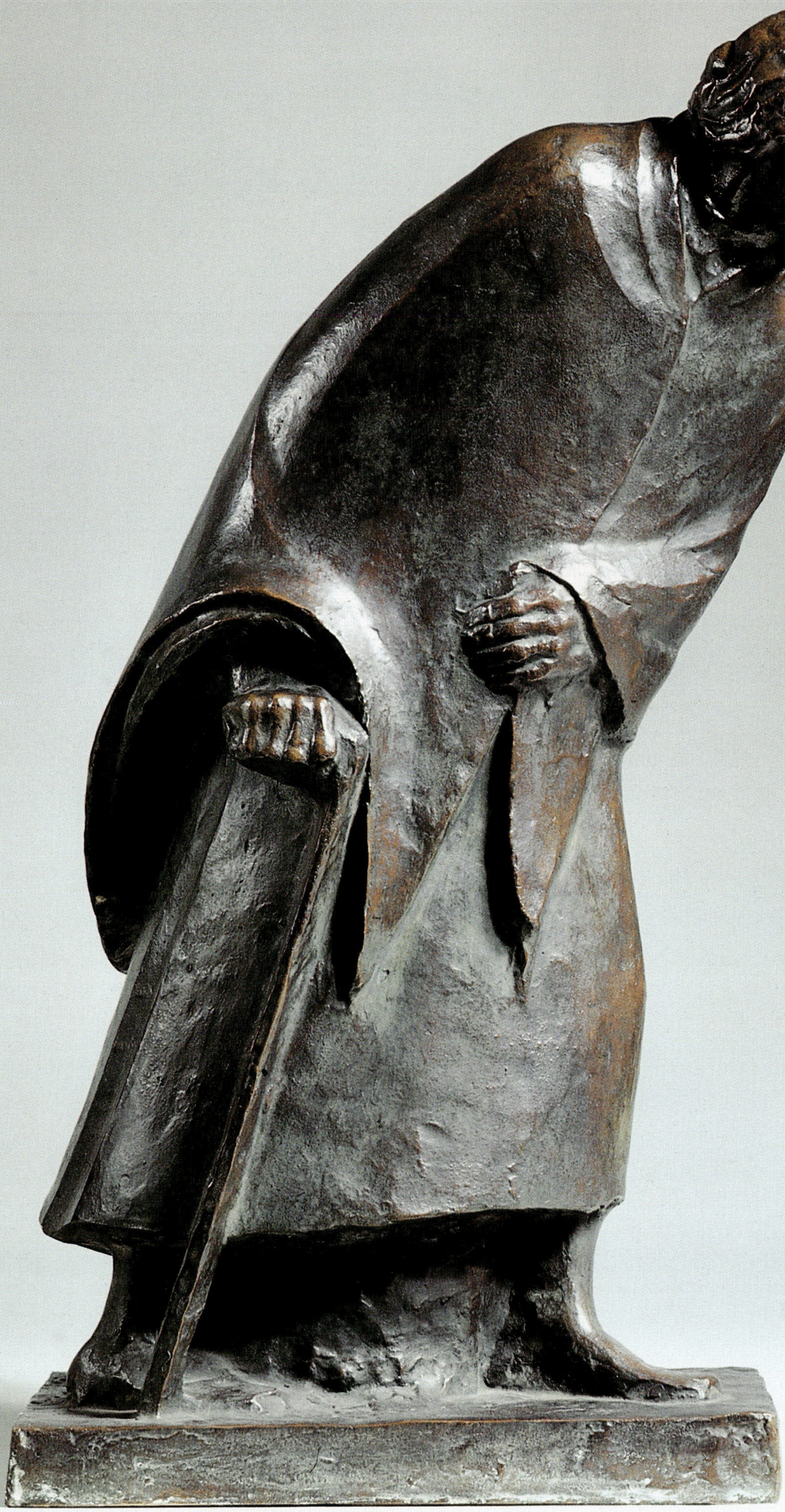

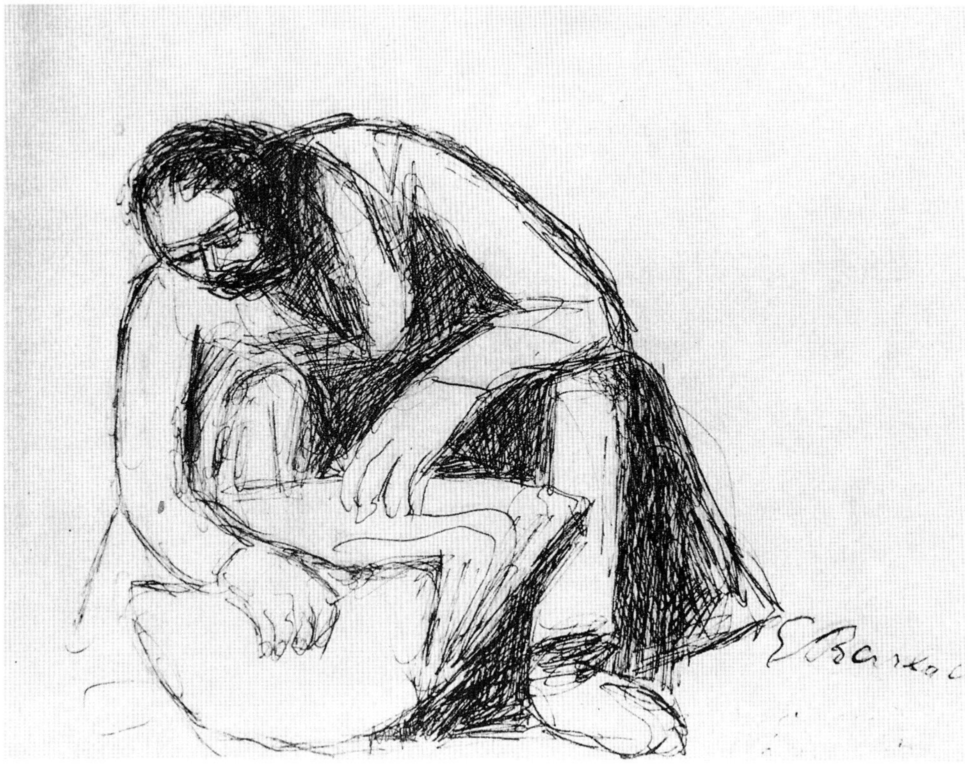

»Barlach begann als Zeichner und Bildhauer mit einem Millet-Zug. Er hat ihn und die damit verbundenen Gefahren der Sentimentalität schnell überwunden. ›Der Sammler‹ aus dem Jahre 1913 ist dann unverkennbar nach Daumier orientiert. Es ist eine jener Zeichnungen Daumiers, auf denen ein in einer Mappe umherstöbernder Sammler dargestellt ist, ins Plastische übertragen worden ... Der Vergleich ist gar nicht abzuweisen.«

Der Sammler
Feder, 1909, 23,7 x 32,5 cm,
signiert und datiert rechts unten:
E Barlach/Florenz März 1909
Ernst Barlach Stiftung Güstrow
Schult III, 637

Der Sammler
Bronze nach einem Gipsmodell
von 1913, 34,1 x 32 x 24 cm,
signiert auf dem Sockel
rechts hinten: E. Barlach
Gußstempel links hinten:
H NOACK BERLIN FRIEDENAU
Ernst Barlach Haus Hamburg
Stiftung Hermann F. Reemtsma
Schult I, 156

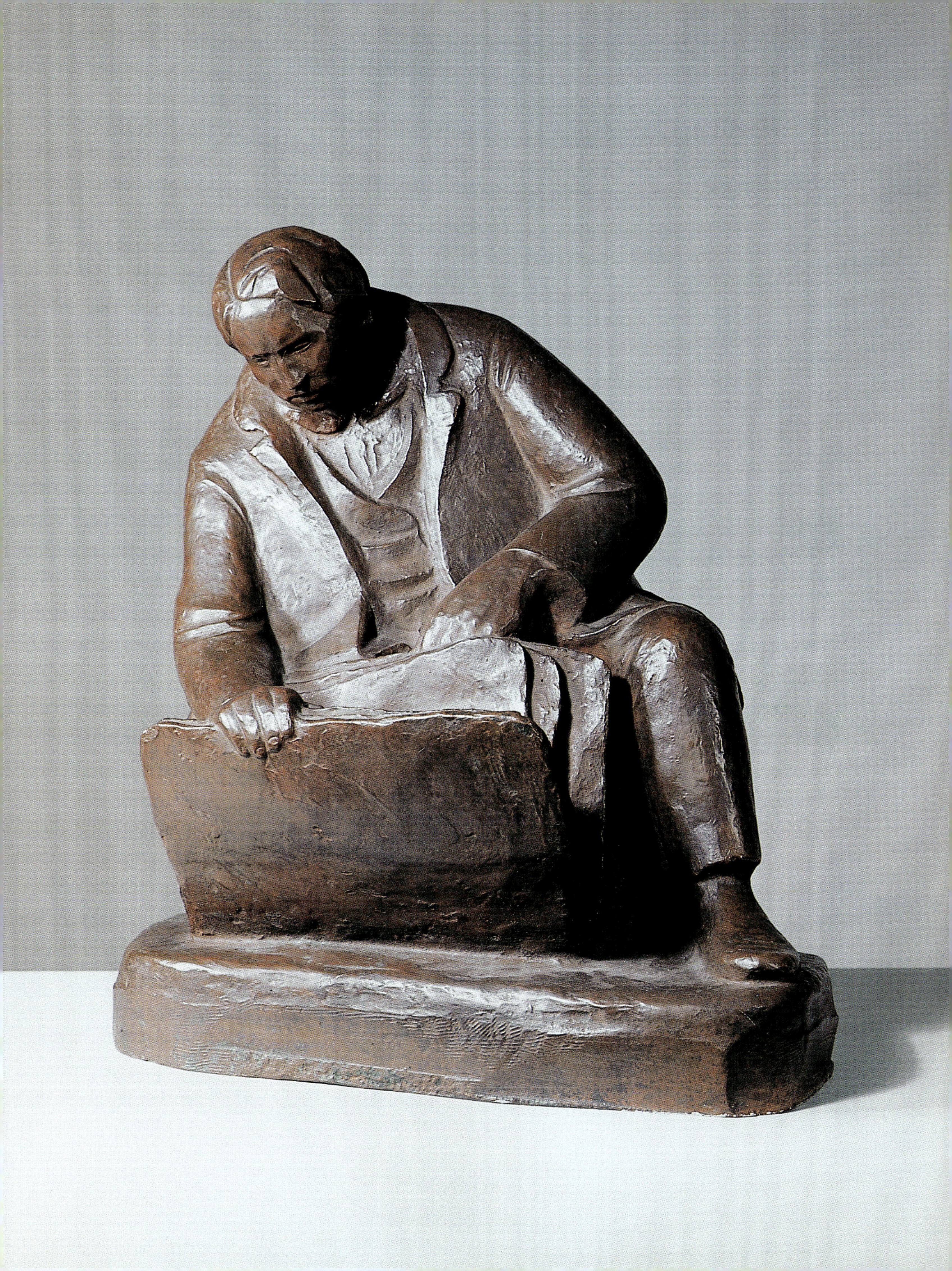

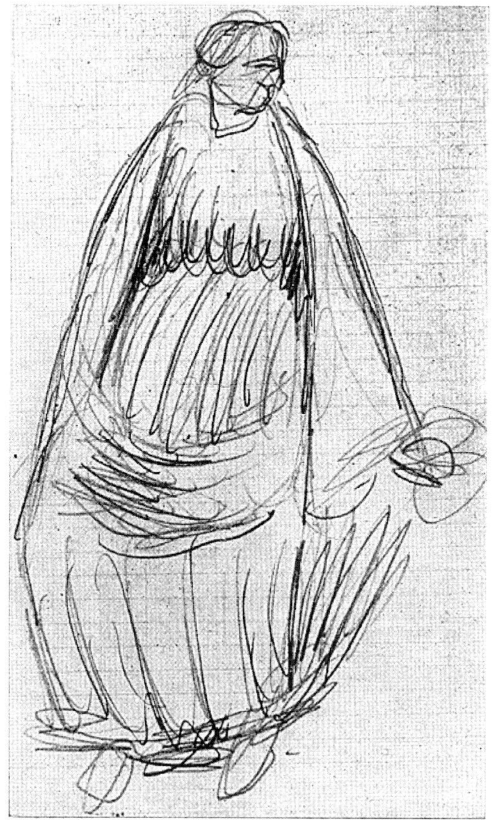

»›Schicksal‹, wie ich's meine, ist wohl ganz ein anderes als Zwangsneurosen ... ein Verfallensein an die Ungeheuerlichkeiten des Daseins, die auch aus uns selbst kommen können, die hier aber nicht gemeint sind, denn es ist mir, jedenfalls bei der Plastik, um die Gebärde des Primitiven gegenüber der handgreiflichsten Gewalt, der Reaktion auffühl- und sichtbare Einwirkung, zu tun.«

Sitzende Frau von vorn
Feder über Blei, 1912/13,
Blatt: 15,1 x 8,8 cm
Ernst Barlach Stiftung Güstrow
Schult III, 939

Trauer
Bronze nach einem Gipsmodell
von 1913, 61 x 29,5 x 33 cm,
signiert seitlich rechts: EBarlach
Gußstempel am Seitenrand
der Plinthe: H NOACK BERLIN
Ernst Barlach Museum Ratzeburg
Schult I, 159a

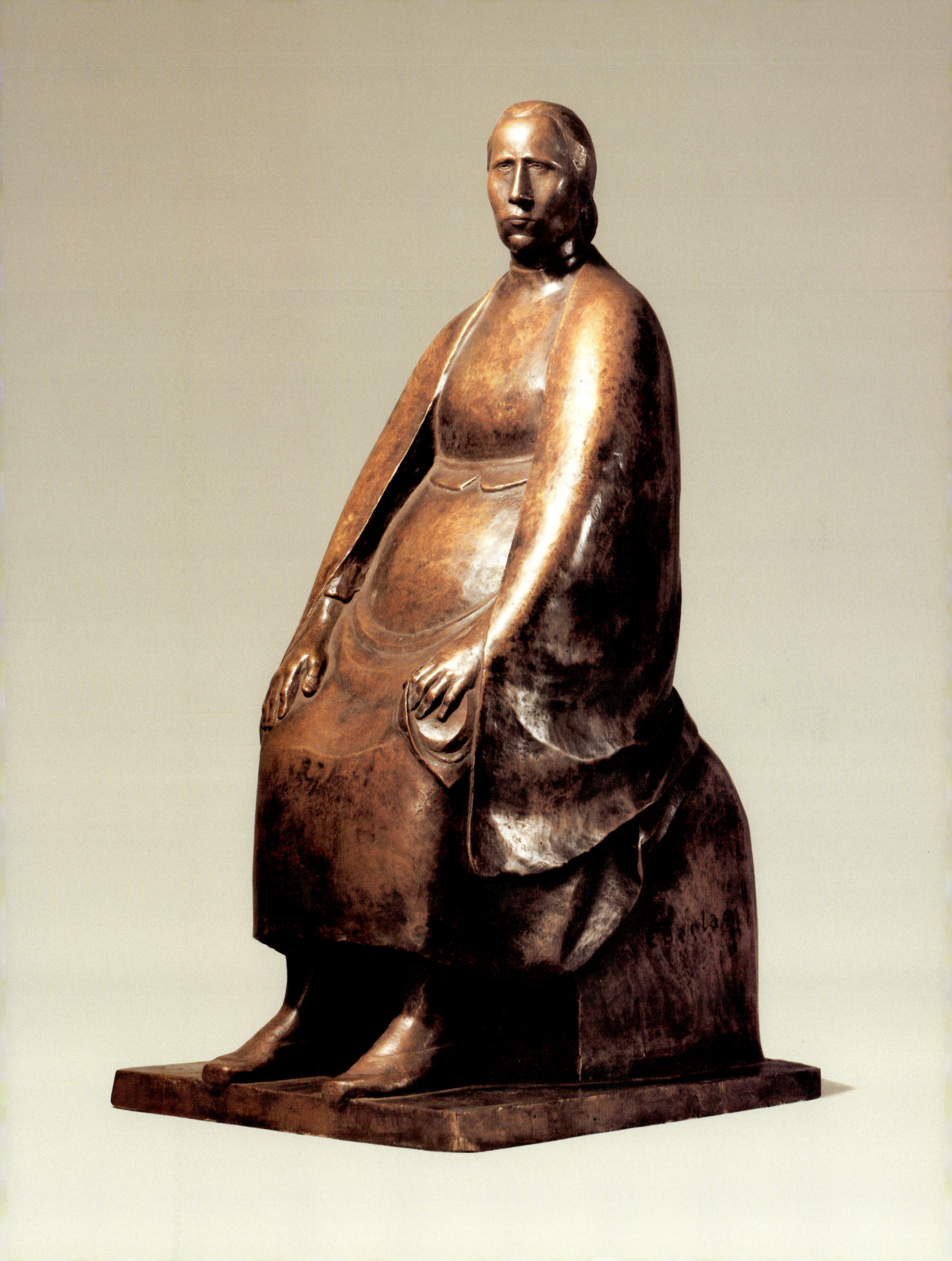

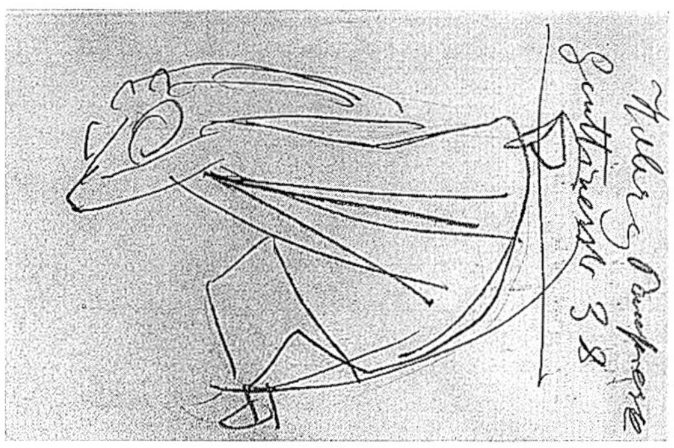

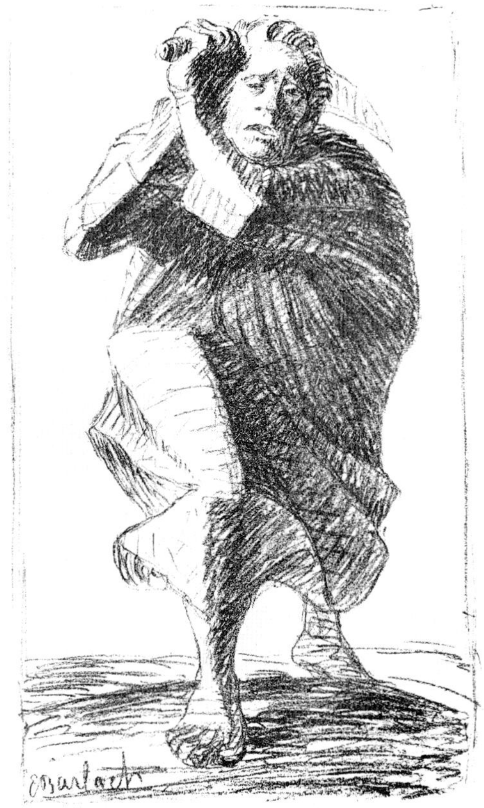

»[Der Berserker] Fängt an, mir wichtig zu werden. Sollte es möglich sein, dass ein Weltkrieg geführt wird und man ihn über einem zentnerschweren Tongebild vergisst? Der Berserker ist mir der kristallisierte Krieg, der Sturm über alles Hindernis, so dass mans glaubt. Ich hatte ihn schon einmal angefangen, aber verworfen, weil mir das Linienganze auseinanderzuspringen schien, jetzt ist mir das Unerträgliche notwendig.«

Der Rächer
Bleistiftzeichnung
aus Taschenbuch von 1911/12,
16,5 x 10,5 cm
Ernst Barlach Stiftung Güstrow
nicht bei Schult

Der heilige Krieg
Lithographie für die »Kriegszeit«,
1914, 41,3 x 25,4 cm,
signiert links unten: E Barlach
Schult II, 65

Der Rächer
Bronze nach einem Gipsmodell
von 1914, 44 x 22 x 58 cm,
signiert vorn mittig
auf der Plinthe: EBarlach
Gußstempel vorn am Seitenrand
der Plinthe: H NOACK BERLIN
Ernst Barlach Haus Hamburg
Stiftung Hermann F. Reemtsma
Schult I, 167

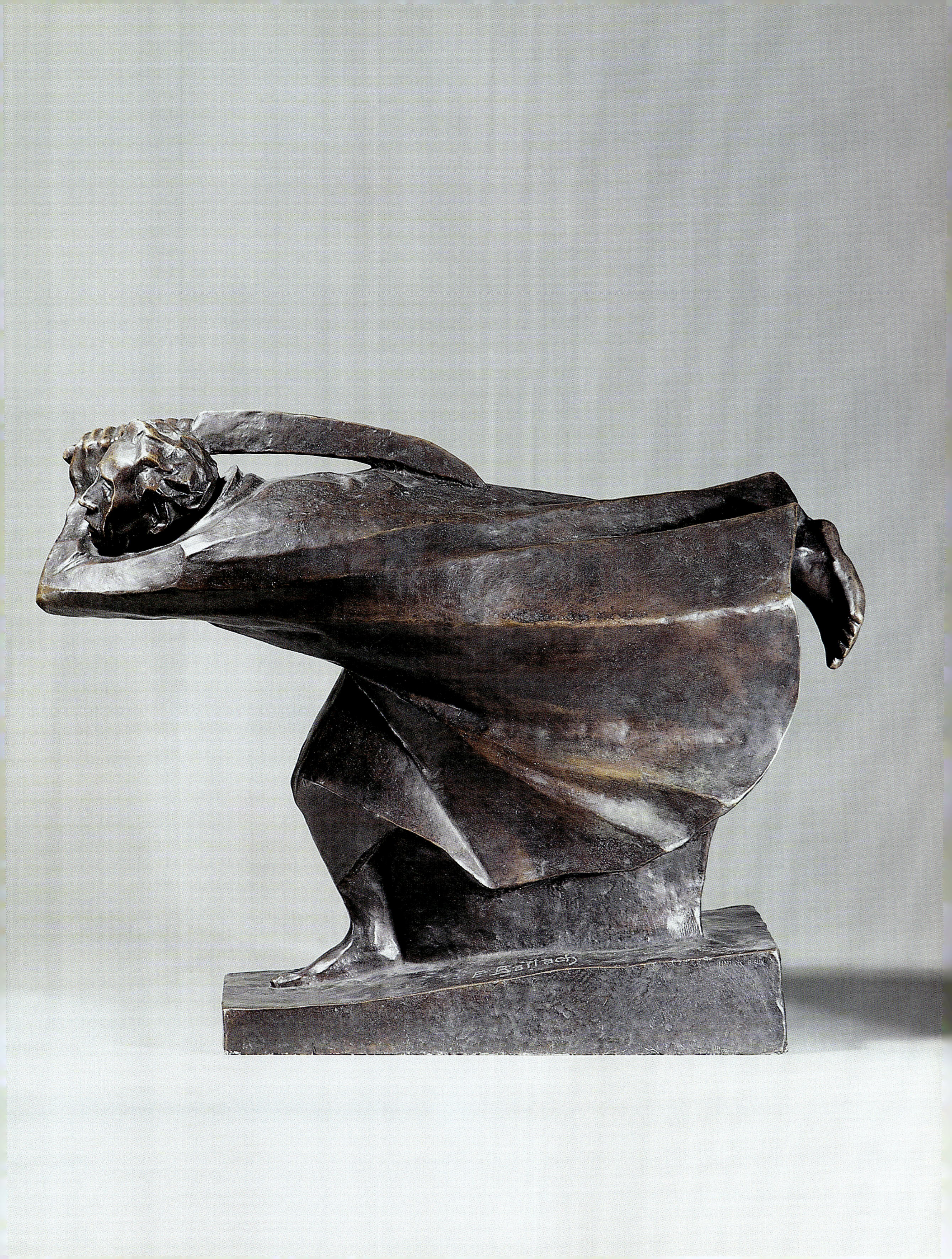
E Barlach

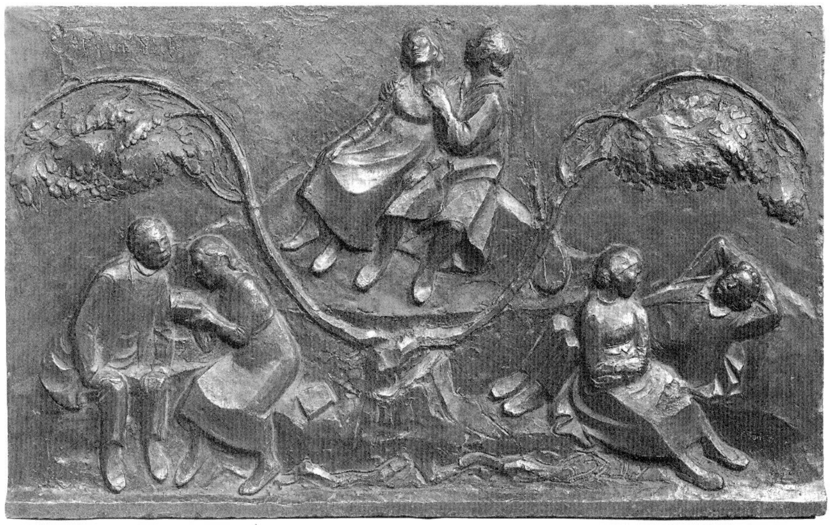

»DIESE KAMINPOESIE IST WIE BESTER CLAUDIUS. DIE FORM ABER IST AUCH IN FLORENZ GEREIFT, DAMALS, ALS BARLACH STIPENDIAT DER VILLA ROMANA WAR UND BEI SICHER NUR FLÜCHTIGEN BESUCHEN IM BARGELLO, ODER AUCH VOR DEN BRONZETÜREN DES BAPTISTERIUMS – UM VON DEN ANREGUNGEN DER ETRUSKISCHEN BILDWERKE DIESESMAL NICHT ZU REDEN – MIT EINEM BLICK ERFASSTE, WORAUF ES ANKOMMT.«

Kamin (Haupttafel)
Relief, Bronze, 1915,
71,2 x 12 x 6 cm,
signiert rechts unten: E Barlach
Gußstempel links unten:
H NOACK BERLIN FRIEDENAU
Ernst Barlach Haus Hamburg
Stiftung Hermann F. Reemtsma
Schult I, 173

Der Dichter
Relief, Bronze
nach einem Gipsmodell von 1916,
54 x 25 x 6,2 cm,
signiert rechts neben der Figur:
E.Barlach
Gußstempel links hinten:
H NOACK BERLIN
Ernst Barlach Museum Wedel
Schult I, 176a

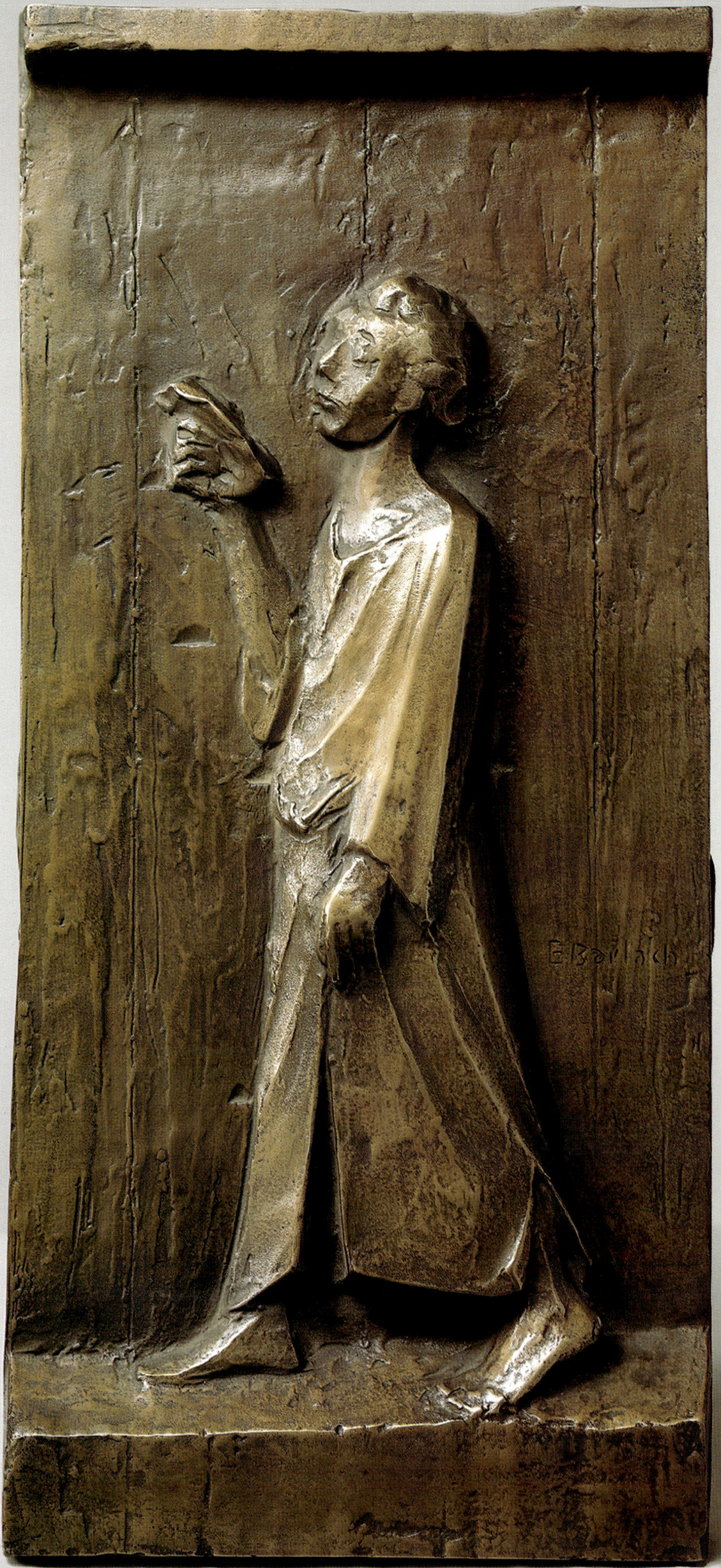
E Barlach

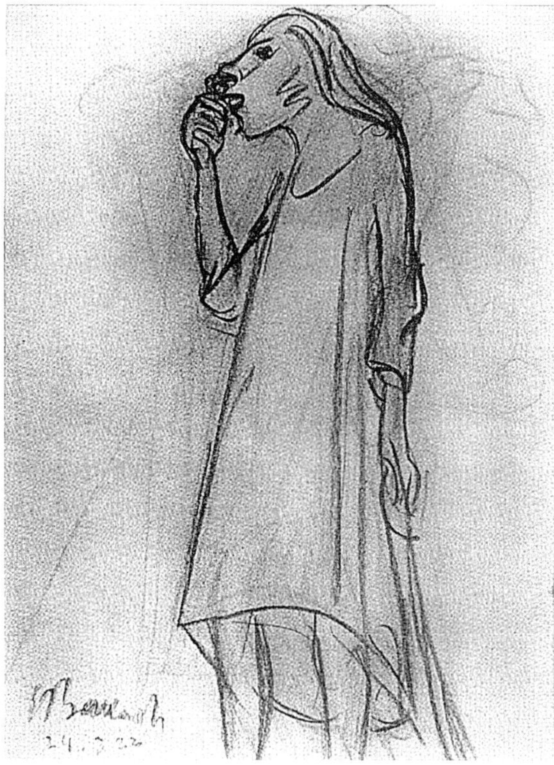

»Das Unerbittliche dieses Formschaffens würde unerträglich sein, wenn Barlach nicht eine so zarte Menschlichkeit mit hineinlegen würde in jede seiner Figuren. Man sehe das ›Frierende Mädchen‹ an, man spüre, was da alles drinliegt in diesem Hineinkriechen in spitzige Linien, die sich zusammendrängen, wieviel Leid und Last und Not und Entsetzen verstohlen aus dieser Figur herausweint.«

Stehendes Mädchen,
an einer Blume riechend
Kohle, 1922,
Blatt: 34,5 x 26,4 cm,
signiert und datiert links unten:
E Barlach 24. 3. 22
Ernst Barlach Stiftung Güstrow
Schult III, 1574

Frierendes Mädchen
Holz (Eiche), 1917,
74 x 20 x 21 cm,
signiert und datiert
links auf dem Sockel: 1917 EBarlach
Ernst Barlach Haus
Stiftung Hermann F. Reemtsma
Schult I, 190

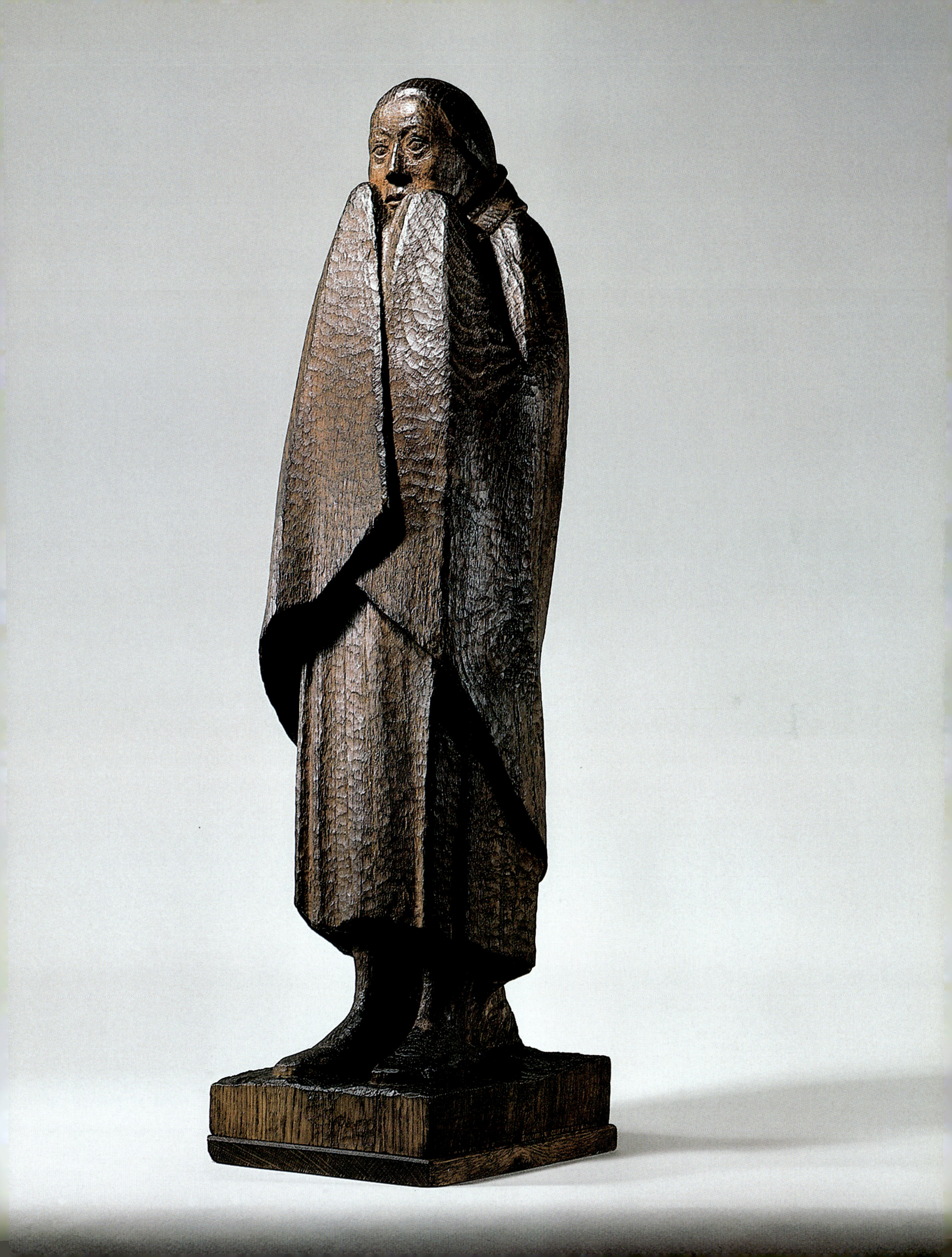

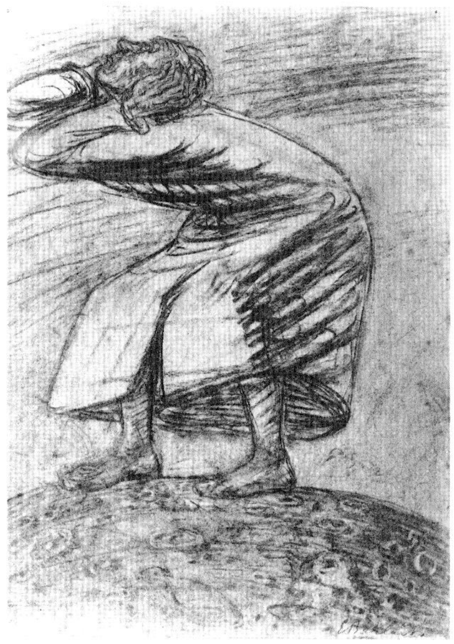 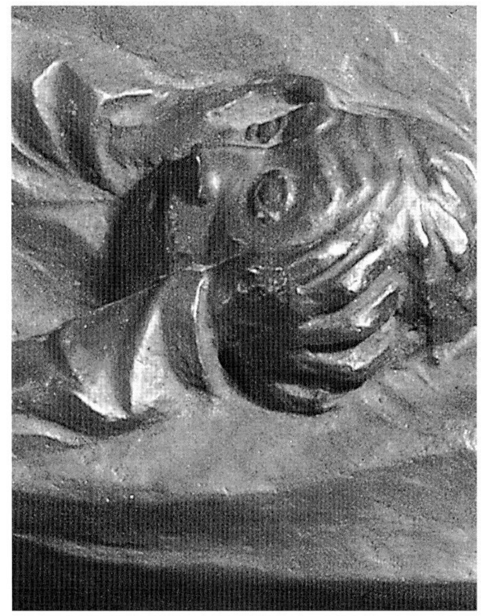

»... Wir, d. h. meine Künstlersippe, treibt eine etwas unanständige Wichtigtuerei mit dem Geheimen und dem Gehalt in den Dingen. Wir spielen uns grässlich auf, als wären wir Anschliesser einer Telegraphen-Agentur an Unergründlichem. ... Nun, der panische Schreck lässt sich manchmal nicht meistern, – aber was für ein Dasein! ... Ich sehe Formen und Farben, weiss, es ist begeistertes, aber gestaltetes Licht ...«

Ex profundis
Kohle, 1917,
Blatt: 34,6 x 26,5 cm,
signiert rechts unten: E Barlach
Ernst Barlach Stiftung Güstrow
Schult III, 1222

Der Übergang
Relief, Bronze
nach einem Gipsmodell von 1917,
33 x 43,8 x 6,4 cm,
signiert am unteren Rand rechts:
Barlach
Gußstempel: H NOACK BERLIN
Ernst Barlach Museum Ratzeburg
Schult I, 194

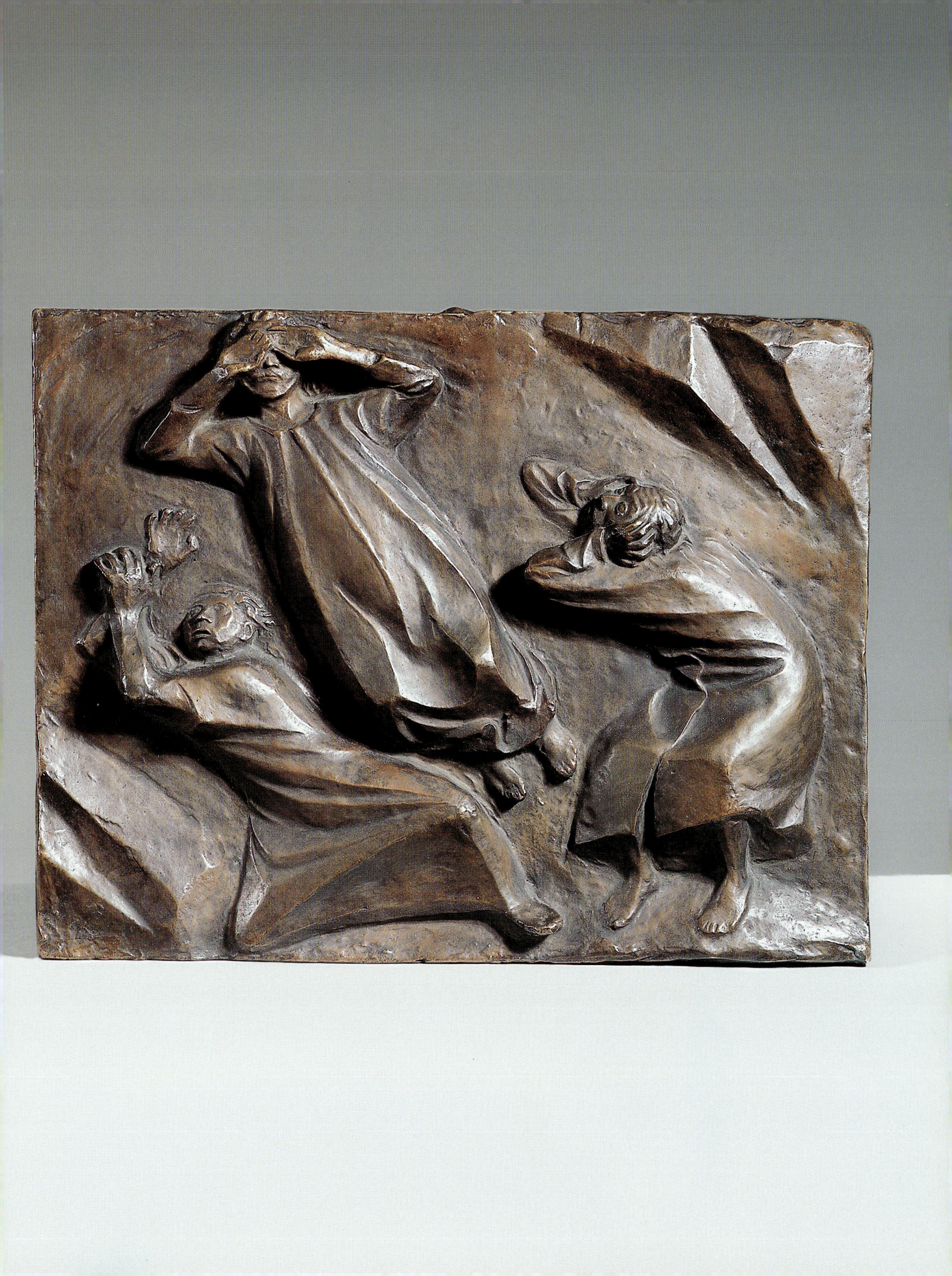

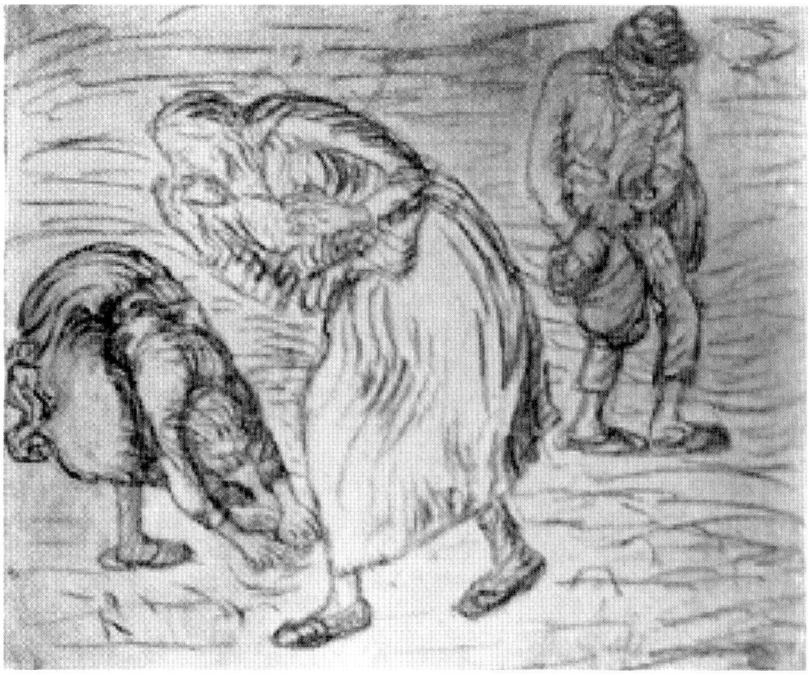

»Klingelbeutel? Das wäre also mein Fall – kann sein – ja – leer, ganz leer, unpositiv, negativ – aber doch voll Gier und Hoffnung. Aber was kann ein Strohkopf noch hoffen, er hat ja seine Füllung!«

Hunger
Kohle, 1913,
Blatt: 44,1 x 53,9 cm,
signiert und datiert:
E Barlach 1913
Ernst Barlach Stiftung Güstrow
Schult III, 1021

Stehender Mann,
in einen Beutel langend
Bronze, nach einem Gipsmodell
von 1917, 31,5 x 17,5 x 0,8 cm
Privatsammlung
Schult I, 196a

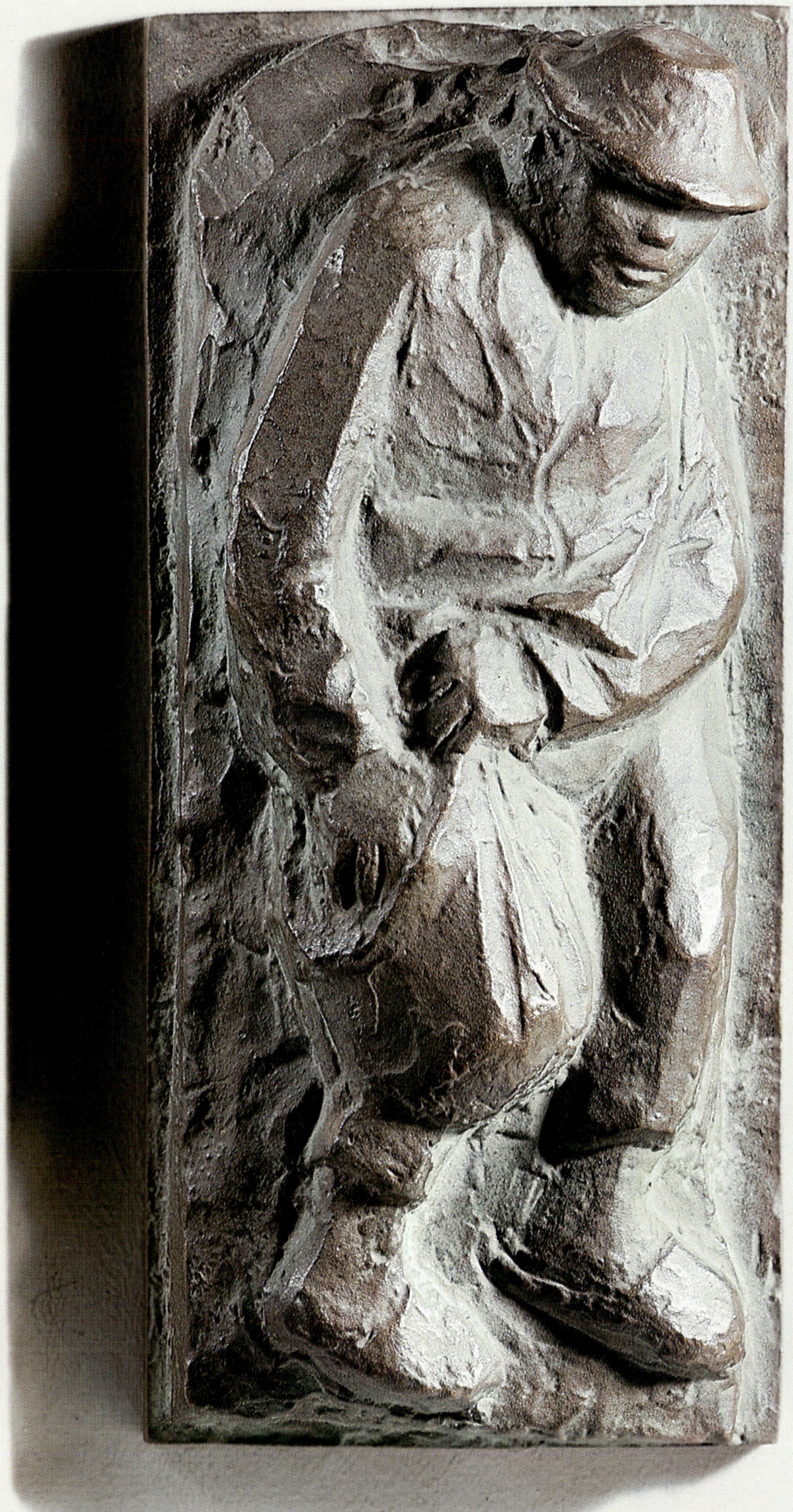

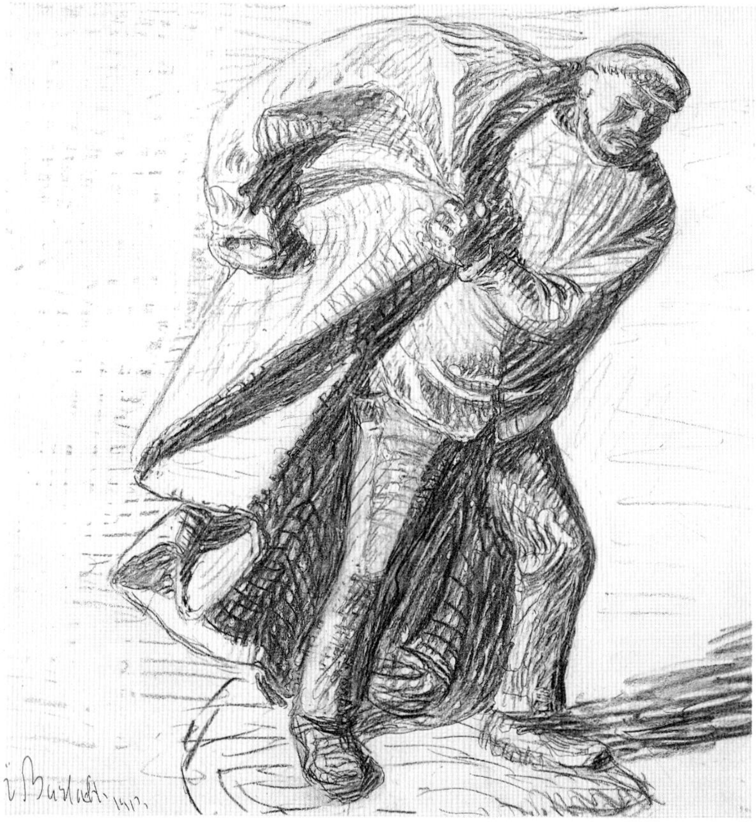

»Das mit dem Plattdeutschen sehe ich so an: dass es eine naivsaftige, hartmäulige, allem Menschlichen und Ungelehrten passende Sprache ist. Ich möchte plastisch wirklich ausdrücken, was an Elementarem in dem mir von frühester Jugend an bekannten plattdeutschen Menschenschlag steckt.«

Der Mantelanzieher
Feder über Kohle, 1913,
Blatt: 43,2 x 41 cm,
signiert und datiert links unten:
E Barlach 1913
Staatliche Kunstsammlungen
Dresden, Kupferstich-Kabinett
Schult III, 1061

Der Mantelanzieher
Zinkguß nach einem Gipsmodell
von 1918, 24,3 x 16,7 x 12 cm,
signiert auf der Plinthe
links vorn: E Barlach
Ernst Barlach Museum Ratzeburg
Schult I, 199

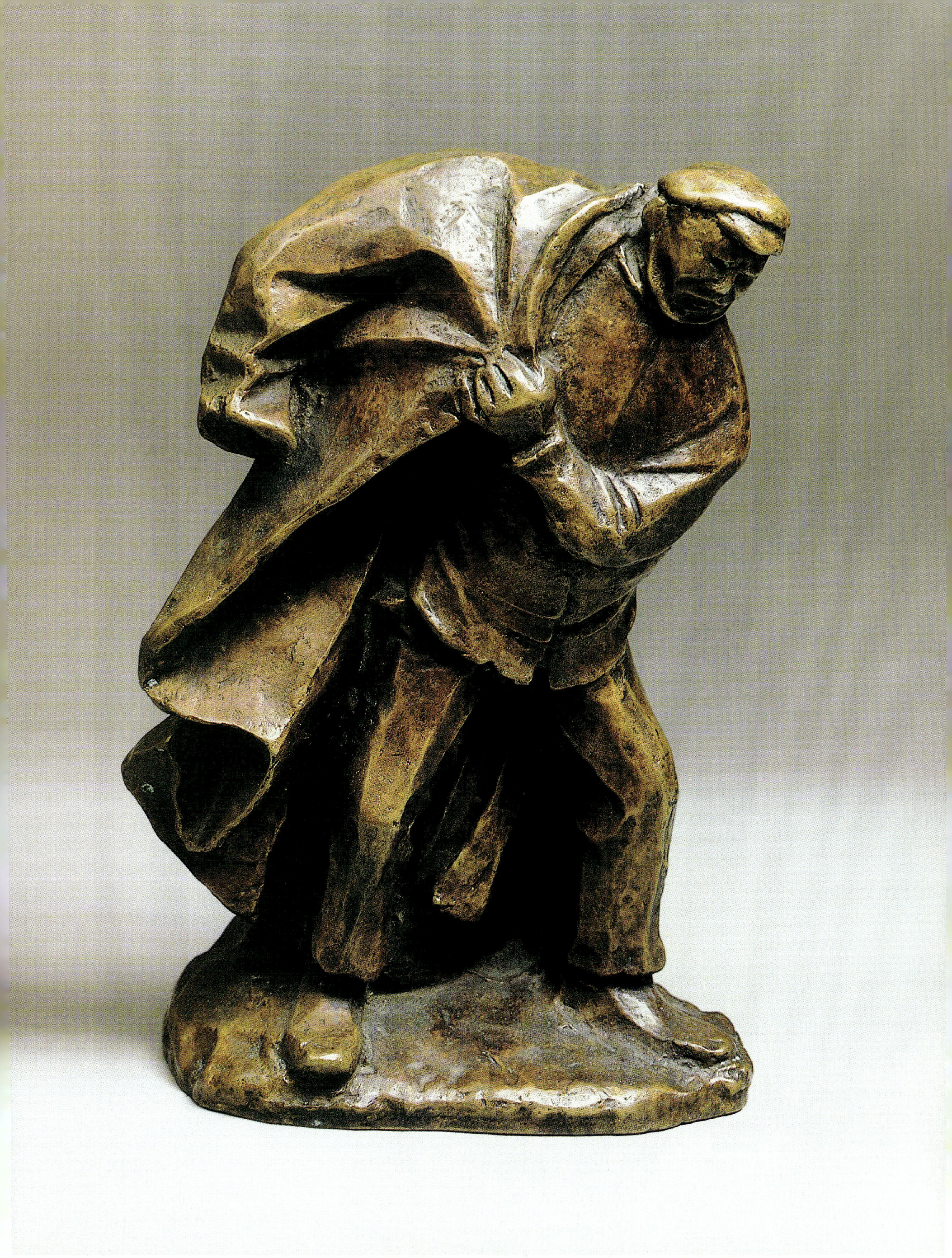

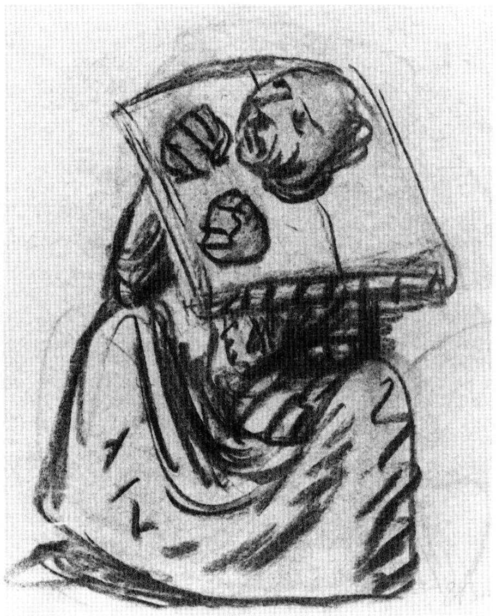 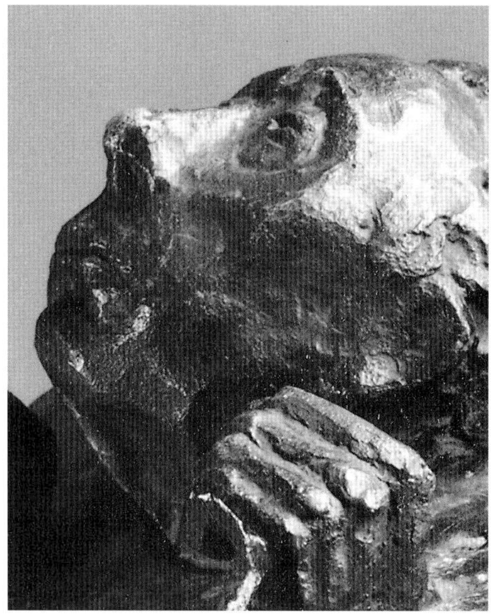

»... Ich für mein Teil komme von der Vorstellung nicht los, dass wir hier in der Hölle sitzen oder im Zuchthaus, einem ganz raffinierten Zuchthaus, mit sehr verschiedenen Strafgraden, in dem aber jeder mehr oder weniger zur Rebellion neigt, da uns der Zustand aasig verschleiert wird, so dass uns der Trost: ist die Strafe aus, so gehn wir halt nach Haus – auch nicht gegönnt ist.«

Der Mann im Stock
Kohle, 1918, 23,6 x 20 cm,
signiert rechts unten: E Barlach
Ernst Barlach Stiftung Güstrow
Schult III, 1244

Der Mann im Stock
Bronze nach einem Gipsmodell
von 1918, 35 x 23 x 23 cm,
signiert hinten am Sitz: E.Barlach
Gußstempel:
GUSS BARTH MARIENDORF
Ernst Barlach Haus Hamburg,
Stiftung Hermann F. Reemtsma
Schult I, 205

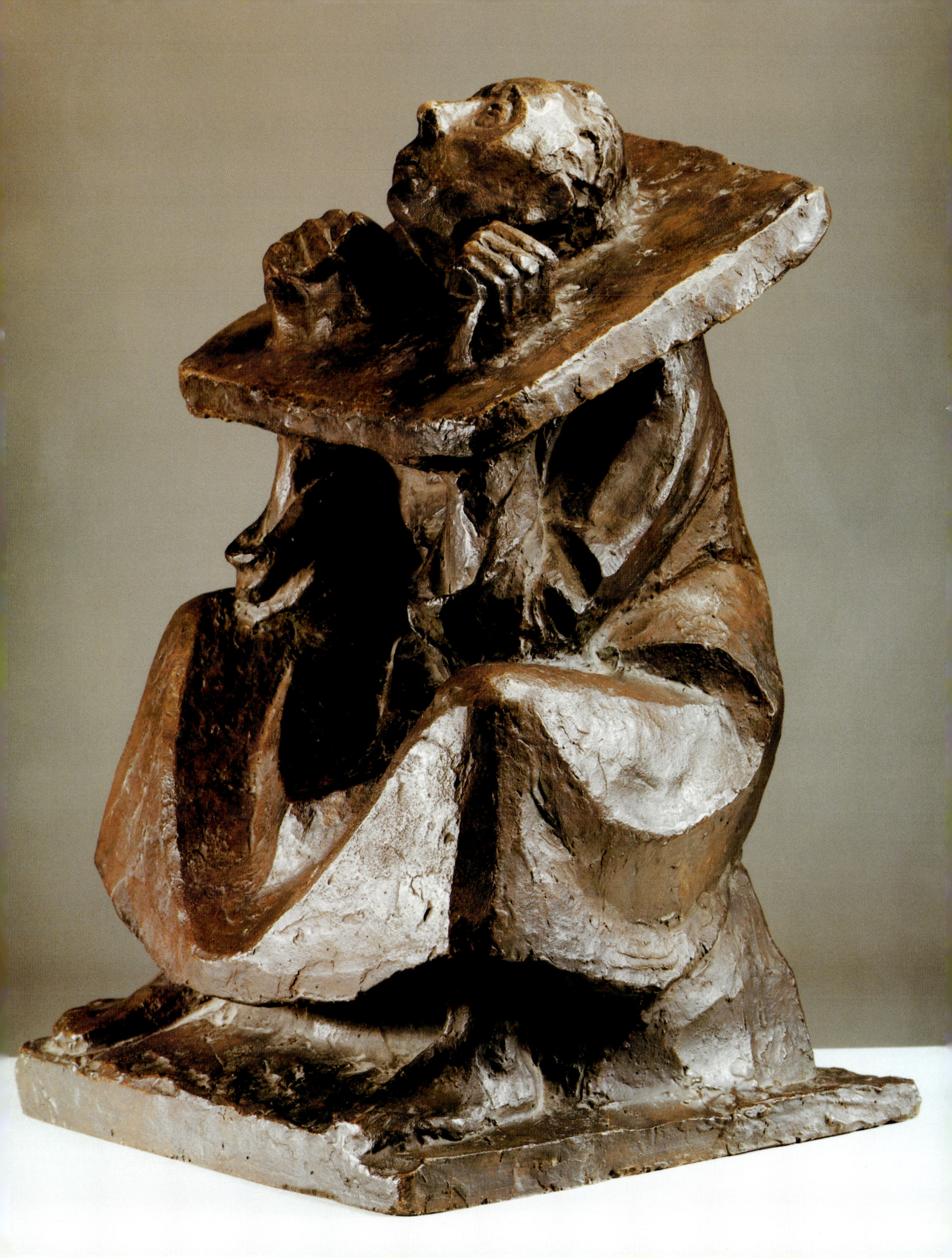

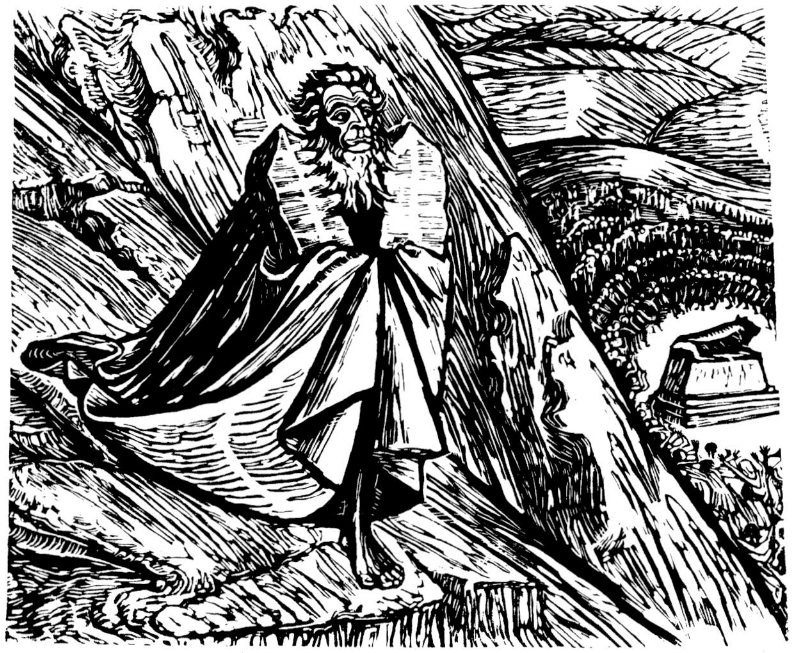

»Jetzt haue ich an einem lebensgrossen Moses herum und wünsche in Gedanken Deutschland so einen Zusammenfasser und Bestimmer aller nationalen Dinge. ... Ob wir auf dem tiefsten Niveau sind? Ich weiss von dem alten Chinesen Dschuang-Dsi, dass das alles schon durch die Gedanken der Chinesen vor vieltausend Jahren gegangen ist. Jene haben's durchgehalten, und wir werden's ja auch, ob aber vielleicht nicht eine eiszeitliche Unterbrechung von Jahrtausenden stattfinden muss (d. h. in ganz Europa), bis der Baum wieder ausschlägt?«

Moses auf dem Sinai
Holzschnitt, 1928,
36,4 x 44,8 cm
Schult II, 281

Moses (Der Gesetzgeber)
Holz (Eiche), 1919,
190 x 44 x 40 cm,
signiert und datiert rechts unten:
E Barlach 1919
Ernst Barlach Haus Hamburg
Stiftung Hermann F. Reemtsma
Schult I, 210

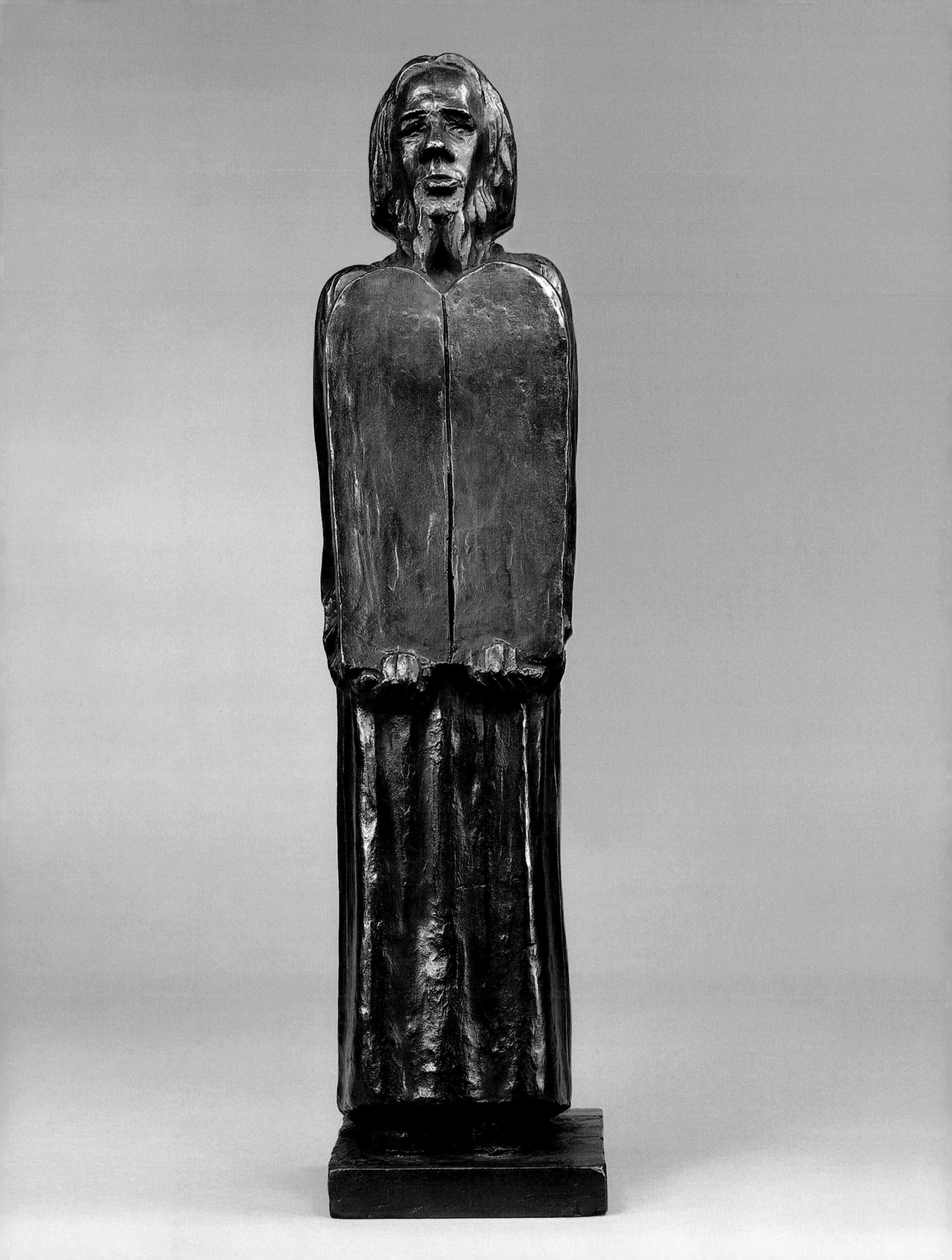

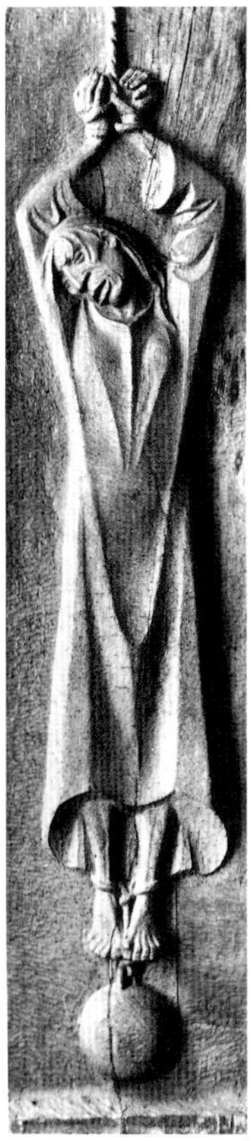
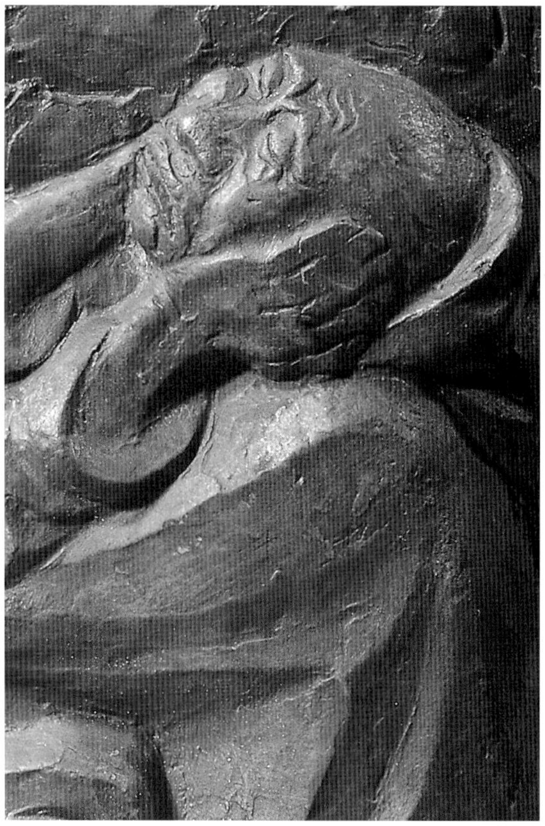

»MAN VERSICHERT MIR, DASS DIE RUSSISCHE INTELLIGENZ NUNMEHR AUSGEROTTET IST, UND PROPHEZEIT DER DEUTSCHEN DASSELBE SCHICKSAL INNERHALB 1–2 JAHREN. HALTEN WIR ALSO STILL UND BINDEN LANGSAM DEN KRAGEN AB.«

Die gemarterte Menschheit
Relief, Holz (Eiche), 1919,
193,7 x 46 x 7,5 cm,
signiert und datiert rechts unten:
E Barlach 1919
Leopold-Hoesch-Museum, Düren
Schult I, 211

Die Hexe auf den Scheitern
Relief, Bronze
nach einem Gipsmodell von 1919,
82 x 28,5 x 8 cm,
signiert links unten: E Barlach
Gußstempel links unten:
H NOACK BERLIN
Ernst Barlach Museum Wedel
Schult I, 212a

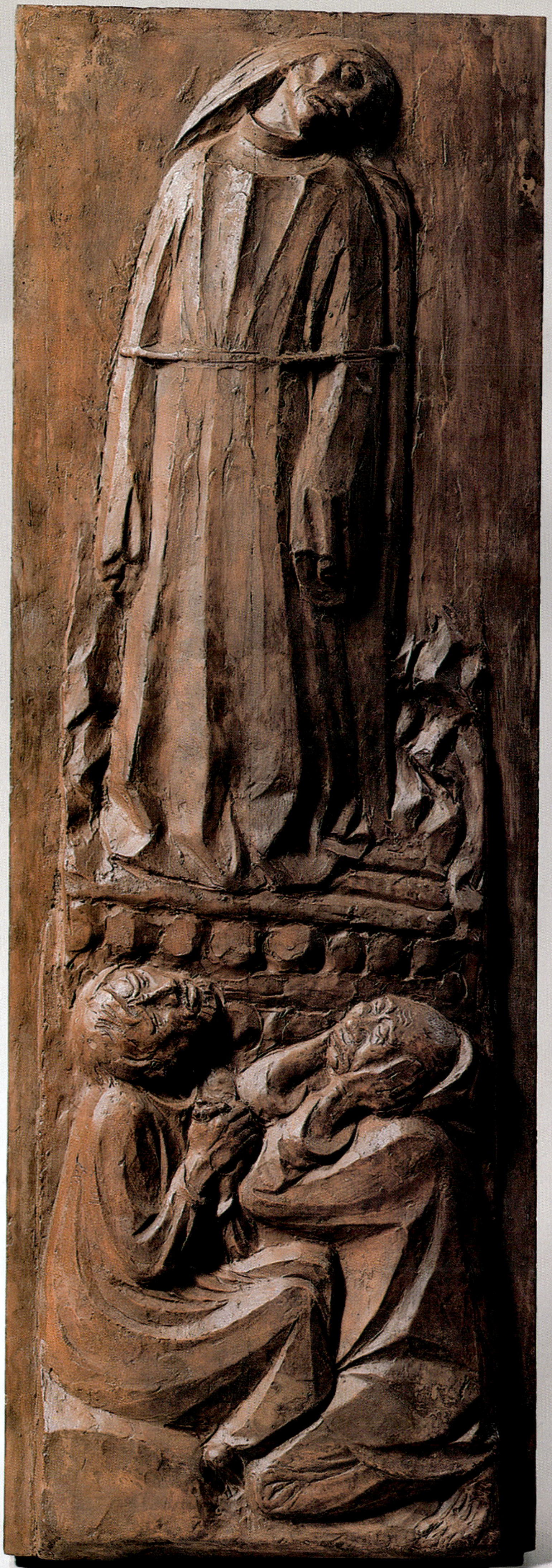

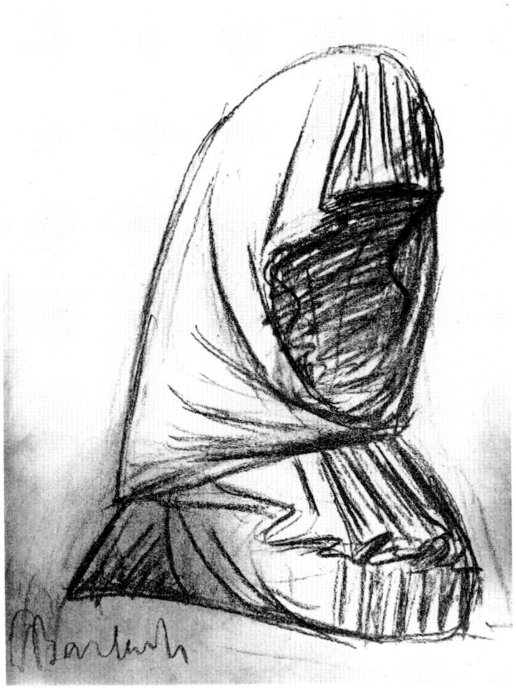

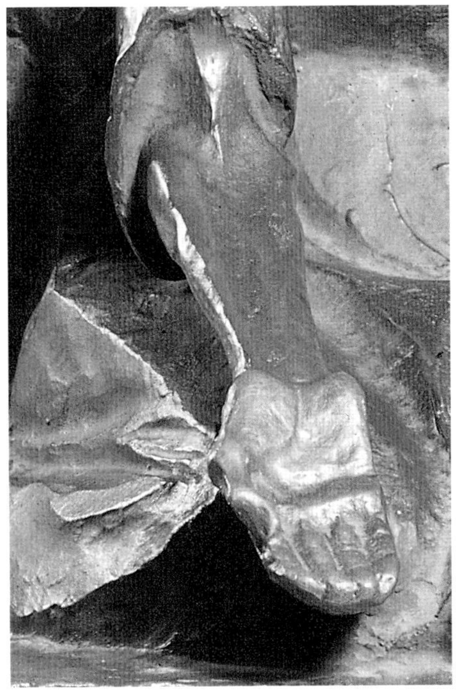

»Die leise Welt, die abseits im Schatten steht, leidet, verhungert, verlöscht, ohne dass die Welt und ihre Zeitungen davon widerhallen, macht mir mit ihrem Schweigen die Ohren gellen. Ich fühle voll Unbehagen ein falsches und unanständiges Verhalten zu den Dingen, und doch ist das bisschen Kunst das einzige, was mich von dem Druck und dem Zweifel erlöst – also, dass ein grundloses Vertrauen wiederkehrt.«

Trauernde, verhüllt,
nach rechts gewandt
Kohle, 1927,
Blatt: 48,3 x 47 cm,
signiert links unten: E Barlach
Busch-Reisinger-Museum,
Slg. Erich Cohn, Cambridge
Schult III, 1875

Verhüllte Bettlerin
(Barmherzigkeit)
Bronze nach einem Gipsmodell
von 1919, 37 x 29,5 x 32 cm
Gußstempel hinten:
H NOACK BERLIN
Ernst und Hans Barlach GbR
Lizenzverwaltung Ratzeburg
Schult I, 214a

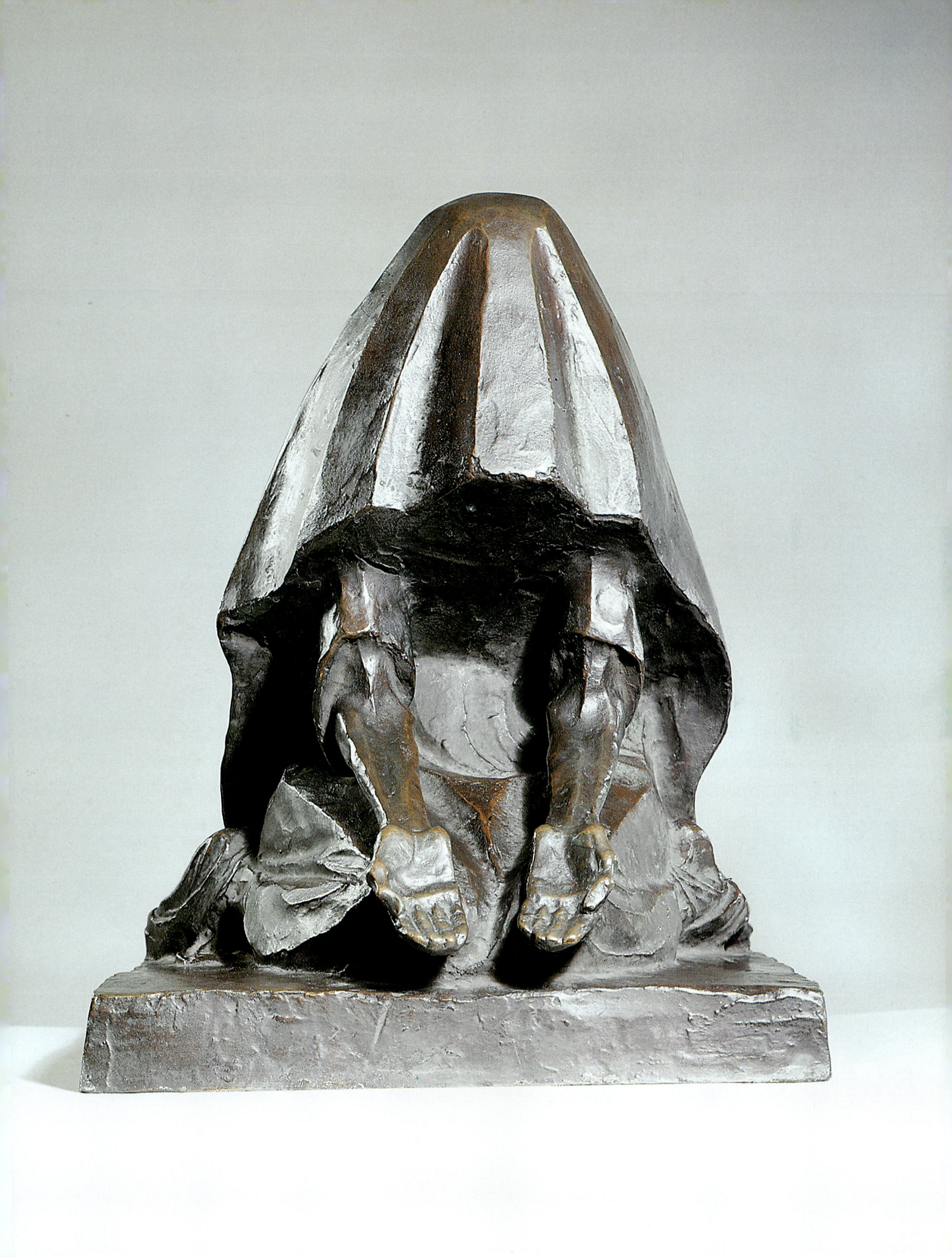

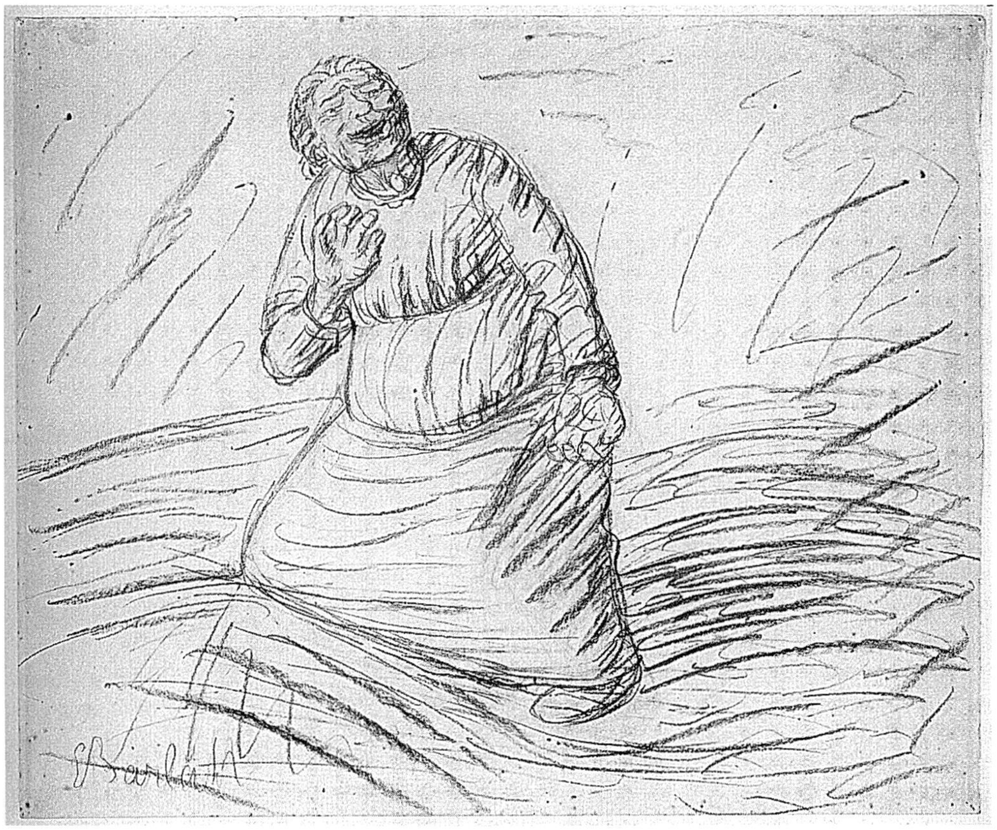

»So sind wir Menschen, alle Bettler und problematische Existenzen im Grunde. Darum musste ich gestalten, was ich sah, und natürlich wuchs in mir unter dem leidenden, simplen, sehnenden, aus sich heraus verlangenden und darum lasterhaften, dem Trunk, Gesang, Musik verfallenen Menschen ein brüderliches Gefühl. Dieses Gefühl aber gilt all denen, die so – d. h. verfallen, verflucht, in sich zerfallen sind – und ihrer sind unendliche überall . . .«

Ekstatische Frau
Kohle, 1912,
Blatt: 42 x 52,2 cm,
signiert links unten: E Barlach
Ernst Barlach Haus Hamburg
Stiftung Hermann F. Reemtsma
Schult III, 890

Ekstatische Frau (Kupplerin I)
Gips unter dunkelbraunem
Schellack, um 1920,
37,7 x 24,5 x 16,8 cm,
signiert seitlich am Sockel:
E Barlach
Ernst Barlach Stiftung Güstrow
Schult I, 221

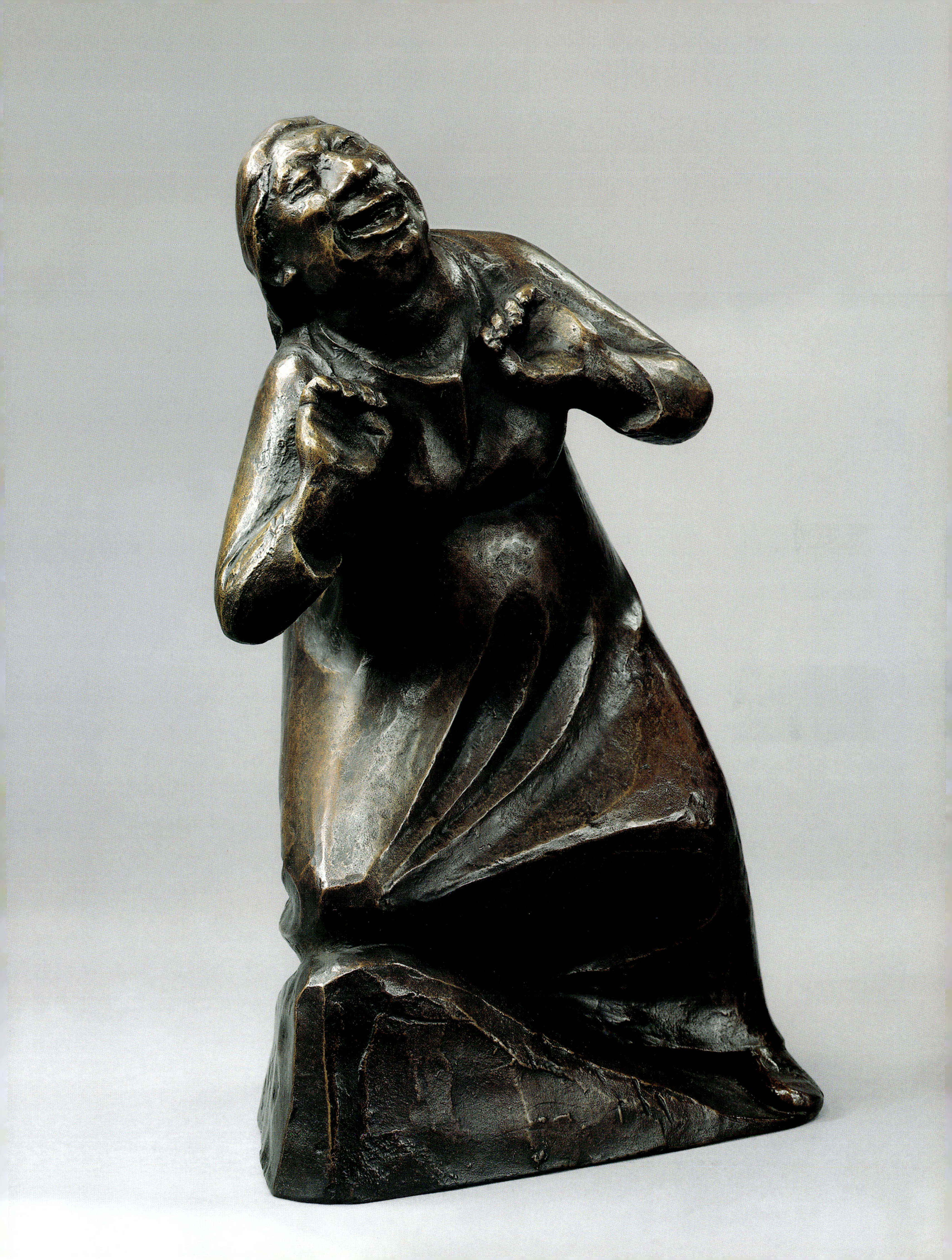

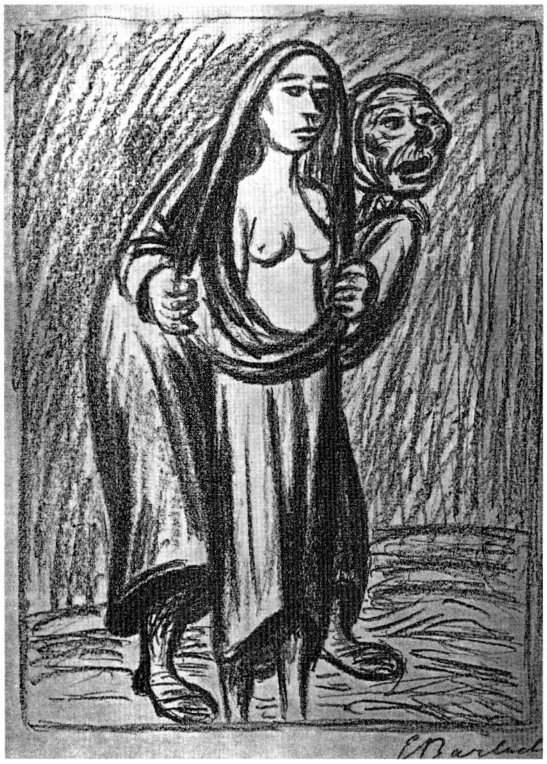

»... Man wäre ja gottlos, wollte man den Glauben an das Kommen des Reichs verloren geben. Aber – ich bin wohl gottlos, ich glaube an den Marterweg, nicht wie an ein Dogma, sondern ahnend, schaudernd, hoffend wie jener in Gethsemane.«

Das Opfer (Die Kupplerin)
Lithographie, 1924,
36,2 x 28,2 cm,
signiert und bezeichnet,
rechts unten: E Barlach,
links unten: 53/61
Schult II, 266

Kupplerin II
Bronze nach einem Gipsmodell
von 1920, 47,3 x 21,8 x 23 cm,
signiert: Gußstempel hinten:
H NOACK BERLIN
Ernst und Hans Barlach GbR
Lizenzverwaltung Ratzeburg
Schult I, 234

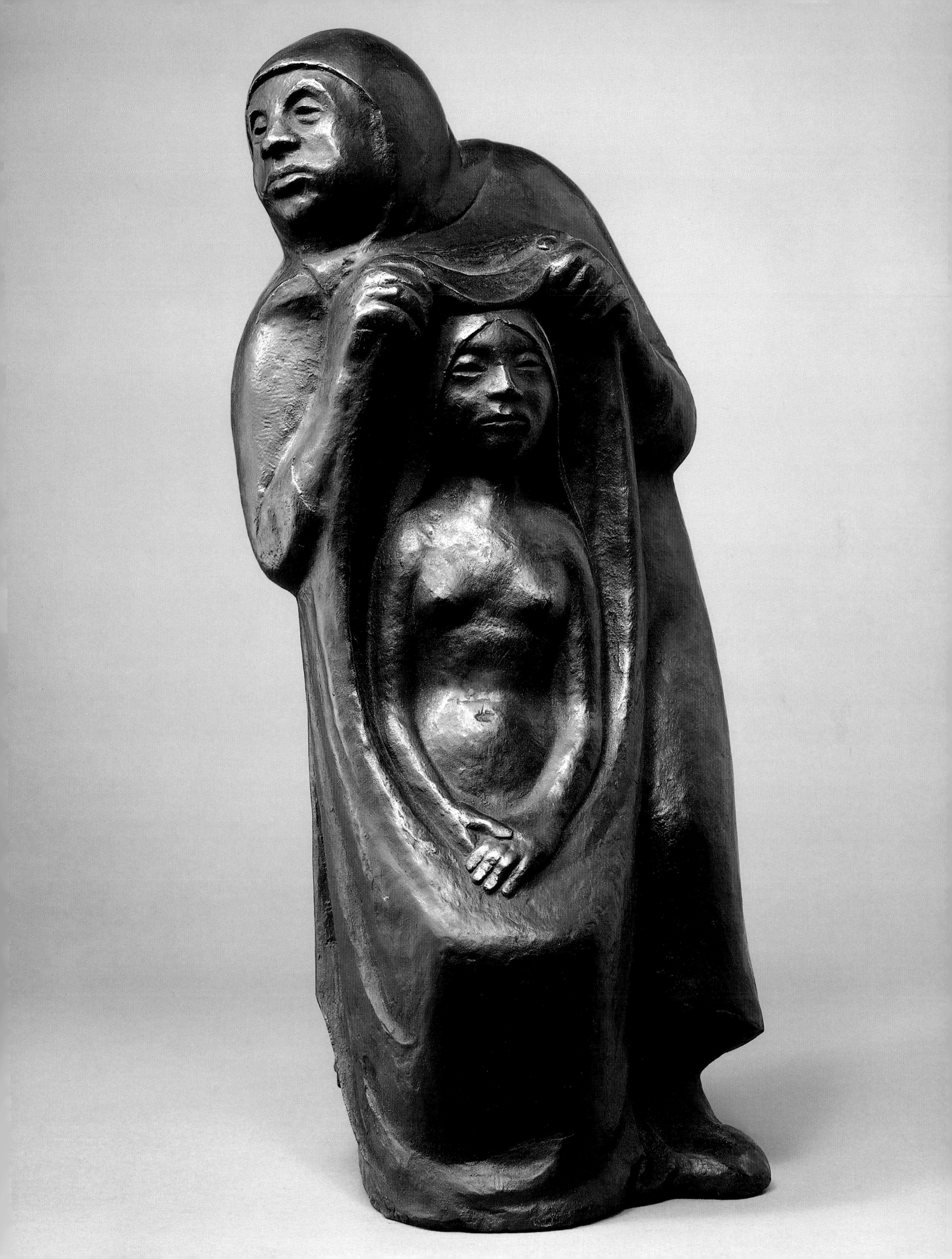

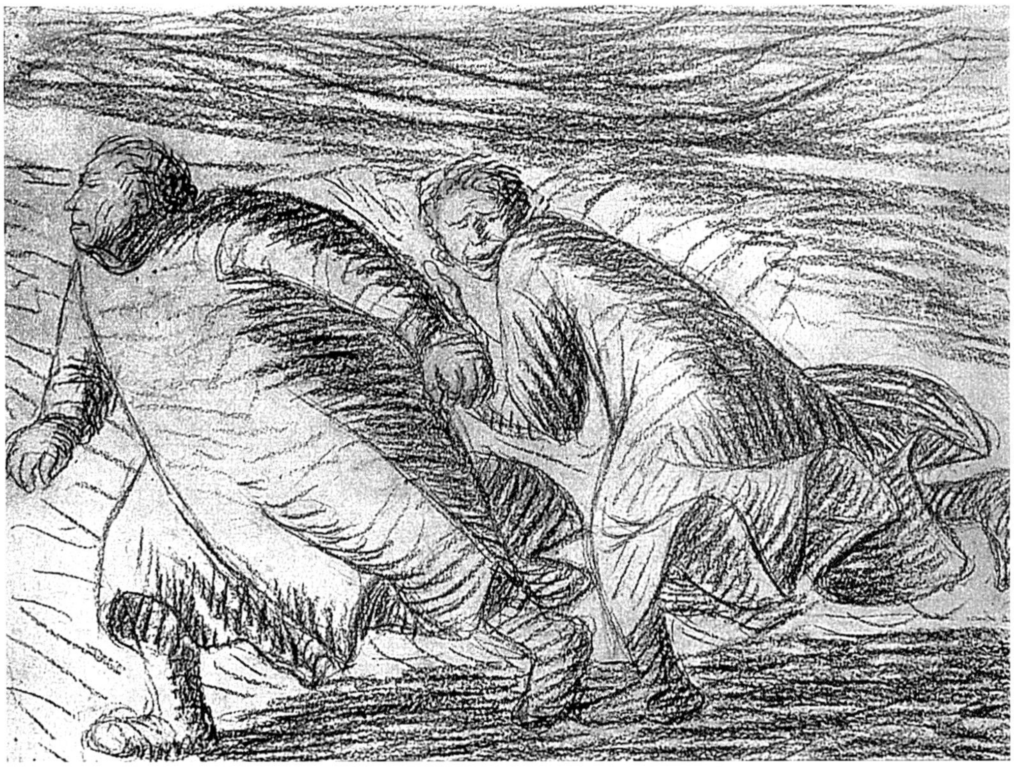

»... Mecklenburg hat böse Tage gesehen, noch gibt's raubende Banden – heisst es, mir hat man nichts getan, aber in Güstrow [ist] viel Blut geflossen – ich schweige lieber still, ja, ..., meine Primitivität geht so weit, dass ich immer nur daran denke, wie die Menschen ›werden‹ könnten ... nur der Same ist da ... und so mag einmal ein Frühling kommen – denk' ich im Frühling wie diesem, wenn ich Lerchen, Drosseln, Stare, Hähne den uralten Lärm zu dem stillen Hochgrünen aus der Erde machen höre.«

Die Fliehenden
Kohle, 1912,
Blatt: 28,8 x 39,5 cm,
signiert links unten mit Bleistift: Barlach
Ernst Barlach Stiftung Güstrow
Schult III, 884

Der Flüchtling
Bronze nach einem Gipsmodell von 1920, 36 x 39 x 14,3 cm,
signiert auf der Plinthe: E Barlach
Gußstempel:
H NOACK BERLIN FRIEDENAU
Ernst und Hans Barlach GbR
Lizenzverwaltung Ratzeburg
Schult I, 227

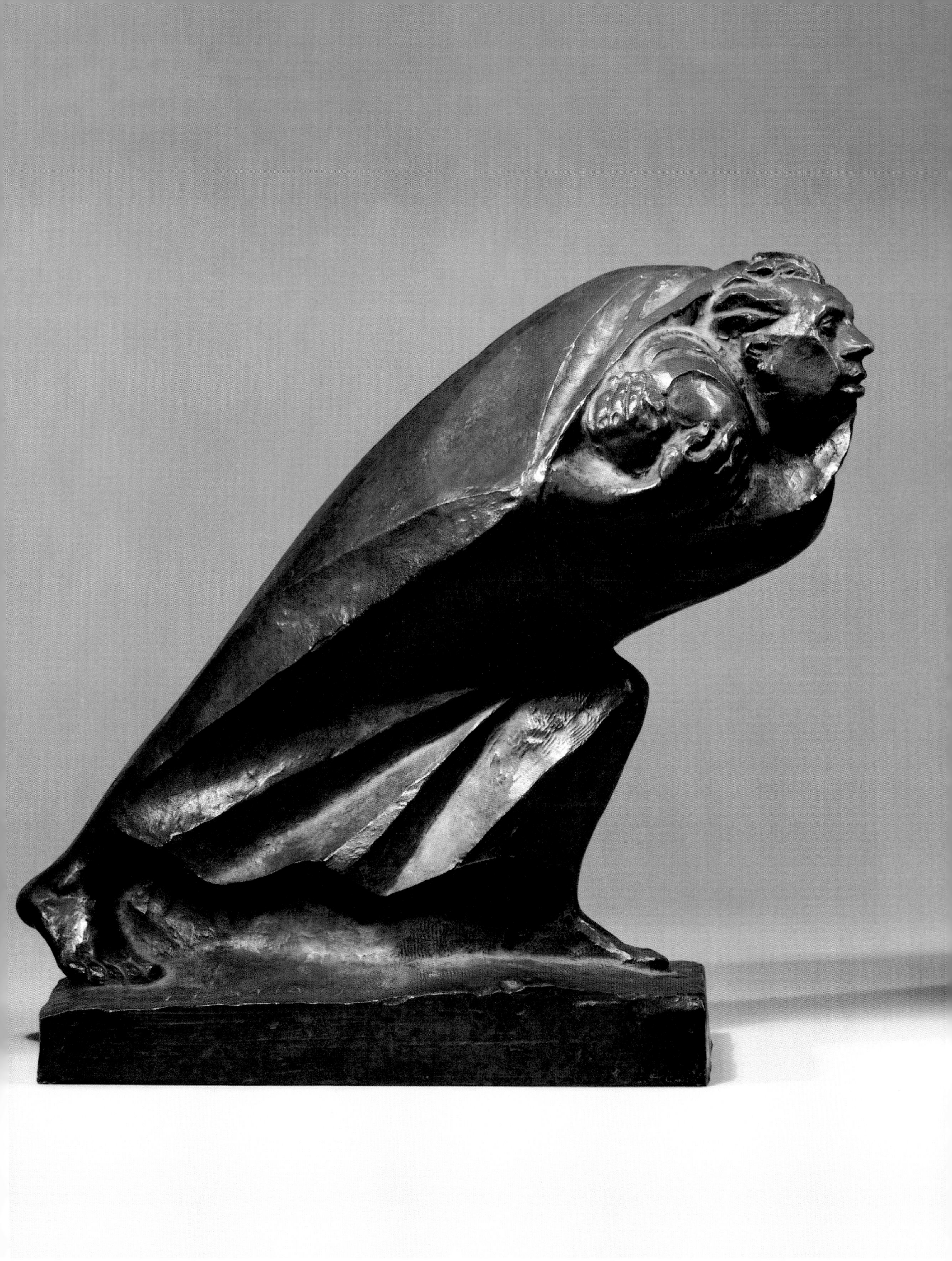

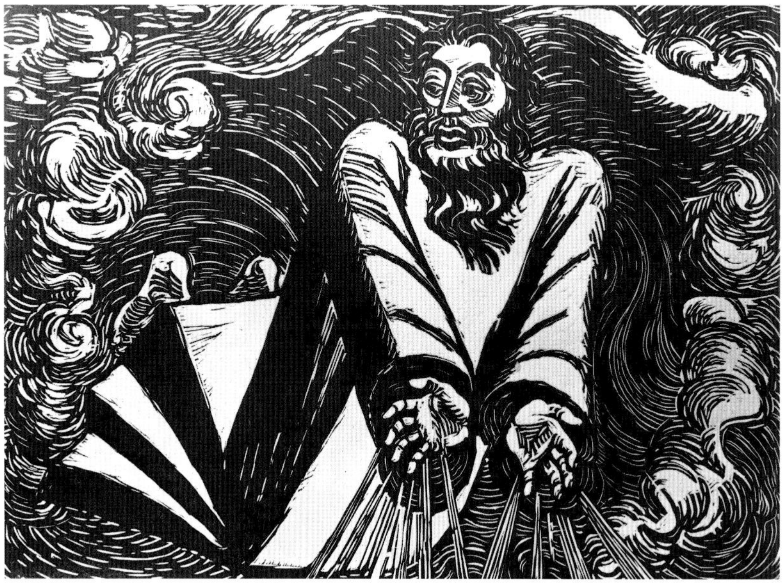

»Ich hatte gedacht, ich könnte auf der Bahn des ›Moses‹ weiterkommen, aber wenn ich zugreifen und losschreiten will, werden immer wieder Bettelmänner daraus. Ich bin eben recht eng eingekreist, und es nützte nichts, mit Gewalt irgendwo hinauszubrechen.«

Der erste Tag
Holzschnitt
zu »Wandlungen Gottes« 1920/21,
25,7 x 35,9 cm
Schult II, 164

Sitzender Gottvater
Bronze nach einem Gipsmodell
von 1920, 48 x 43 x 30 cm
Ernst und Hans Barlach GbR
Lizenzverwaltung Ratzeburg
Schult I, 235a

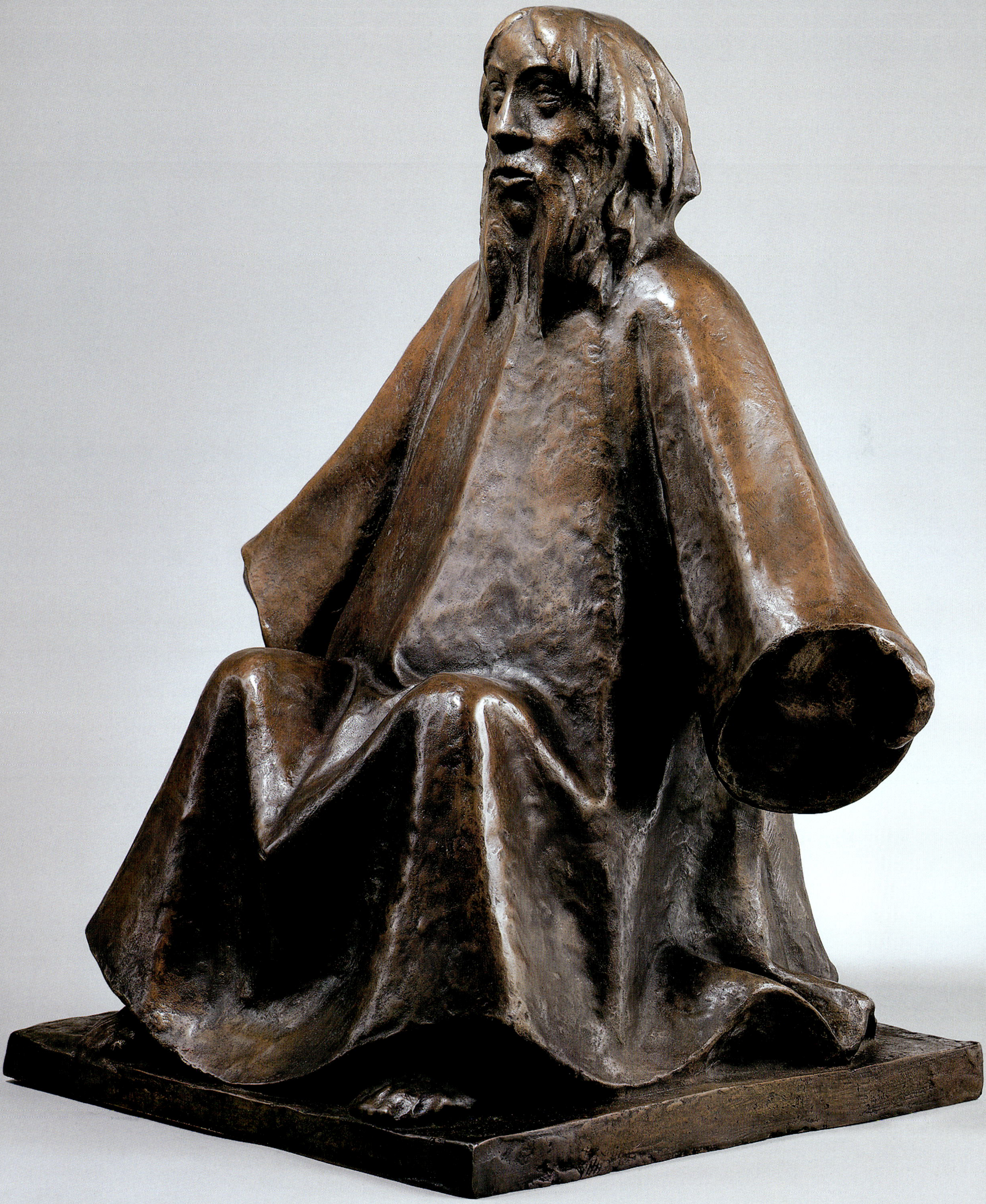

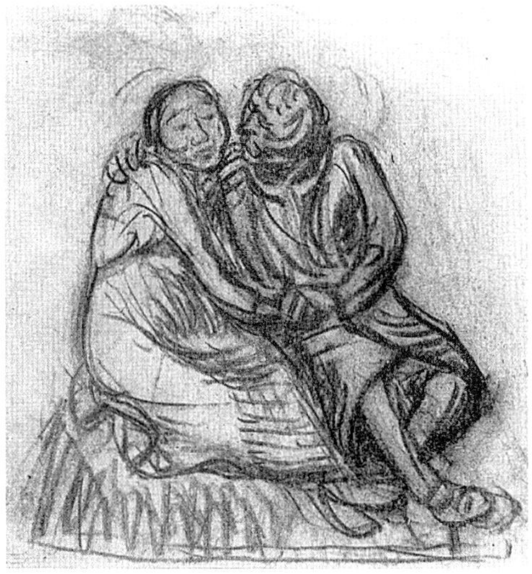 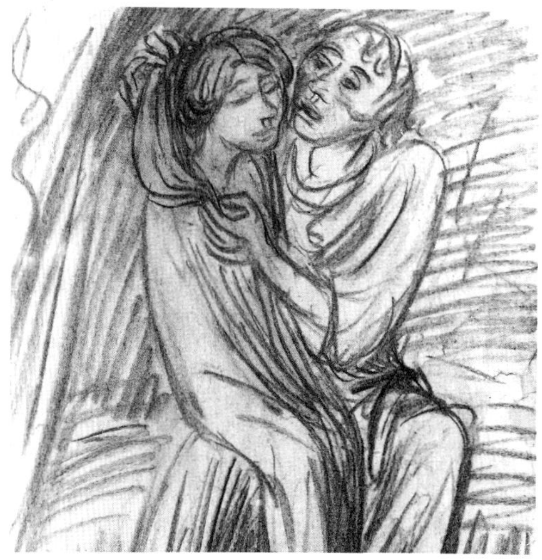

»Es hat sich bei mir so gesetzt (hier nur keine grossen Worte machen), dass Lieben eine Privatsache ist und so recht im Vollen nicht interessant genug, um an sich zu ›interessieren‹ . . . Fragt sich, ob Liebe als Privatsache so dargestellt ist, dass sie als allgemein Menschliches unter andre Menschlichkeiten . . . sich dazwischen behauptet, als Motiv. Schauderhaft – was?«

Sitzendes Liebespaar
Kohle, 1919,
Blatt: 25 x 37 cm,
signiert links unten: E Barlach
Ernst Barlach Stiftung Güstrow
Schult III, 1355

Sitzendes Liebespaar
Kohle, 1922,
Blatt: 37 x 29,3 cm,
signiert und datiert links unten:
E Barlach 25 3 22
Ernst Barlach Stiftung Güstrow
Schult III, 1578

Kußgruppe I
Bronze nach einem Gipsmodell
von 1921, 17,6 x 17 x 9,5 cm,
signiert seitlich: E Barlach
Gußstempel seitlich:
H NOACK BERLIN
Ernst und Hans Barlach GbR
Lizenzverwaltung Ratzeburg
Schult I, 251

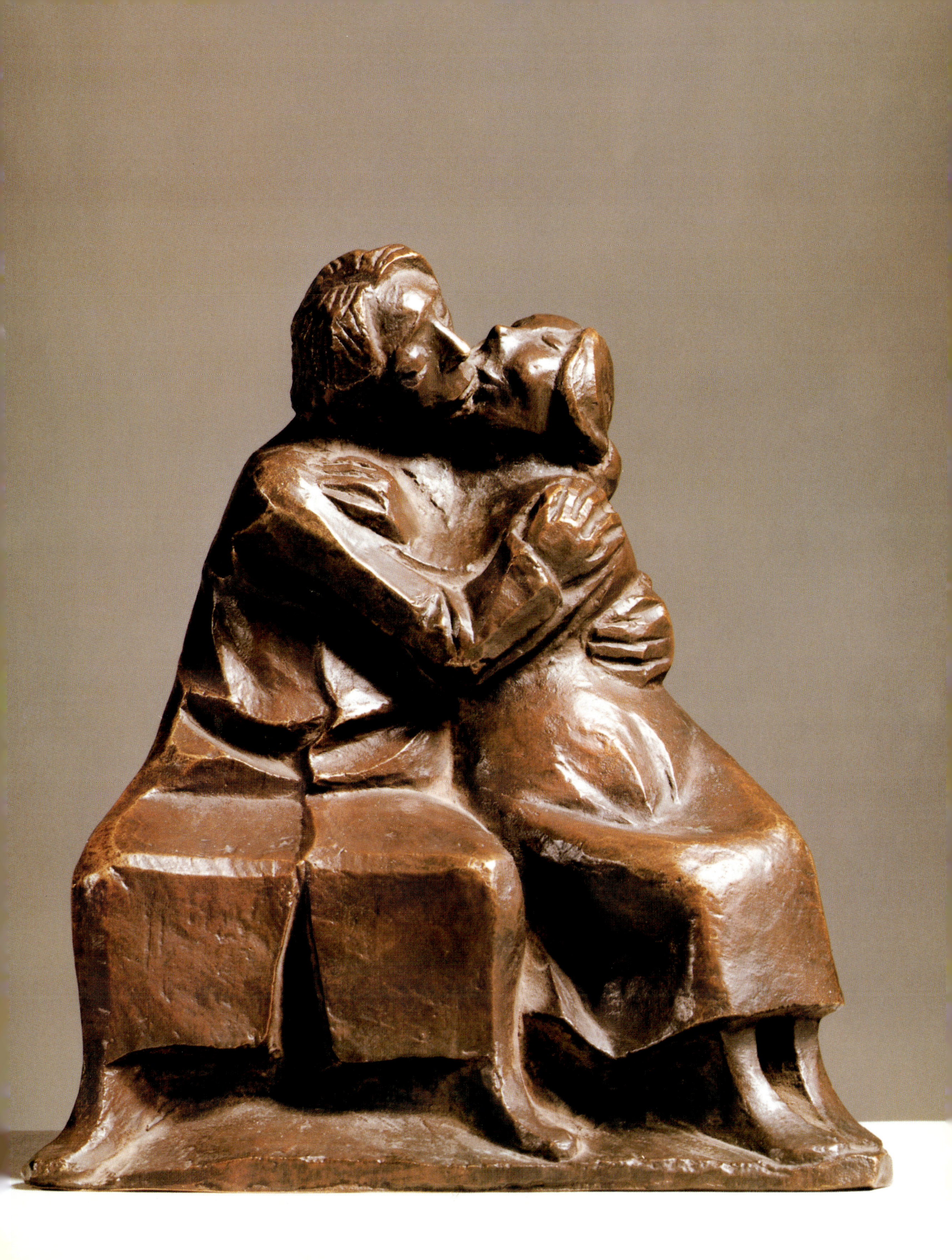

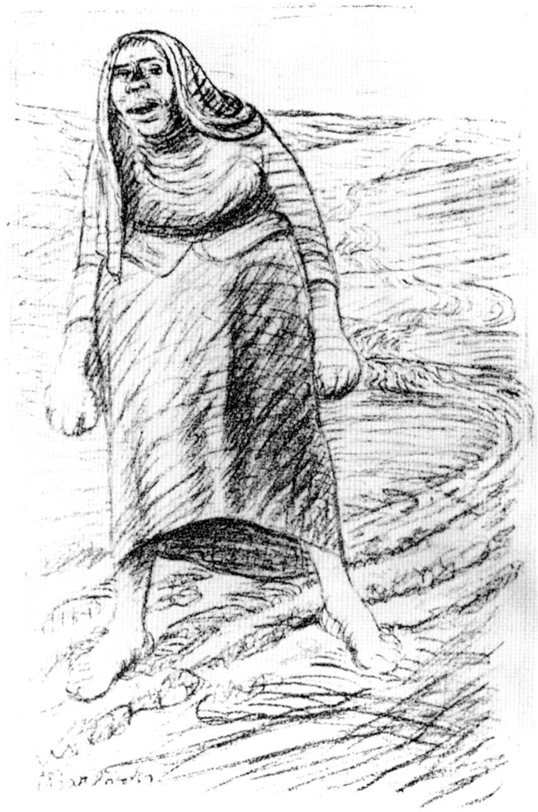

»Russland ist schwanger. Die kleinen, ans Riesenreich angegliederten Völker rufen Kometen auf, fürchten den Nordschein. Barlach jedoch war bestürzt in der Mitte Russlands. Er fühlte, während eines kurzen Aufenthaltes, dass der verkündete Stern aufgehn wird. Viel Leid wird dabei den Menschen geschehn.«

Steppenweib
Lithographie, 1915,
42,8 x 28,8 cm,
signiert links unten: E Barlach
Schult II, 73

Stehende Bäuerin (Steppenweib)
Bronze nach einem Gipsmodell
von 1921, 48,2 x 25 x 14 cm,
Gußstempel rechts an der Plinthe:
H NOACK BERLIN FRIEDENAU
Ernst Barlach Stiftung Güstrow
Schult I, 263

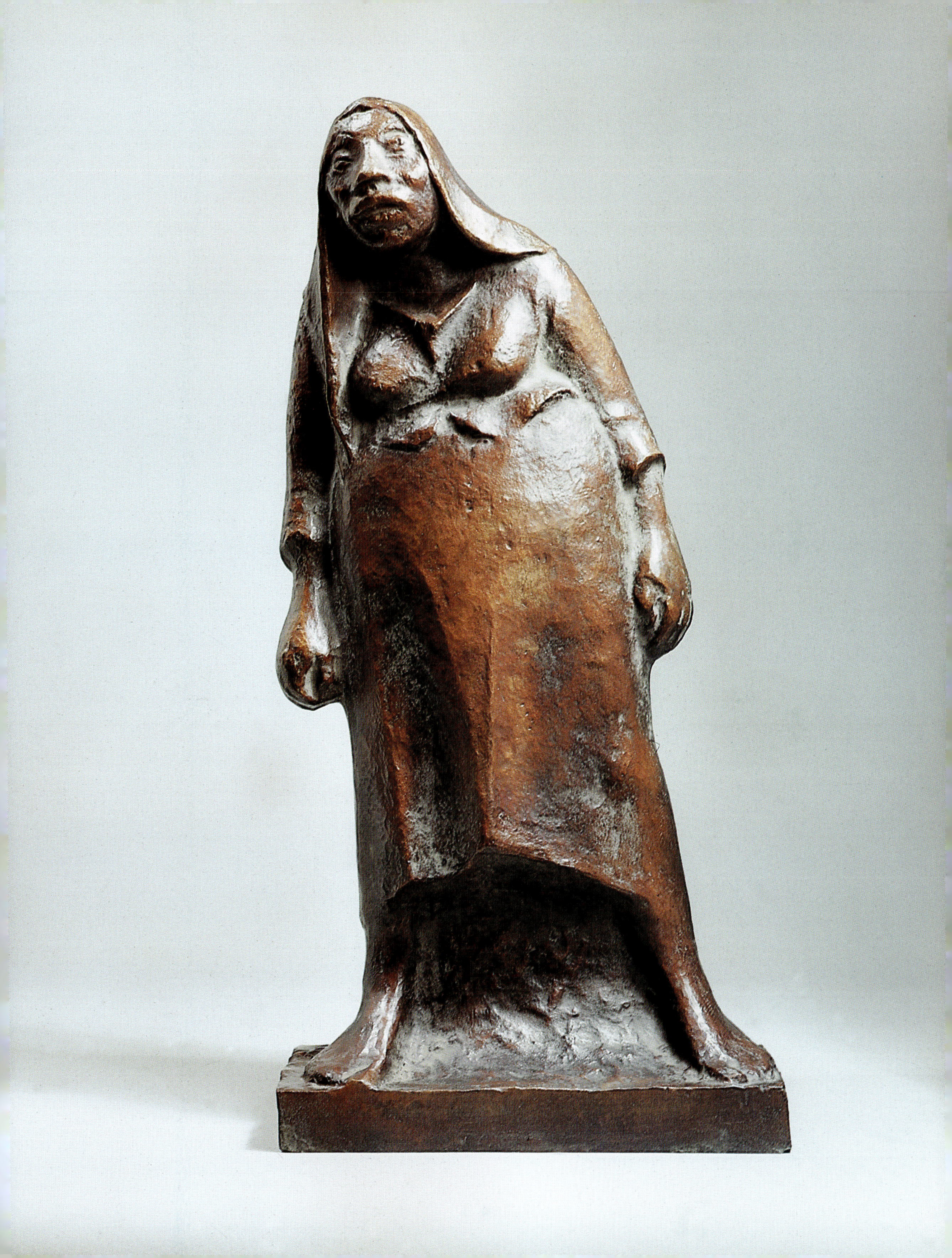

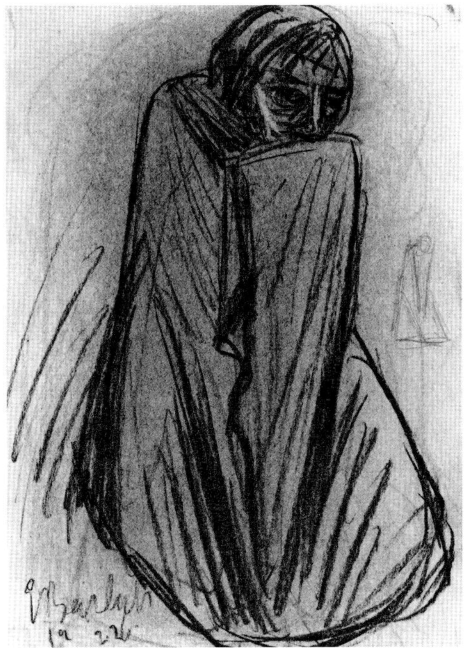 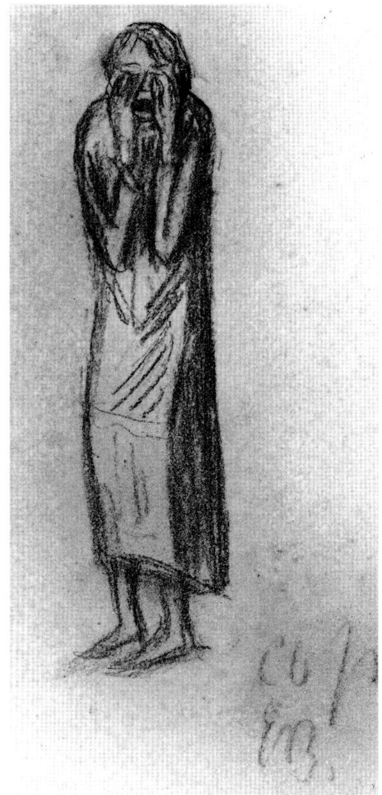

»Man kann nach dem Verlauf der letzten Jahre doppelt scharf echt und falsch unterscheiden ... Wer wie ich mühsam und ach wie langsam aus Romantik und Gefühlsschwögerei sich herausgewunden hat, darf, glaube ich, an diesen Prozess wie an einen Sinn des Daseins glauben und von seinem ehrlichen Verlauf und Ergebnis den Wert seines Strebens abhängen lassen.«

Kniender, die angehobenen Hände unter einem Tuche
Kohle, 1926,
Blatt: 34,6 x 26,4 cm,
signiert und datiert links unten: E Barlach 19 2 26
Ernst Barlach Stiftung Güstrow
Schult III, 1823

Die Bekümmerte
Kohle, 1922, 22 x 5 cm,
signiert rechts unten: E B
Ernst Barlach Stiftung Güstrow
Schult III, 1650

Weinende Frau
Bronze nach einem Gipsmodell von 1923, 43,5 x 11 x 15 cm,
signiert an der hinteren Sockelfläche: E.Barlach
Gußstempel an der hinteren Sockelfläche: H NOACK BERLIN
Ernst Barlach Museum Wedel
Schult I, 283a

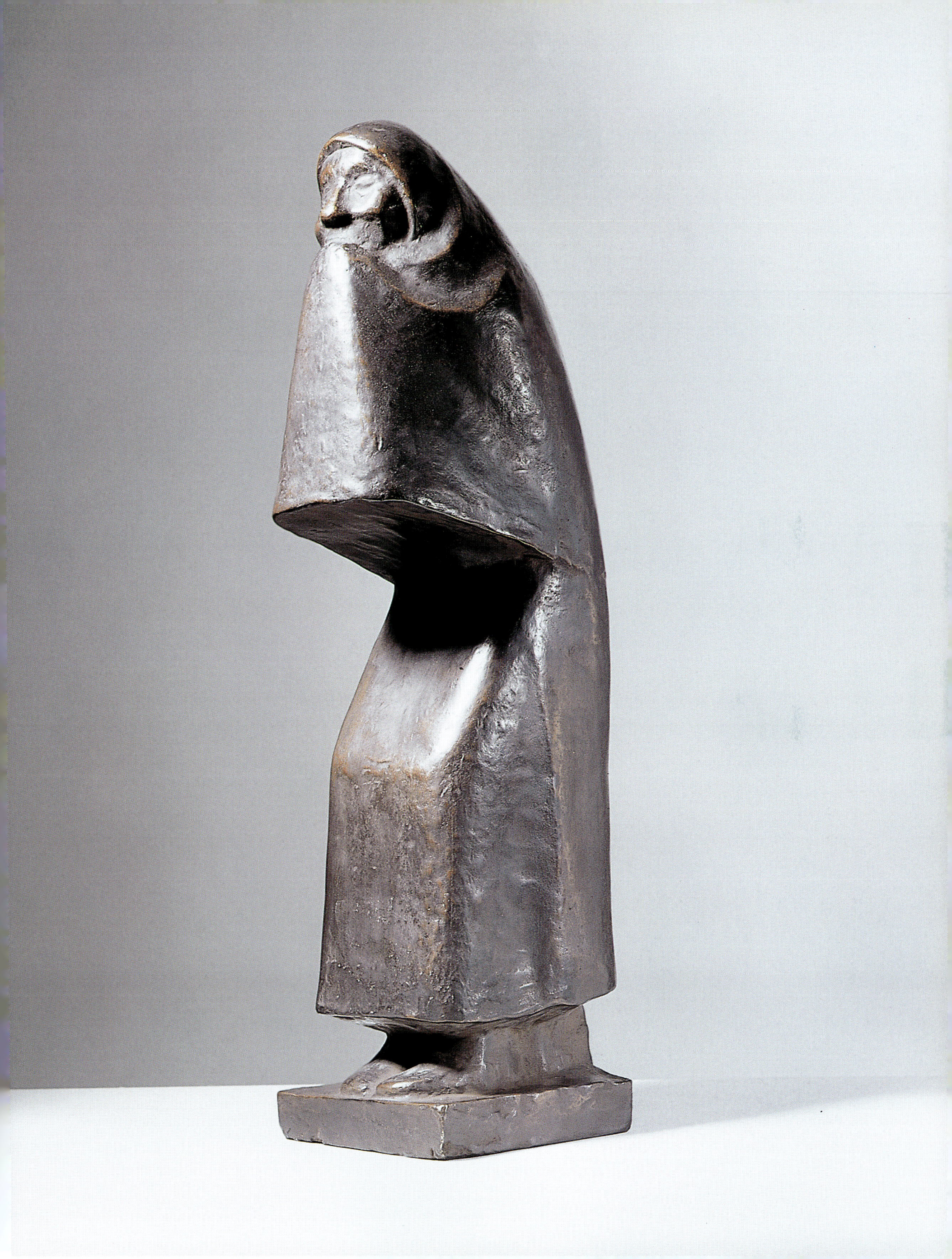

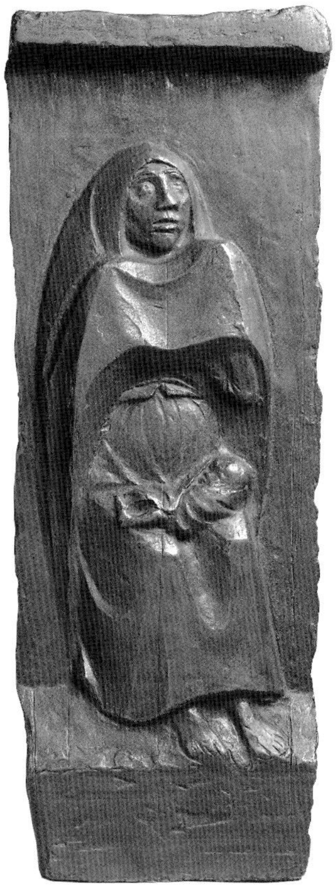

»Alles ist gut und reine Güte, wenn ich gut bin, und alles ist gut und reine Güte, wenn keine Angst das Böse ruft – nur still, nur still, nur das Böse nicht gerufen, nur nicht ins Böse kommen mit der Angst, die allein das Böse bringt . . .«

Bettlerin mit Kind
Relief, Bronze
nach einem Gipsmodell von 1919,
54 x 21,2 x 3,8 cm,
signiert rechts unten: E Barlach
Gußstempel: H NOACK BERLIN
Barlach Museum Wedel
Schult I, 219

Ruhe auf der Flucht II
Bonze nach einem Gipsmodell
von 1924, 32,4 x 25,3 x 10,5 cm,
signiert seitlich rechts unten:
E Barlach
Gußstempel seitlich links:
H NOACK BERLIN FRIEDENAU
Ernst Barlach Stiftung Güstrow
Schult I, 288

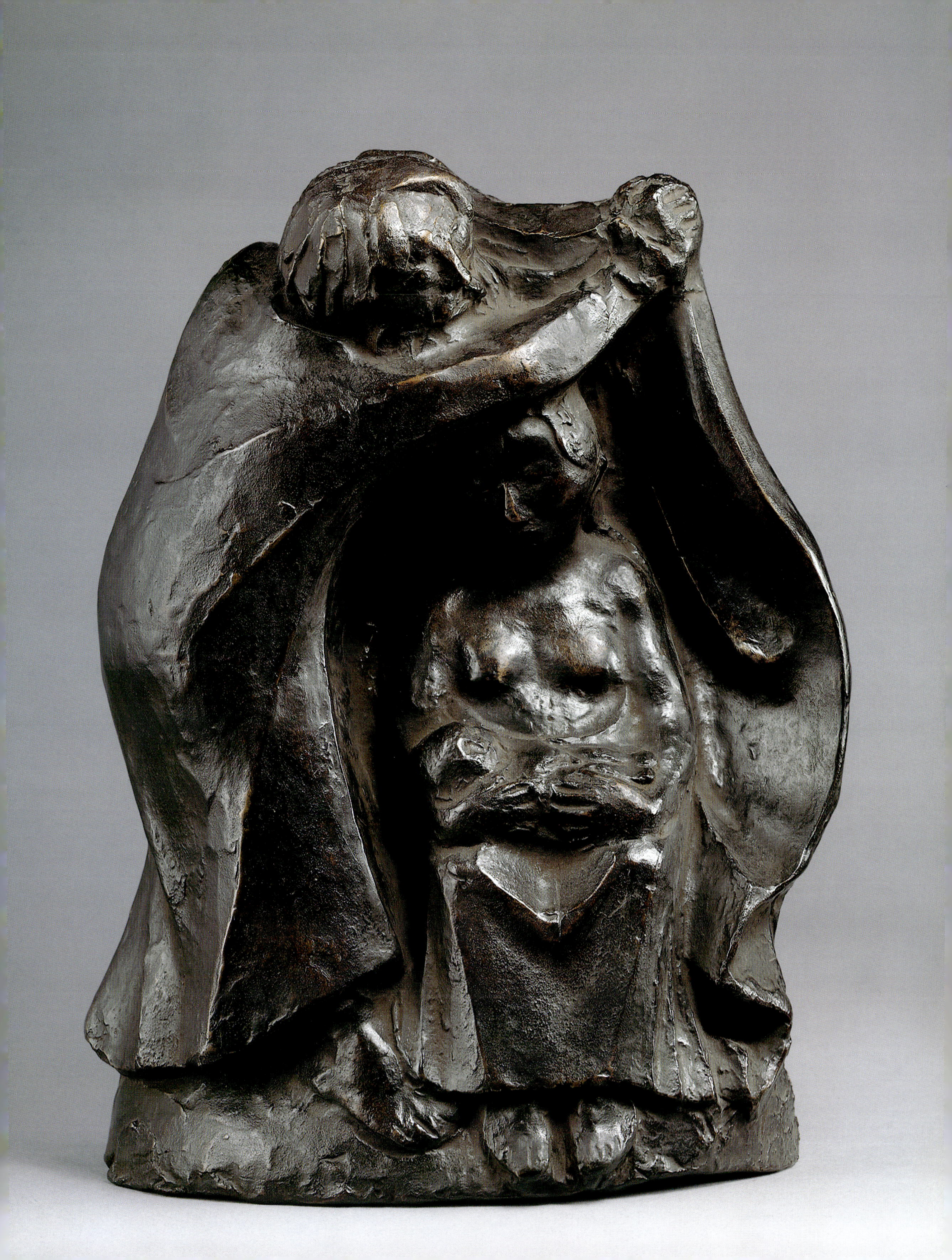

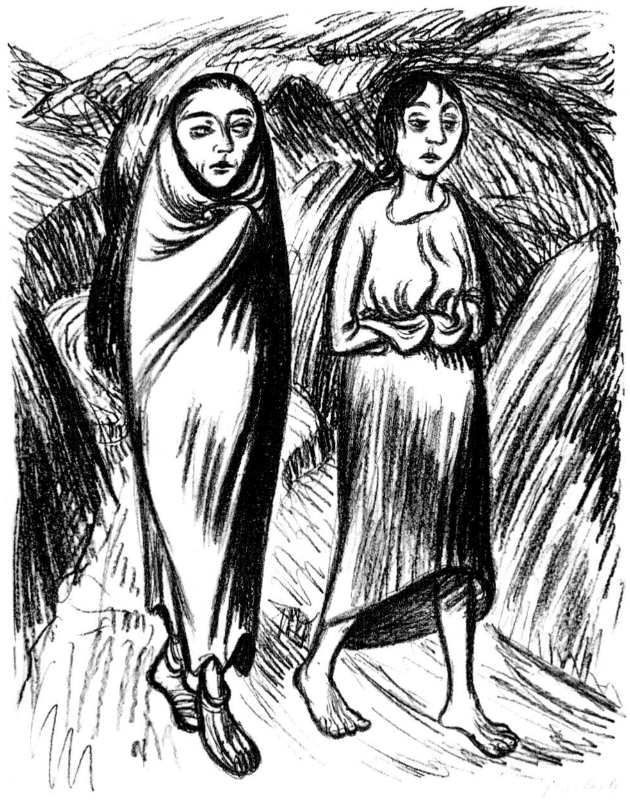

»Ich ... bleibe wie vordem in der meinen guten Zeit, die da ist kraft meiner Einsicht und der Gewalt meines Wissens. Durch ihre Gewalt erkenne ich, dass es an dem ist, dass wir unserer Zeit mächtig sind ... und gleich wie die Mutter ihr Kind, die gute Zeit und die andere, die böse, in uns schaffen, zu unserer eigenen Notwendigkeit.«

Steiniger Weg
Lithographie zur Folge
»Die Ausgestoßenen«, 1922,
52 x 42 cm,
signiert rechts unten: E Barlach
Schult II, 200

Schwangeres Mädchen
Bronze nach einem Gipsmodell
von 1924, 43 x 12,5 x 8,5 cm
Ernst Barlach Stiftung Güstrow
Schult I, 290

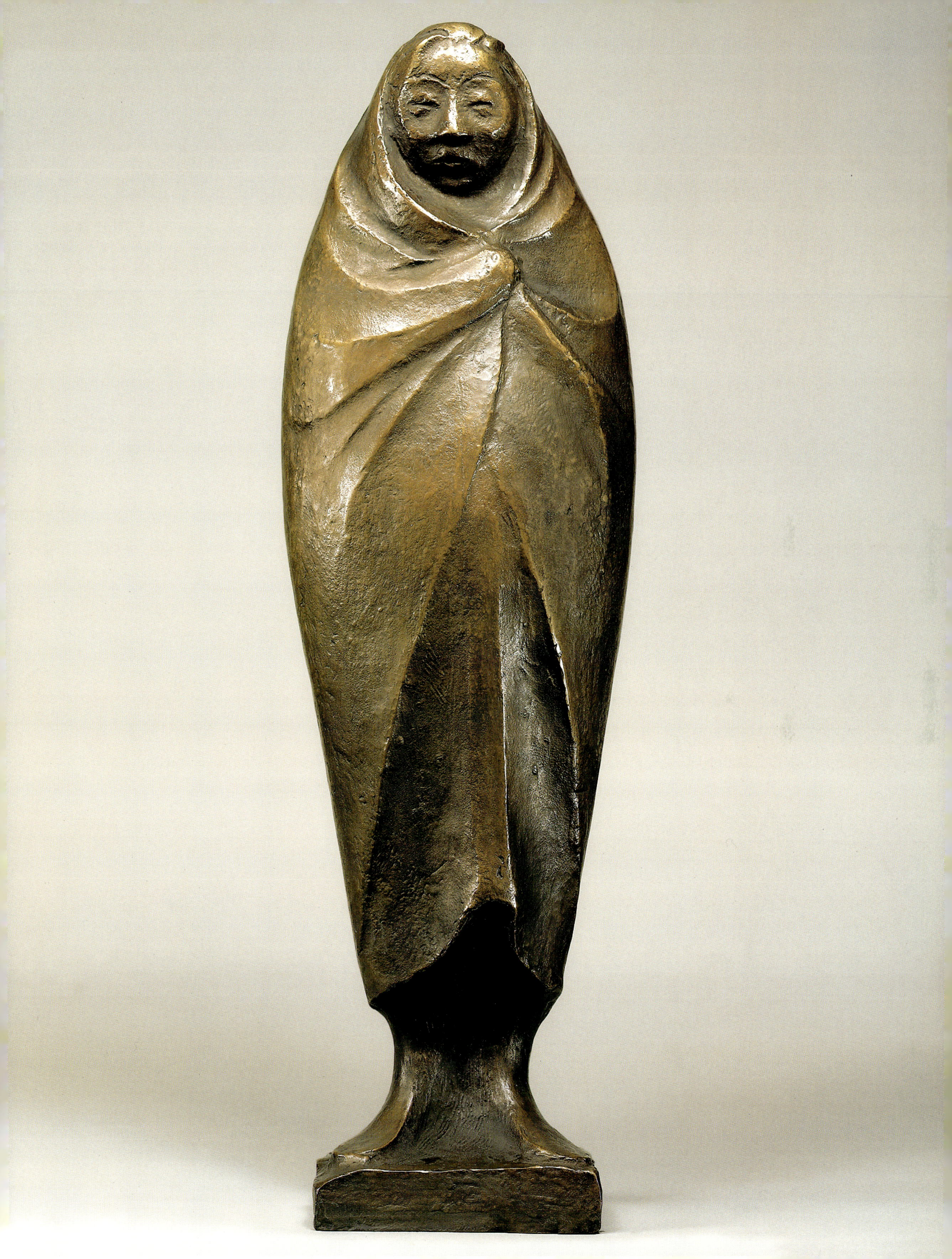

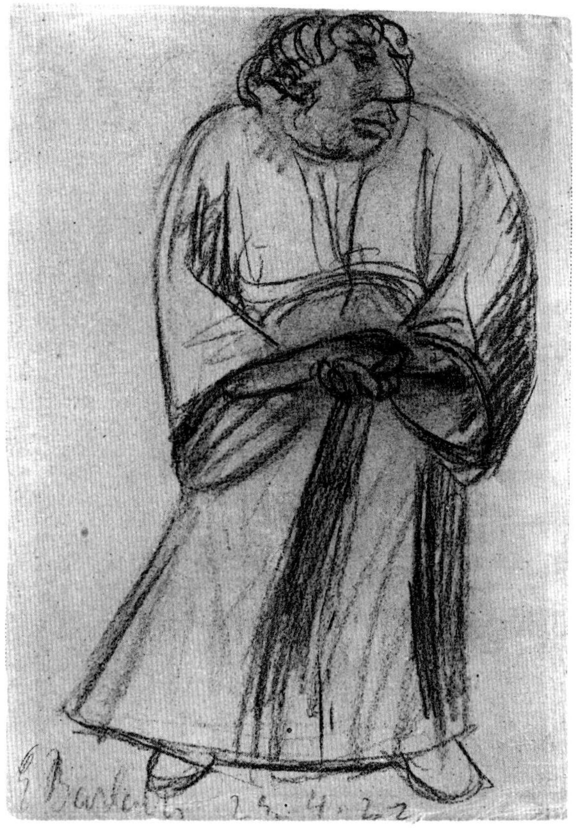

»Gott ist nicht überall und Gott ist auch nicht Alles, wie Vater Noah sagt. Er verbirgt sich hinter Allem und in Allem sind schmale Spalten, durch die er scheint, scheint und blitzt. Ganz dünne, feine Spalten, so dünn, dass man sie nie wieder findet, wenn man nur einmal den Kopf wendet.«

Der Wartende
Kohle, 1922,
Blatt: 34,8 x 24,8 cm,
signiert und datiert:
E Barlach 29 4 22
Ernst Barlach Haus Hamburg
Stiftung Hermann F. Reemtsma
Schult III, 1640

Der Wartende
Gipsmodell, 1924,
37 x 18,2 x 12 cm
Ernst Barlach Stiftung Güstrow
Schult I, 292

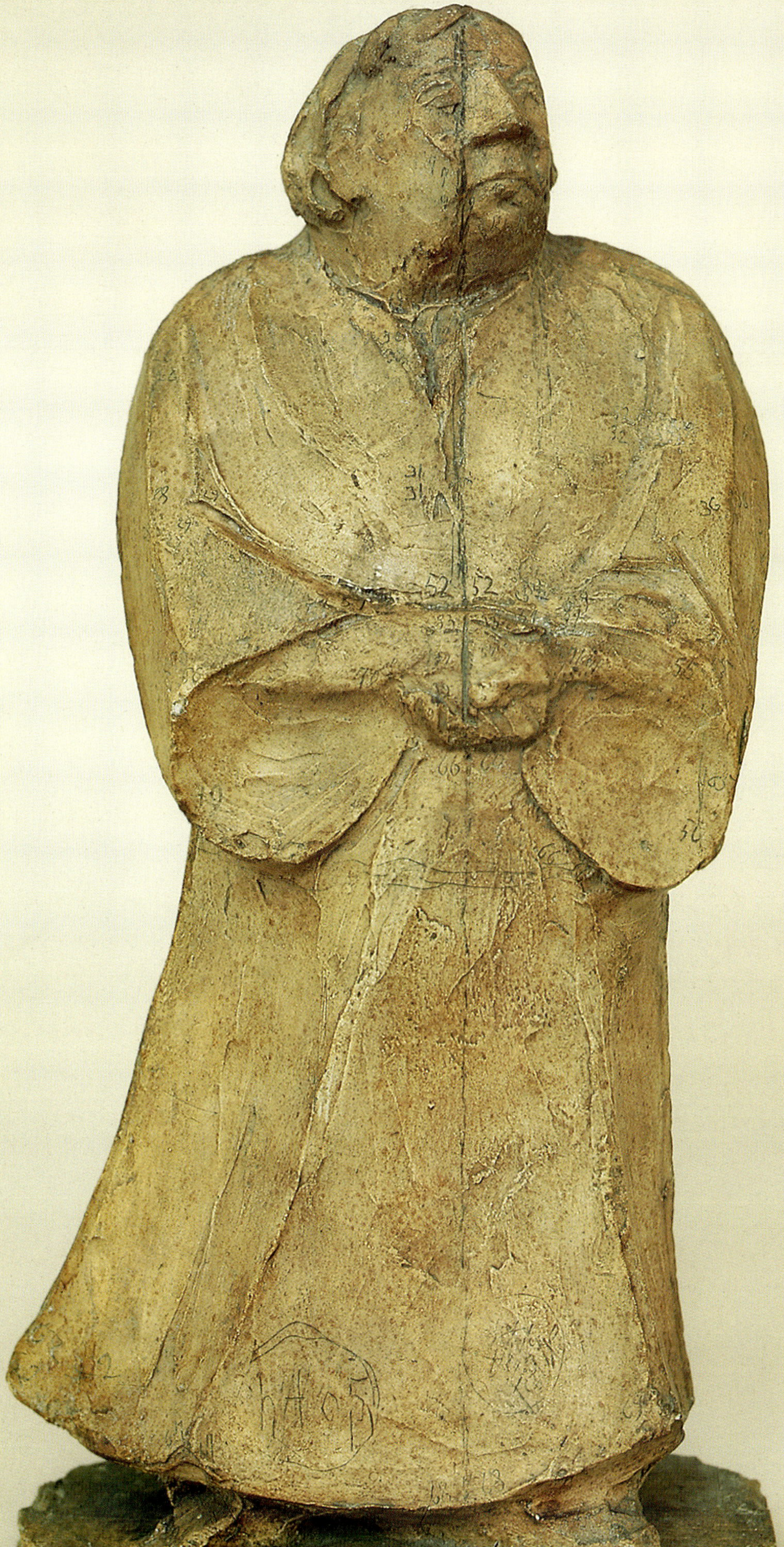

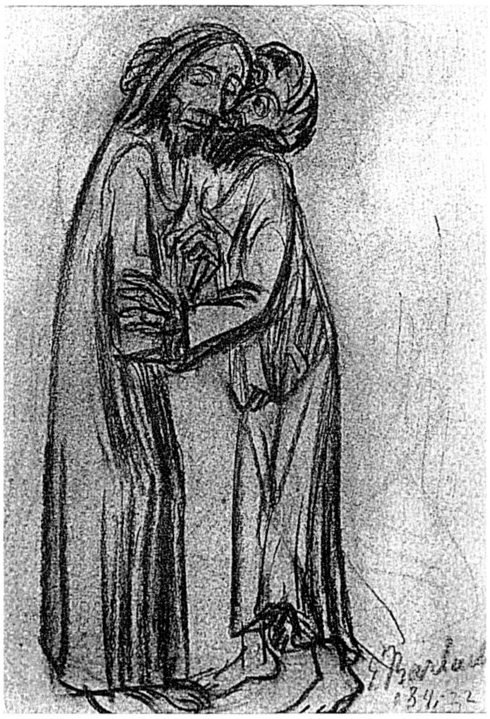

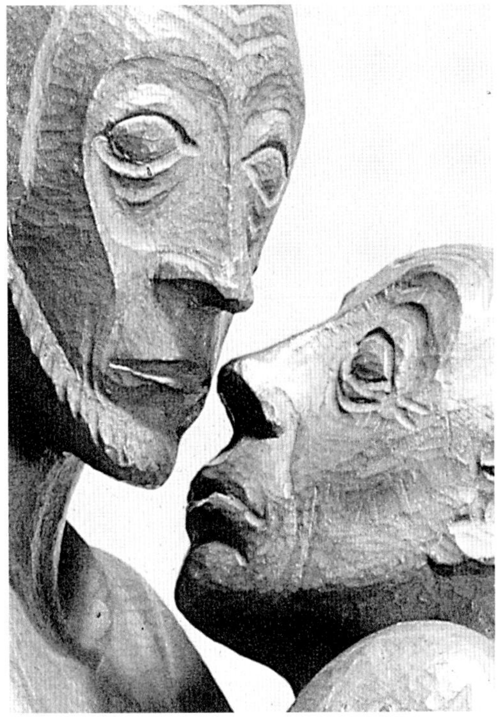

»HOLTFRETER Aber das mit dem Werden muss doch mal seine Grenzen haben, denn, Herr, wenn das immer so weiter geht und wir so fort ins unermesslich Grossartige hineinwachsen, denn erkennen wir uns ja schliesslich selbst nicht wieder.

HERR Ist das schade? Wollen Sie ewig Holtfreter sein – lohnt sich das? Aber lohnen tut es sich, so zu werden, dass Sie sich schämen müssen, Holtfreter gewesen zu sein.«

Judaskuß
Kohle, 1922,
Blatt: 34,6 x 24,8 cm,
signiert und datiert rechts unten:
E Barlach 18 4 22
Ernst Barlach Stiftung Güstrow
Schult III, 1617

Thomas und Christus
(Das Wiedersehen)
Holz (Nußbaum), 1926,
103 x 40 x 26 cm,
signiert und datiert
auf der Plinthe: E Barlach 1926
Ernst Barlach Haus Hamburg
Stiftung Hermann F. Reemtsma
Schult I, 307

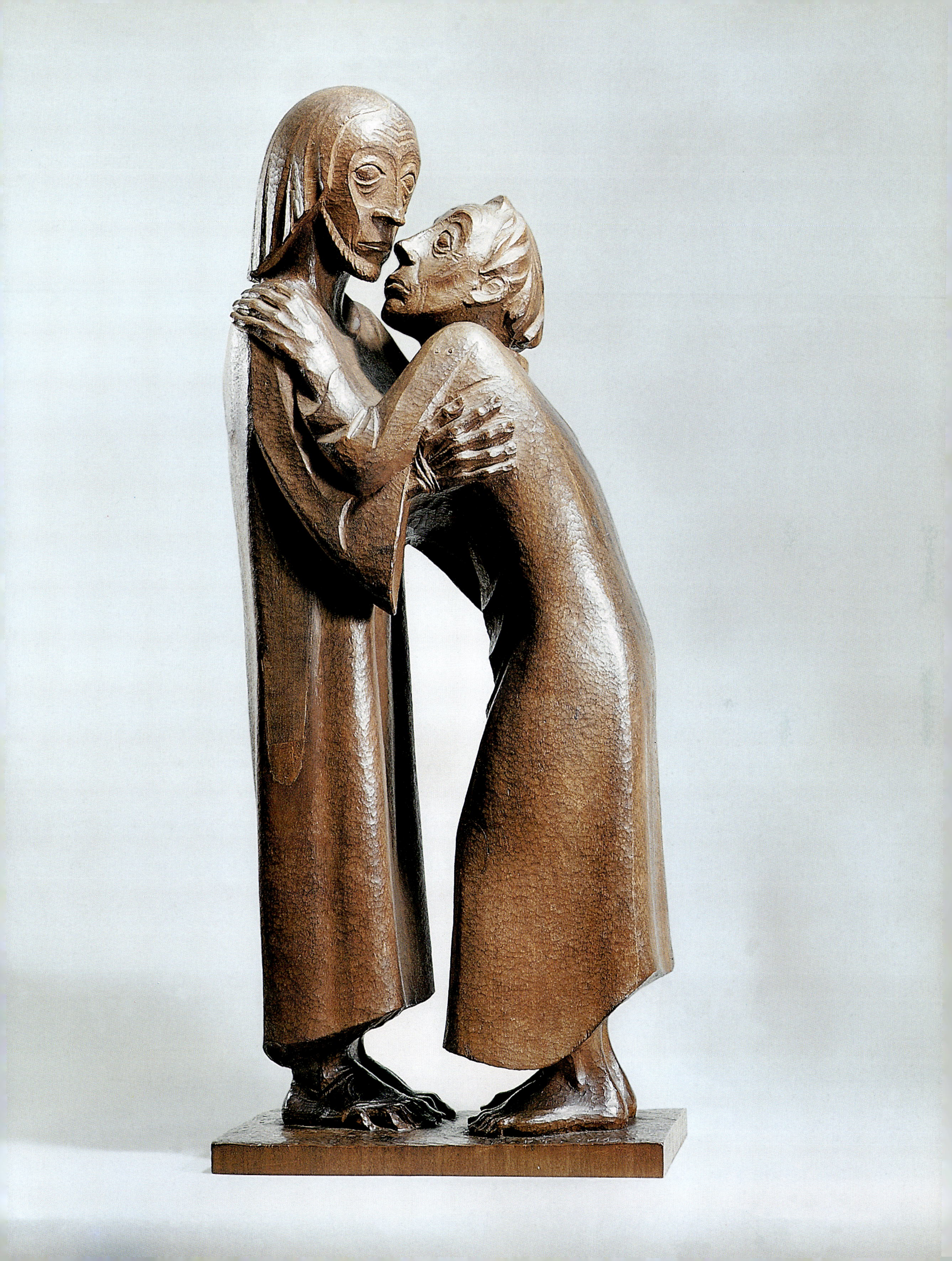

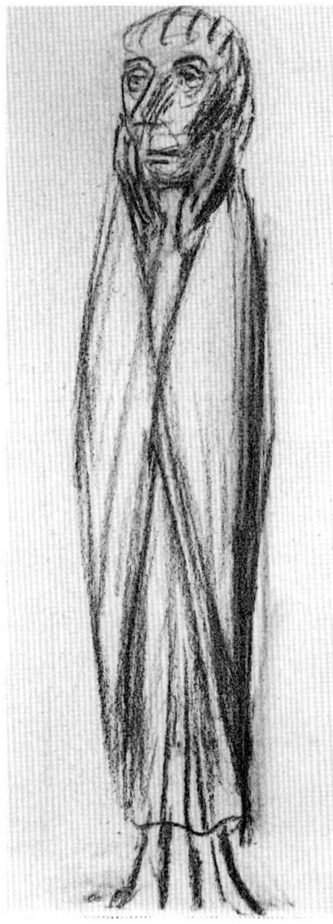 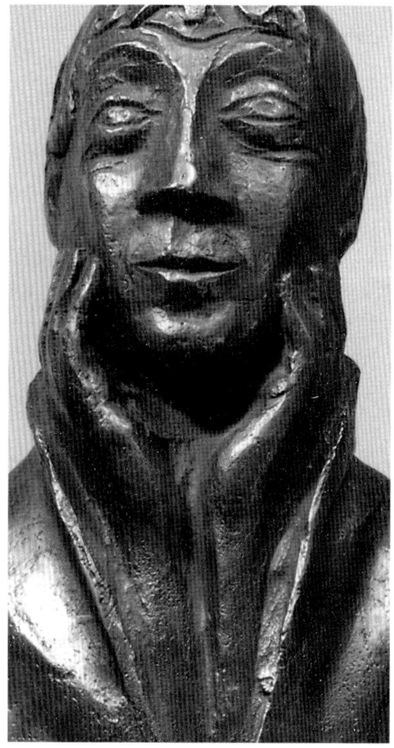

»... JEDER VOLLKOMMEN UND AUS- UND AUSGEWIRKTE LEBENSABSCHNITT SCHLIESST EIN TOTSEIN IN SICH, NACH DEM ES NUR EIN DAUERNDES AUFHÖREN ZU GEBEN SCHEINT ... ABER DA DAS KREISEN WEITERGEHT, SO ERSCHLIESSEN SICH ANDERE SPHÄREN, UND DA ES FERNEN GIBT, SO WIRD MAN WIDER WILLEN IN DIE NEUEN FERNEN GEDRÄNGT. DA MAG SICH ETWAS AUFTUN, WAS MAN ALS NEUE JUGEND BEZEICHNEN DARF, DA DAS ALTERN DENN DOCH WOHL ETWAS GANZ ANDERES IST.«

Der Tod im Leben (Tot im Leben)
Kohle, 1926,
Blatt: 34,5 x 25,2 cm,
signiert und datiert:
E Barlach 27 2 26
Ernst Barlach Haus Hamburg
Stiftung Hermann F. Reemtsma
Schult III, 1836

Tod im Leben (Tot im Leben)
Bronze nach einem Gipsmodell
von 1926, 57,5 x 15 x 10,5 cm,
signiert rechts hinten
auf der Plinthe: E Barlach
Gußstempel links hinten auf der
Plinthe: H NOACK BERLIN
Ernst Barlach Museum Wedel
Schult I, 309

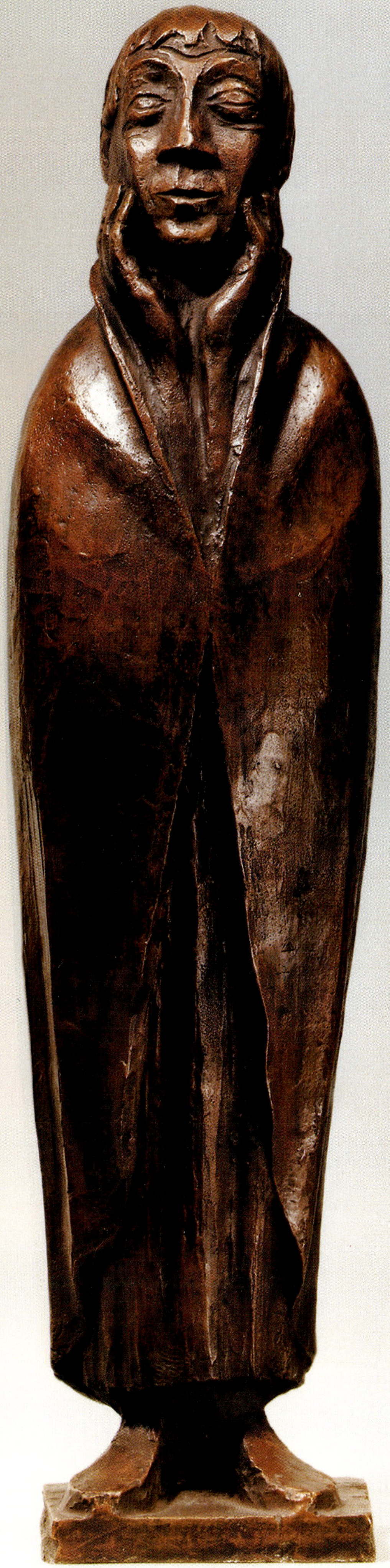

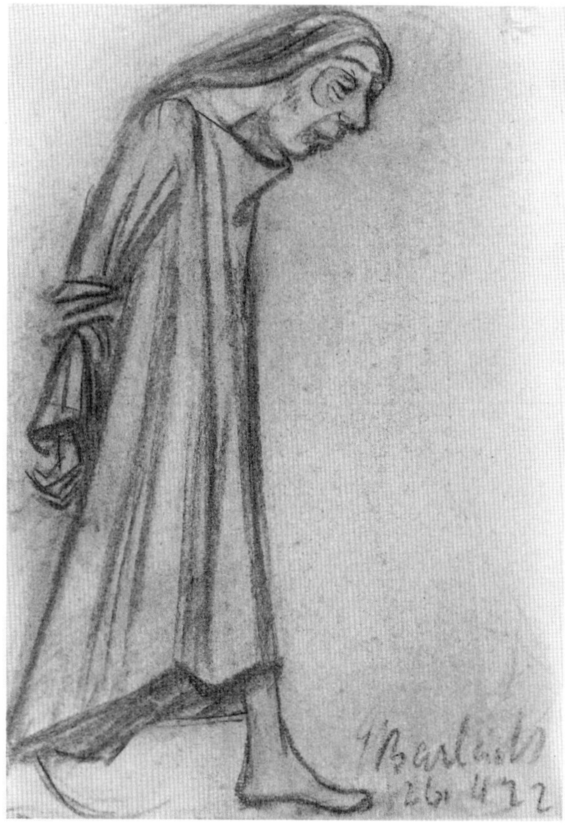

»CHRISTOFFER Zu den Heiden. Mann, da geh ich, aber in wessen Namen steht das Kohlenfeuer hier an der Ecke?

KOPHAMEL Fragst so dumm und hast doch die gescheite Möllner Luft zwischen den Zähnen?! Beim Hexenschmöken kommt es vor, dass die Hexen da sind, doch die Stunde nicht; aber heute schmöken sie keine Hexen, die Stunde ist da und der richtige Armsünder auch.«

Gang zum Scheiterhaufen
Kohle, 1922,
Blatt: 35 x 25 cm,
signiert und datiert rechts unten:
E Barlach 26 4 22
Ernst Barlach Stiftung Güstrow
Schult III, 1628

Die gefesselte Hexe
Bronze nach einem Gipsmodell
von 1926, 57 x 18,2 x 13 cm,
signiert seitlich rechts: E.Barlach
Gußstempel darunter:
H NOACK BERLIN
Ernst Barlach Museum Wedel
Schult I, 311a

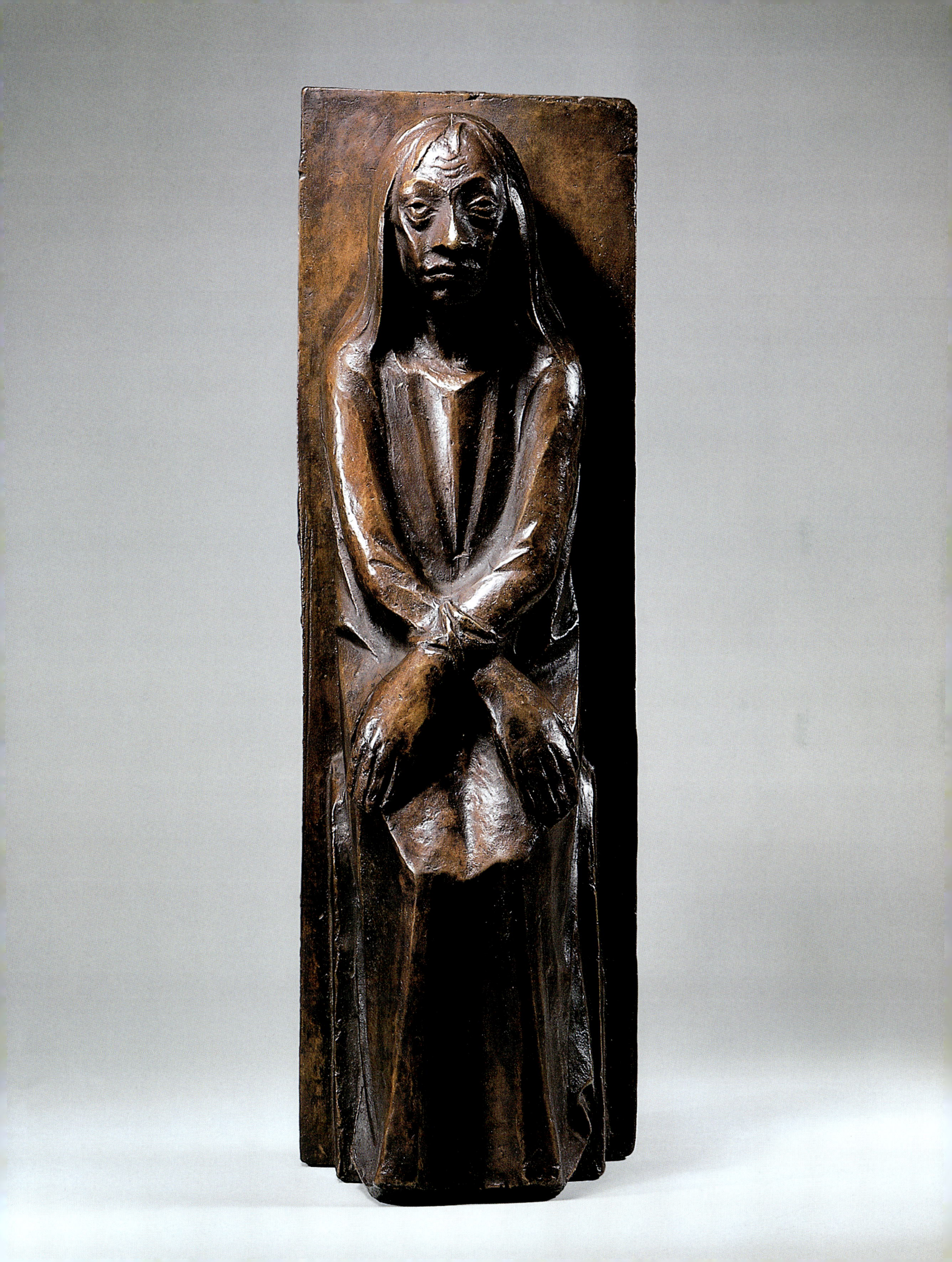

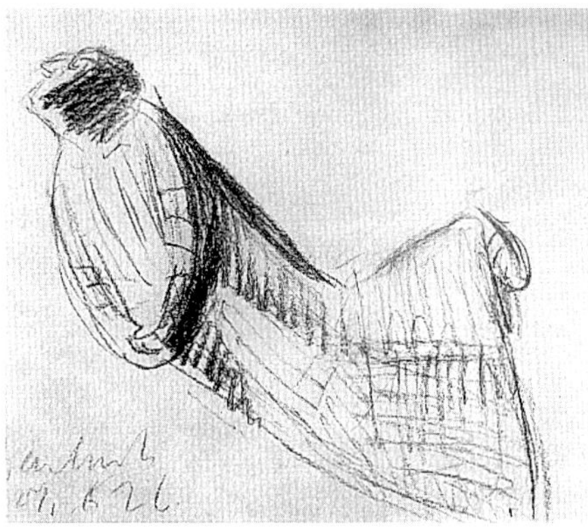 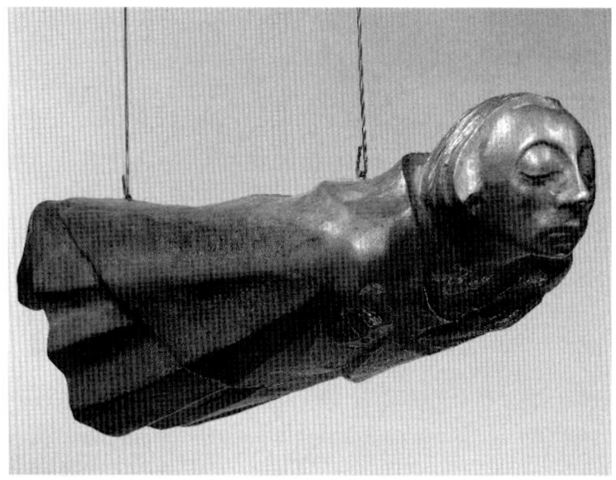

»Alles diente dem Wunsch, eine Abgewandtheit aus der Gegenwart hin in die Zeit des unerhörten Geschehens glaubhaft zu machen, die schmerzvolle Erinnerung schlechthin zu symbolisieren, da die Nötigung, Symbol zu sein, der Gestalt durch den Anlass gegeben war, der keinen Rückblick auf erschütternde Begebenheiten früher Zeit als gleich gross oder ähnlich mythisch zulässt.«

Erster Entwurf
zum Güstrower Ehrenmal
Kohle, 1926,
Blatt: 25,3 x 34,5 cm,
signiert und datiert rechts unten:
E Barlach 27 6 26
Ernst Barlach Stiftung Güstrow
Schult III, 1848

Güstrower Ehrenmal
Bronze nach einem Gips
von 1927, 71 x 74,5 x 217 cm,
signiert links unten: E Barlach
Dom Güstrow
Schult I, 336

Kopf des Güstrower Ehrenmals
Bronze nach einem Gipsmodell
von 1927, 35,6 x 33,3 x 27,8 cm,
signiert vorn links: EBarlach
Gußstempel vorn rechts:
H NOACK BERLIN
Ernst Barlach Museum Wedel
Schult I, 337

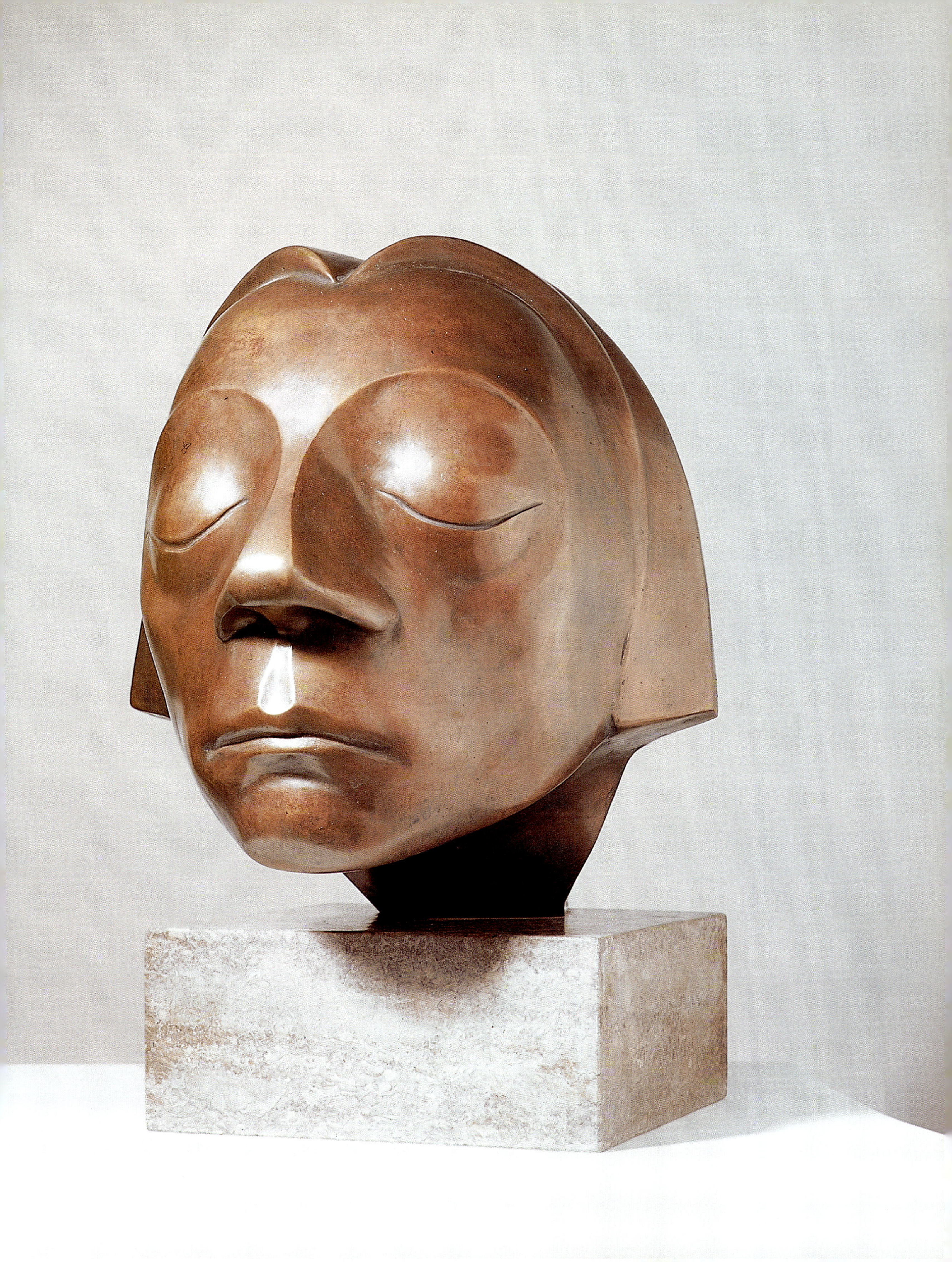

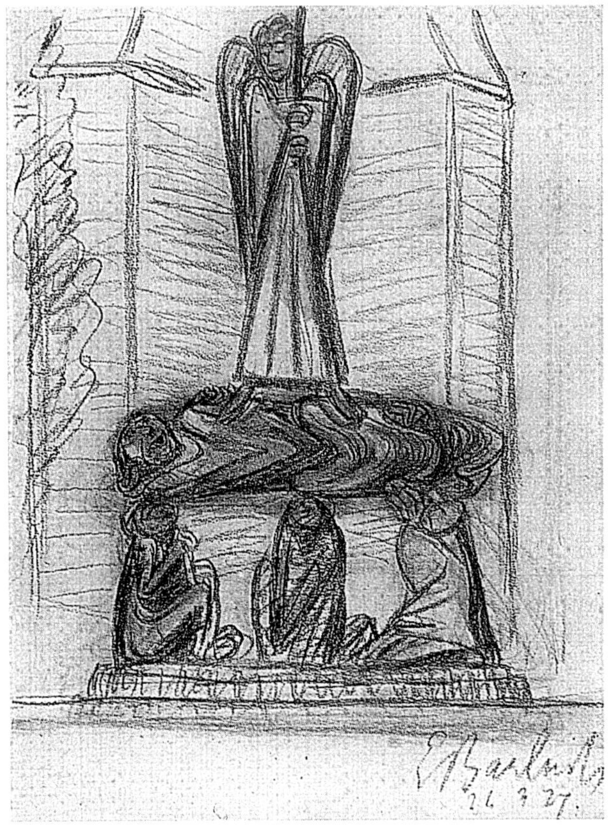

»Noack nennt die Arbeit hartnäckig ›Ehrenmal‹. Und da ich daran denke, dass Sie selbst die Möglichkeit einer solchen Bestimmung erwogen, so könnte man vielleicht, diese Vorstellung verfolgend, das Werk als Gruppe der Überwindung, Selbstüberwindung ansprechen. Dieses darzustellen ist exakt meine Meinung gewesen. Das nach oben Strebende trennt sich vom Erdig-Horizontalen.«

Entwurf zum Kieler Geistkämpfer
Kohle, 1927,
Blatt: 61,5 x 45,8 cm,
signiert und datiert rechts unten:
E Barlach 22 3 27
Ernst Barlach Stiftung Güstrow
Schult III, 1878

Der Geistkämpfer
Bronze nach einem Gipsmodell
von 1927/1928,
119,3 x 48,4 x 16,6 cm
Städtische Kunsthalle Mannheim
Schult I, 339

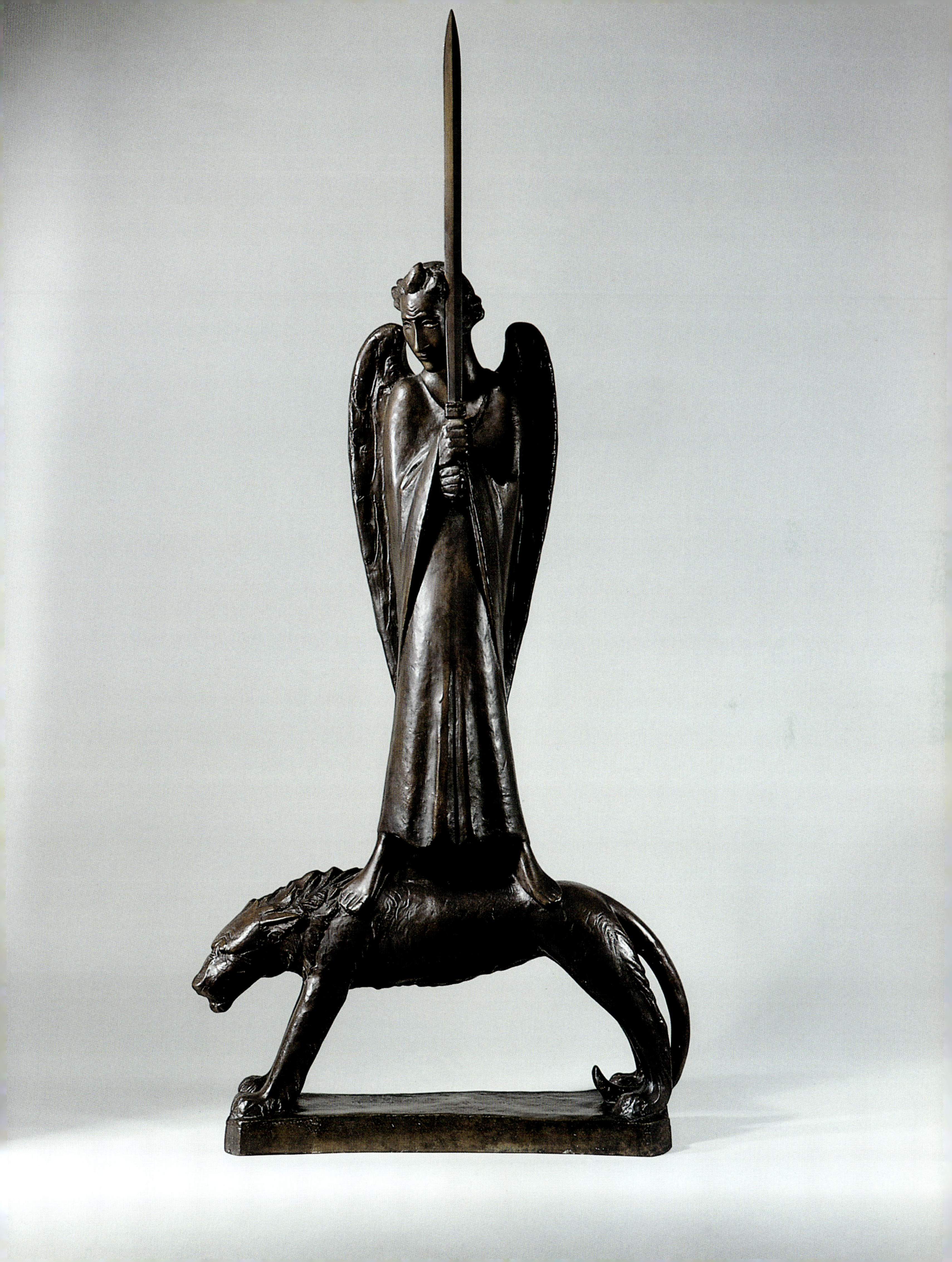

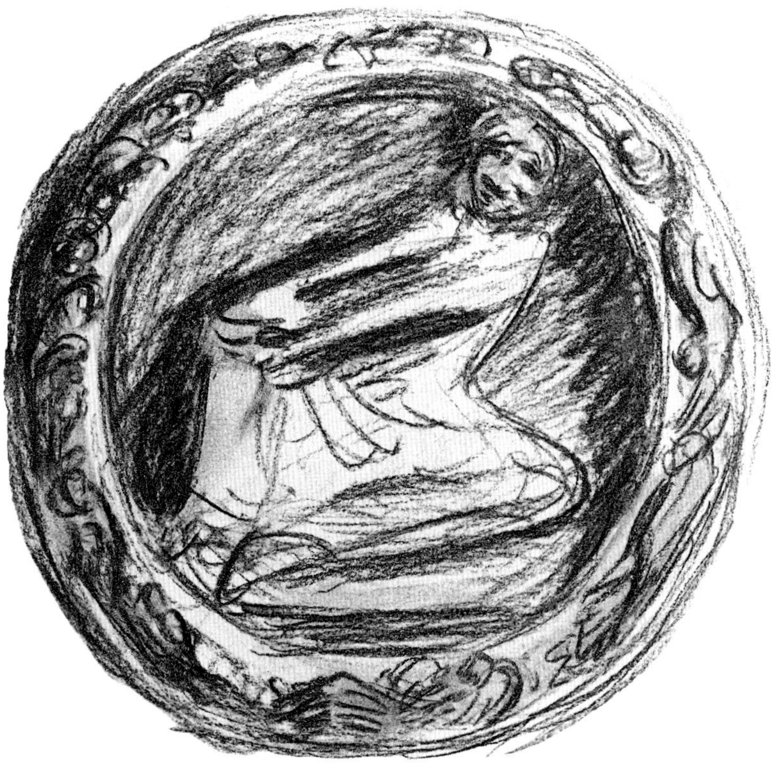

»Ich habe wohl oft, plastisch und zeichnerisch, musikalische Themen gewählt. Da ist der Dorfgeiger etc. Aber das sind ja nur menschliche Zustände wie andre, ob Bettler, Beter, Sterngucker, Flüchtlinge, Schnarcher, Träumer – ... Wenn der Geist, wie Däubler sagt, ›sein Gleichnis in der Form erkoren‹ hat, so hat denn wohl auch derselbe Geist sich unbegrenzt mannigfache Formen erkoren und ist ewig derselbe in immer anderer Form.«

Singender Mann im Rund
Kohle, 1923,
Blatt: 23,3 x 30,3 cm,
signiert rechts unten: E Barlach
Ernst Barlach Stiftung Güstrow
Schult III, 1284

Der singende Mann
Bronze nach einem Gipsmodell von
1928, 50 x 46 x 42 cm,
signiert links unten: E.Barlach
Gußstempel hinten:
H NOACK BERLIN
Staatliche Museen Preußischer
Kulturbesitz Berlin, Nationalgalerie
Schult I, 343

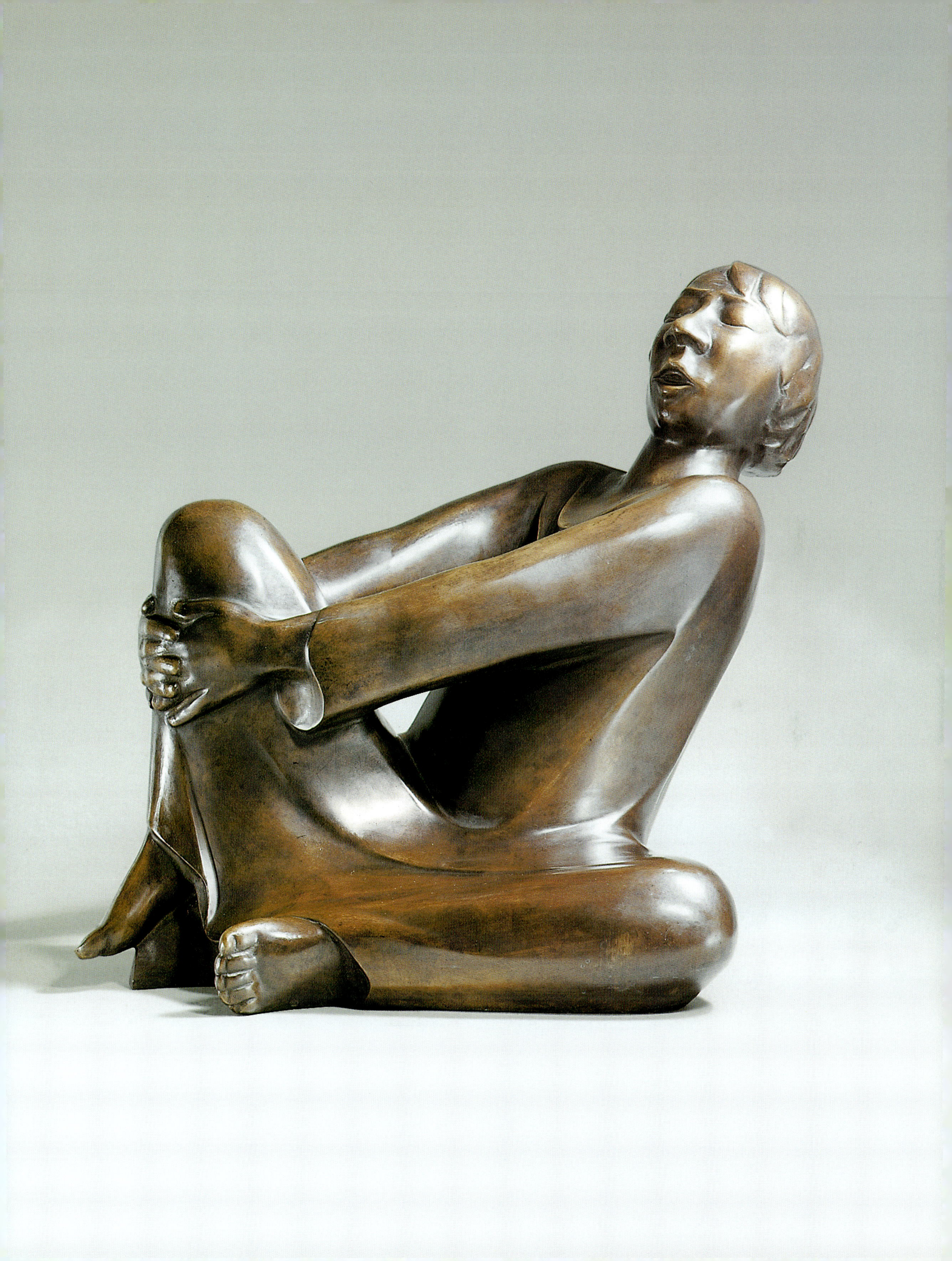

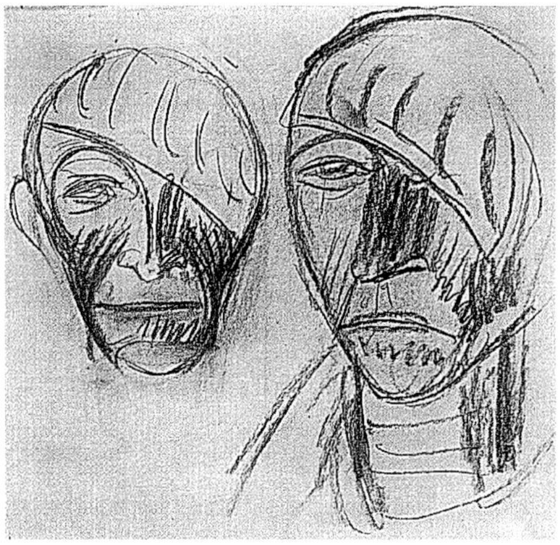 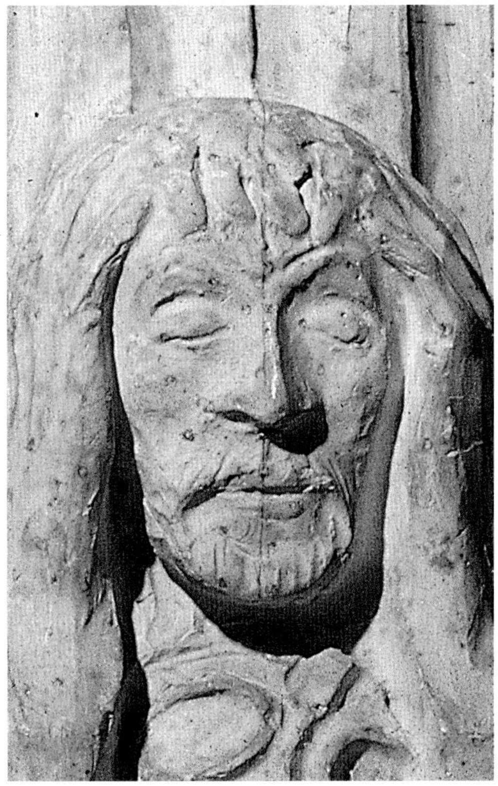

»Wollte man das Ganze symbolisch unterbauen, so müsste man sagen: Hier ist auf Not, Tod und Verzweiflung als Gradmesser der wahren Bedeutung unverhohlener Opferbereitschaft hingewiesen ... Ich lehne es ab, darüber zu streiten, ob solche Darstellungen Bestandteile eines Ehrenmals sein dürfen. Ich benötige sie zur Ganzwerdung eines aller Beschönigung zugänglichen Geschehens ...«

Zwei Kopfstudien
Kohle, 1928,
Blatt: 23,9 x 31,7 cm
Ernst Barlach Stiftung Güstrow
Schult III, 1954

Magdeburger Ehrenmal
Gips, 1928/29,
Werkmodell, Größe 1/2
Ernst Barlach Stiftung Güstrow
Schult I, 347

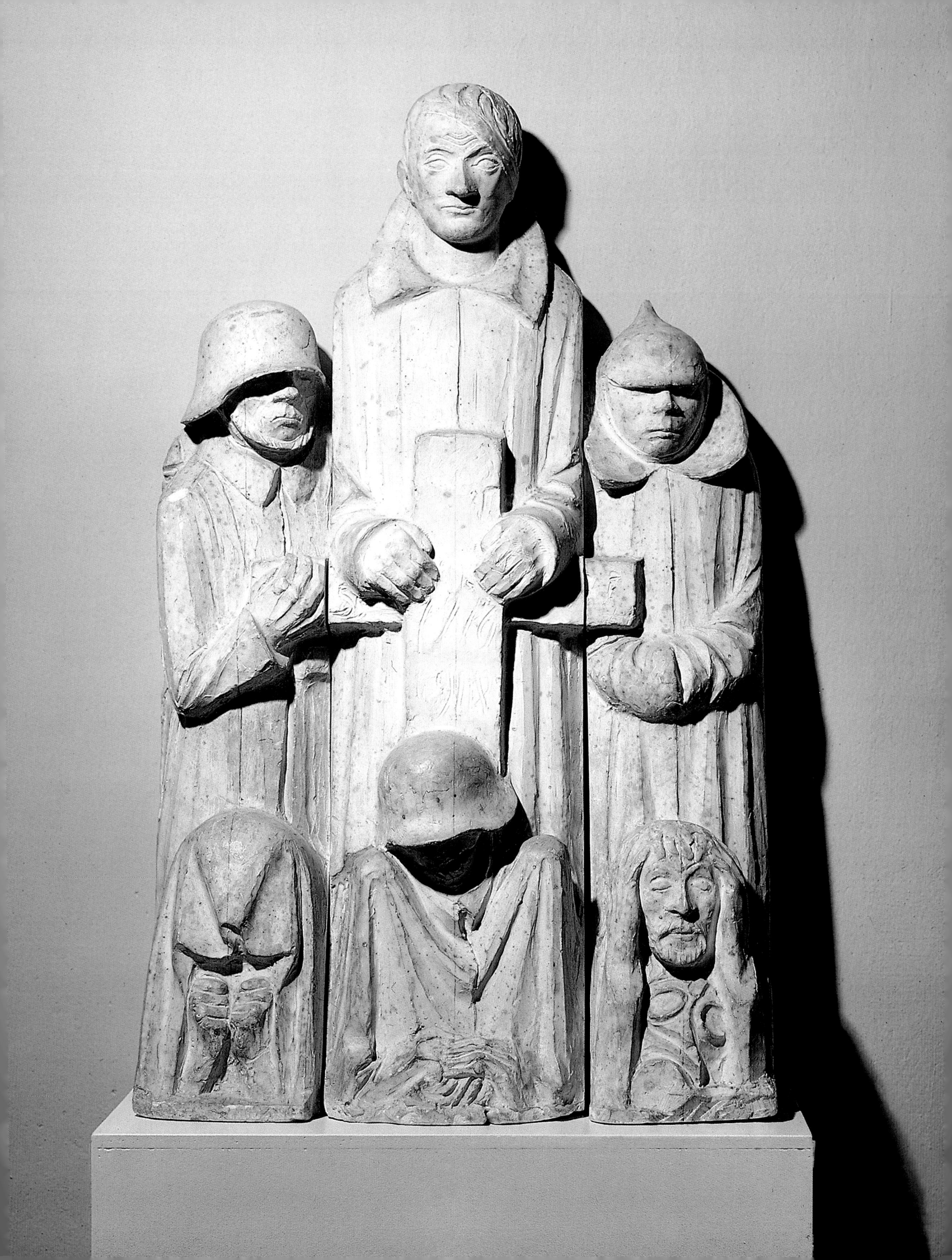

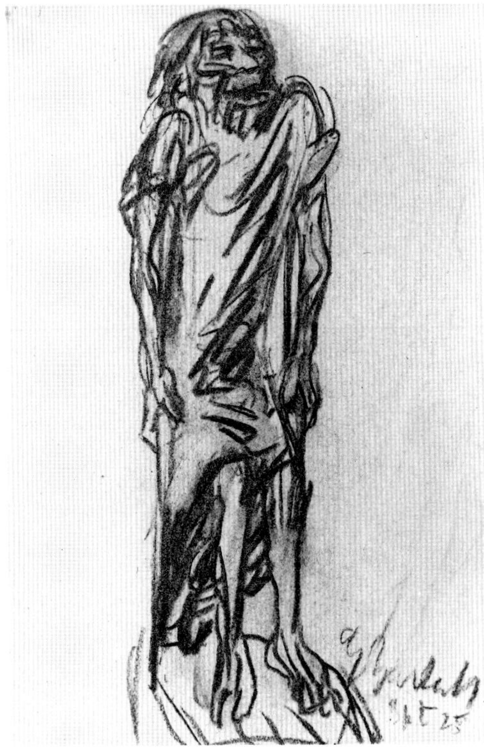

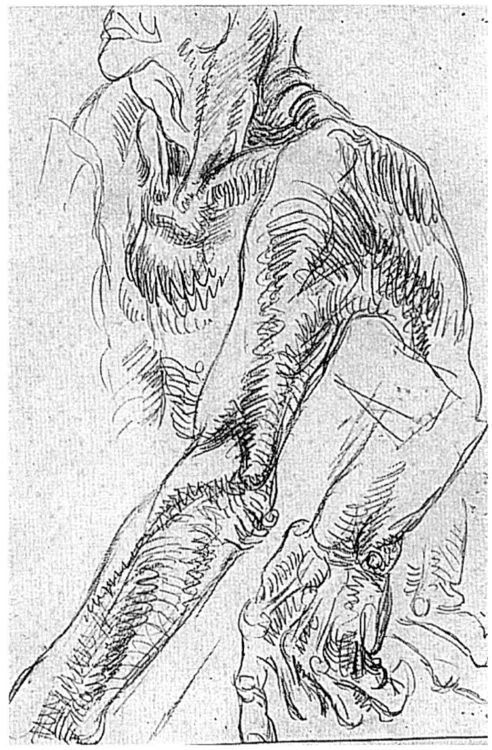

»DER BETTLER
ER TRITT NOCH TÄGLICH MITTEN ZWISCHEN SIE, ABER SEINE GEWÄNDER SIND VERBRAUCHT,
DIE GROSSEN PROPHETEN SIND TOT, UND SEINE HÄUSER SIND WIE LEERGEFAULTE SCHALEN AM MEER . . .«

Krückenmann
Kohle, 1925 (?),
Blatt: 34,2 x 26,5 cm,
signiert und datiert rechts unten:
E Barlach Spt 25
Ernst Barlach Stiftung Güstrow
Schult III, 1784

Teilstudie zum Lübecker Bettler
Blei, 1930,
Blatt: 35,1 x 27,2 cm
Ernst Barlach Stiftung Güstrow
Schult III, 2072

Der Bettler
Bronze nach einem Gipsmodell
von 1930, 235 x 60 x 45 cm
Ernst Barlach Haus Hamburg
Stiftung Hermann F. Reemtsma
Schult I, 354

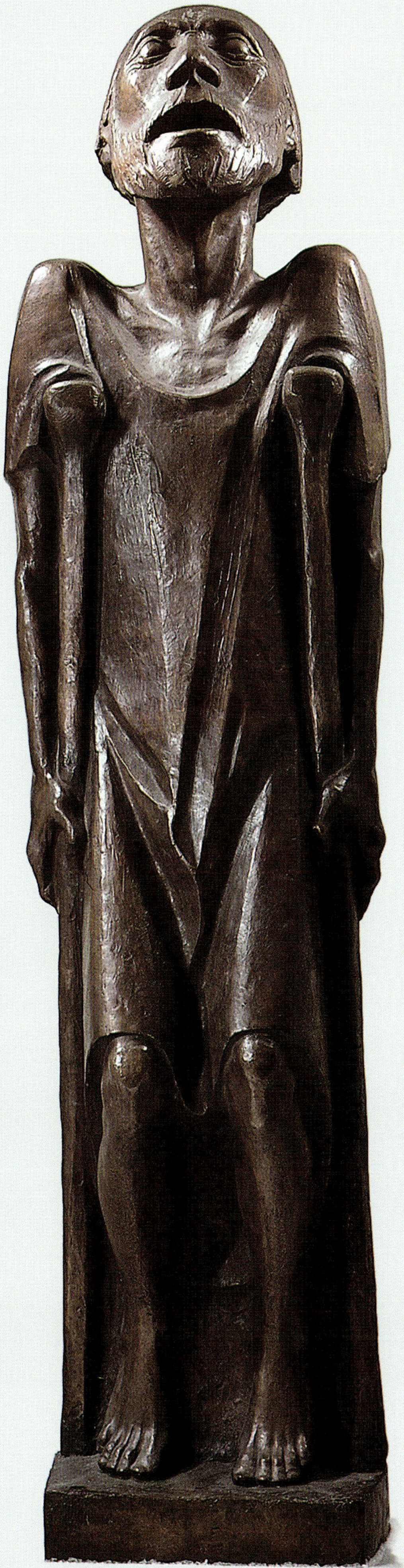

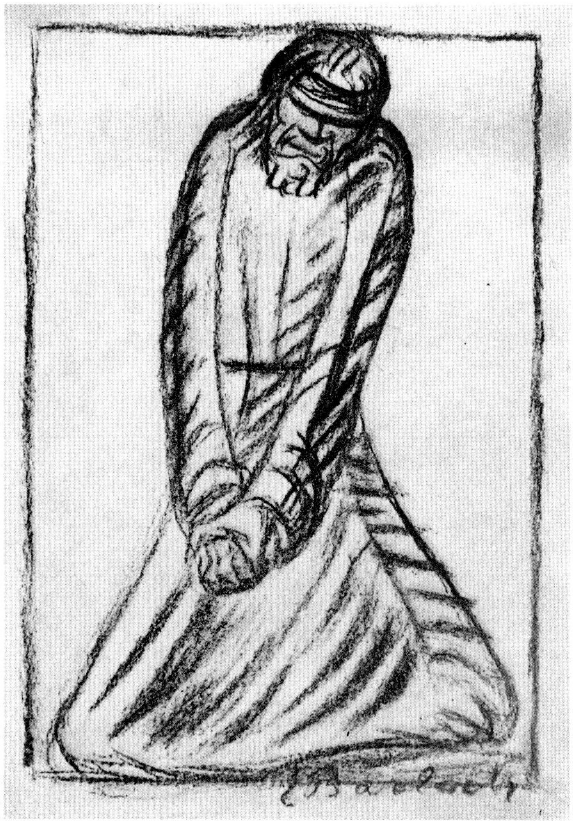

»... Auch die Raufe, aus der die Pferde ehemals Heu zum Hafer rupften, war verstellt mit Dingen, die darum, weil sie höher standen, nicht besser waren oder wurden, am Fenster zum Hintergarten hatte sich der Mensch eine horizontal abgerichtet[e] Zementplatte über die Pflastersteine des Stalles legen lassen, ... Dieser feste Standgrund ... konnte seinen sogenannten Werken aber auch keinen grösseren Wert verschaffen ...«

Der Blinde
Feder über Kohle, 1918,
Blatt: 34,6 x 26,5 cm,
signiert rechts unten: E Barlach
Ernst Barlach Stiftung Güstrow
Schult III, 1251

Der Zweifler
Bronze nach einem Gipsmodell
von 1931, 51,5 x 28 x 20,2 cm,
signiert seitlich rechts unten:
E.Barlach
Gußstempel am hinteren Rand:
H NOACK BERLIN
Ernst Barlach Museum Ratzeburg
Schult I, 385

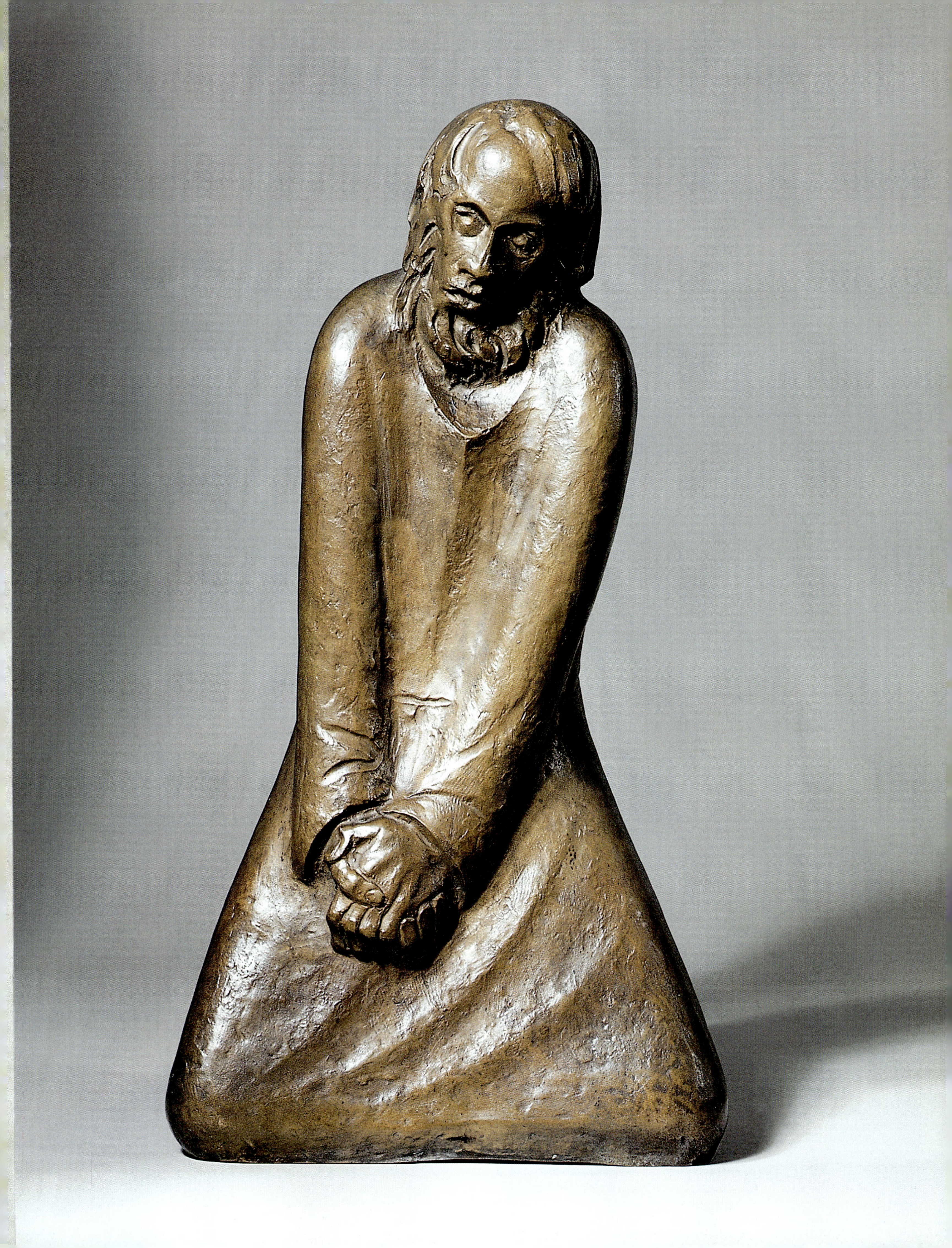

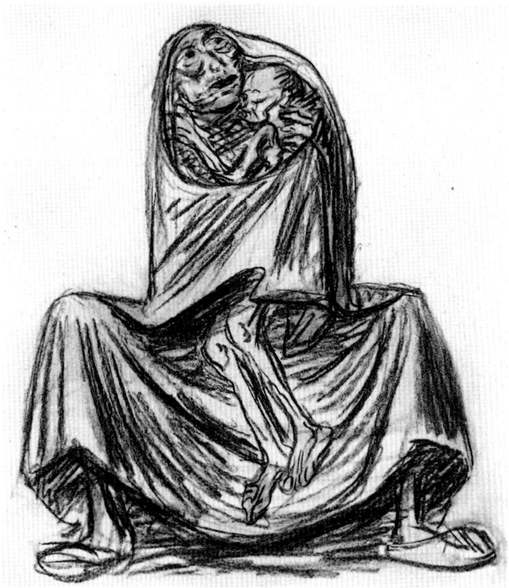

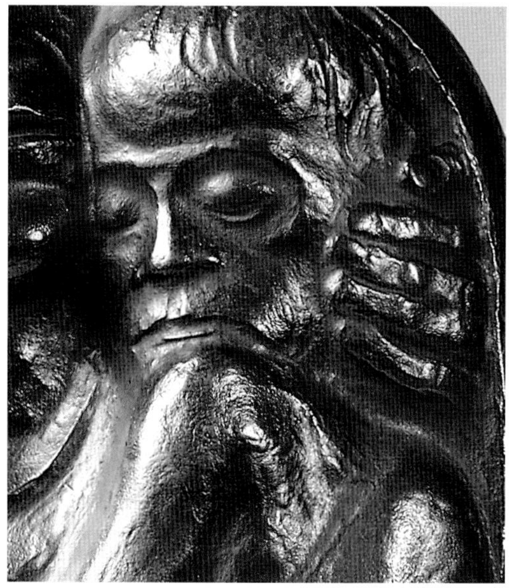

»Gehts uns nicht gut – o, sehr gut, besser, noch besser und immer noch besser – und plötzlich, was seh ich – es will nicht noch und immer noch besser werden, sondern schlimm und schlimmer und noch schlimmer! Was für eine schäbige Ungehörigkeit und – sehen Sie, Herr Pastor, welche Falle schnappt mit geölten Gelenken und scharfen Kiefern nach unserm Fleisch und Bein! Schwapp, und wir müssen stillhalten. Erst gut gelebt, zu gut, und dann . . .«

Hungergruppe
(Entwurf zum Kieler Mal)
Kohle, 1927,
Blatt: 47,8 x 56,5 cm,
signiert und datiert links unten:
E Barlach 7 4 27
Ernst Barlach Stiftung Güstrow
Schult III, 1898

Hungergruppe
getönter Gips, 1933/34,
64,7 x 42 x 25 cm
Akademie der Künste Berlin
Schult I, 414

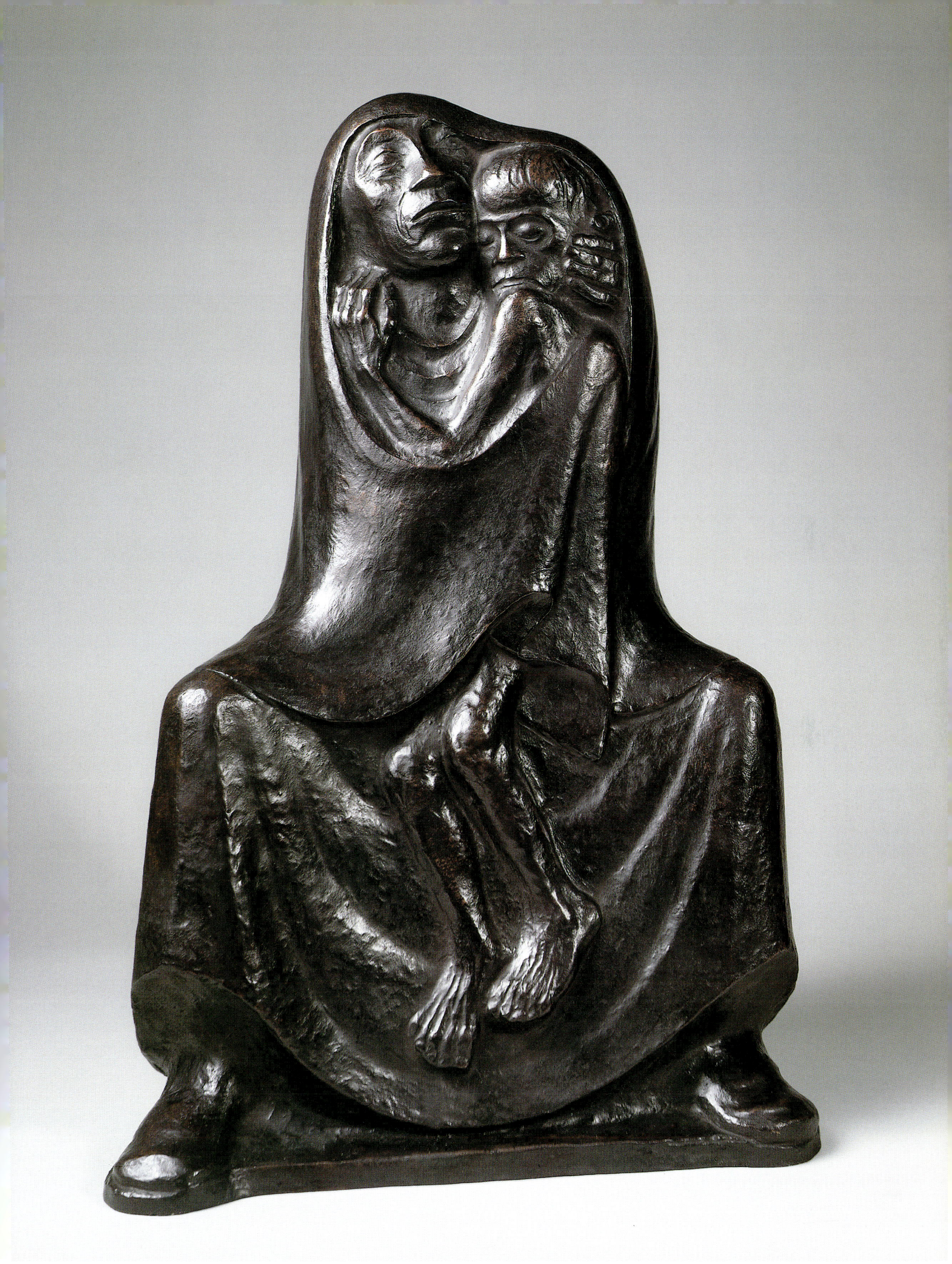

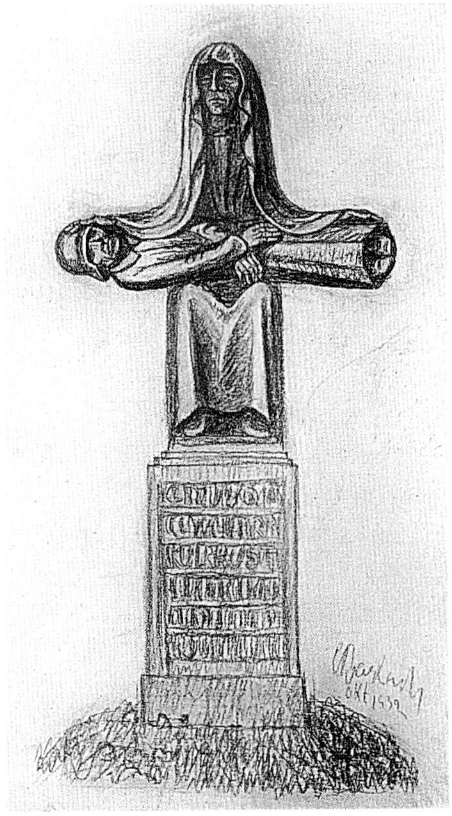

»›Sehen Sie sich lieber das an‹, sprach Barlach, und führte mich vor zwei Entwürfe in Gips: Eine Madonna, die ausgemergelte Mutter, ihr verhungerndes Kind im Arm. Und eine Pietà, die Mutter mit dem toten, steifen Sohn im Schoss, der Entwurf für das Stralsunder Ehrenmal, kühn, hart an der Grenze des Möglichen: von fern ein mahnendes Kreuz, dem nahen Anblick Trost spendend ... ›Abgelehnt‹, sagte Barlach.« (1934)

Entwurf eines Ehrenmals
für Stralsund
Kohle, 1932, Blatt: 69 x 50 cm,
signiert und datiert:
E Barlach Okt. 1932
Ernst Barlach Stiftung Güstrow
Schult III, 2090

Pietà
Bronze nach einem Gipsmodell
von 1932, 64,5 x 54,2 x 22 cm,
signiert, Gußstempel hinten:
H NOACK BERLIN
Ernst und Hans Barlach GbR
Lizenzverwaltung Ratzeburg
Schult I, 415

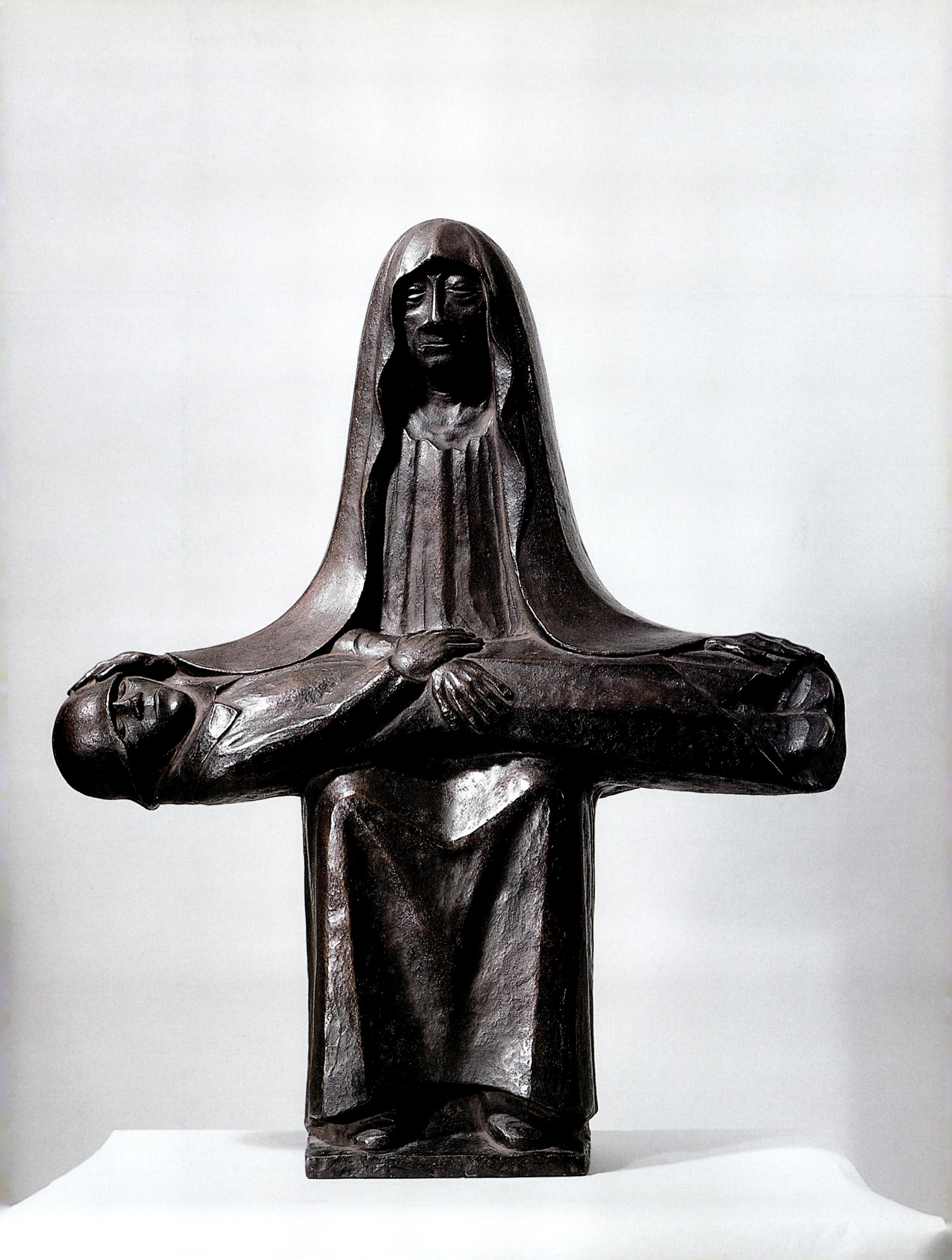

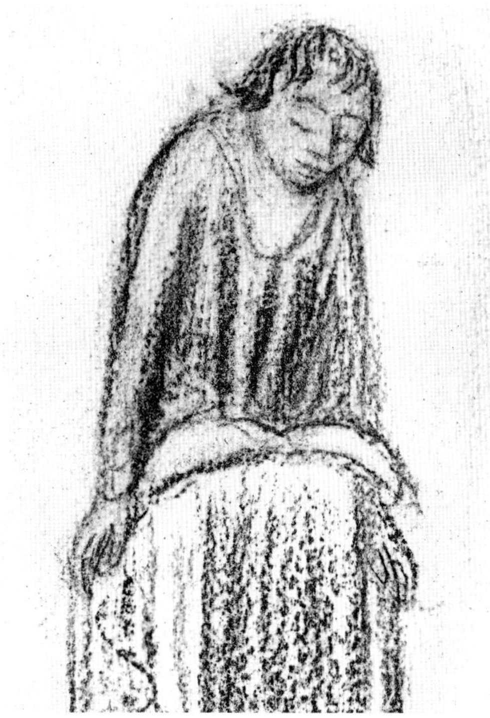

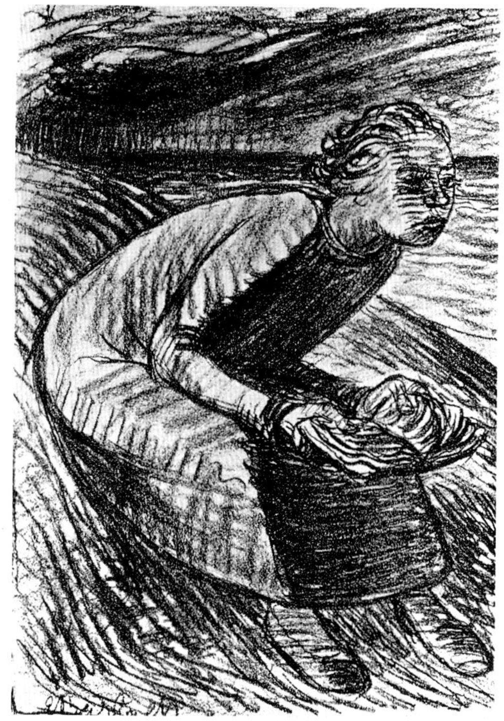

»Freilich habe ich Entwürfe, die mir nur in Holz ausführbar scheinen, aber es unterlaufen mir doch immer wieder Dinge von einer gewissen Gewagtheit ... bei denen die momentane Geglücktheit so entscheidend ist, dass ihr Gelingen bei langsamer und mühevoller Ausführung in Holz unmöglich wäre. Diese Stücke vor allem verlangen nach Bronze, in der die ganze Frische des augenblicklichen Gefühls erhalten bleibt, hier vermag sie allein ... das Erlebnis der Minuten zu erhalten.«

Lesender Klosterschüler
Kohle, 1931,
Blatt:15,8 x 9 cm
Privatsammlung
Schult III, 2086

Wem Zeit wie Ewigkeit ...
Lithographie, 1916,
29,6 x 21,5 cm,
signiert links unten: E Barlach
Schult II, 79

Die lesenden Mönche
Bronze nach einem Gipsmodell von
1932, 58 x 44,3 x 34,5 cm,
signiert und datiert seitlich rechts:
E Barlach 1932
Gußstempel an der Plinthe:
H NOACK BERLIN FRIEDENAU
Ernst Barlach Museum Ratzeburg
Schult I, 420

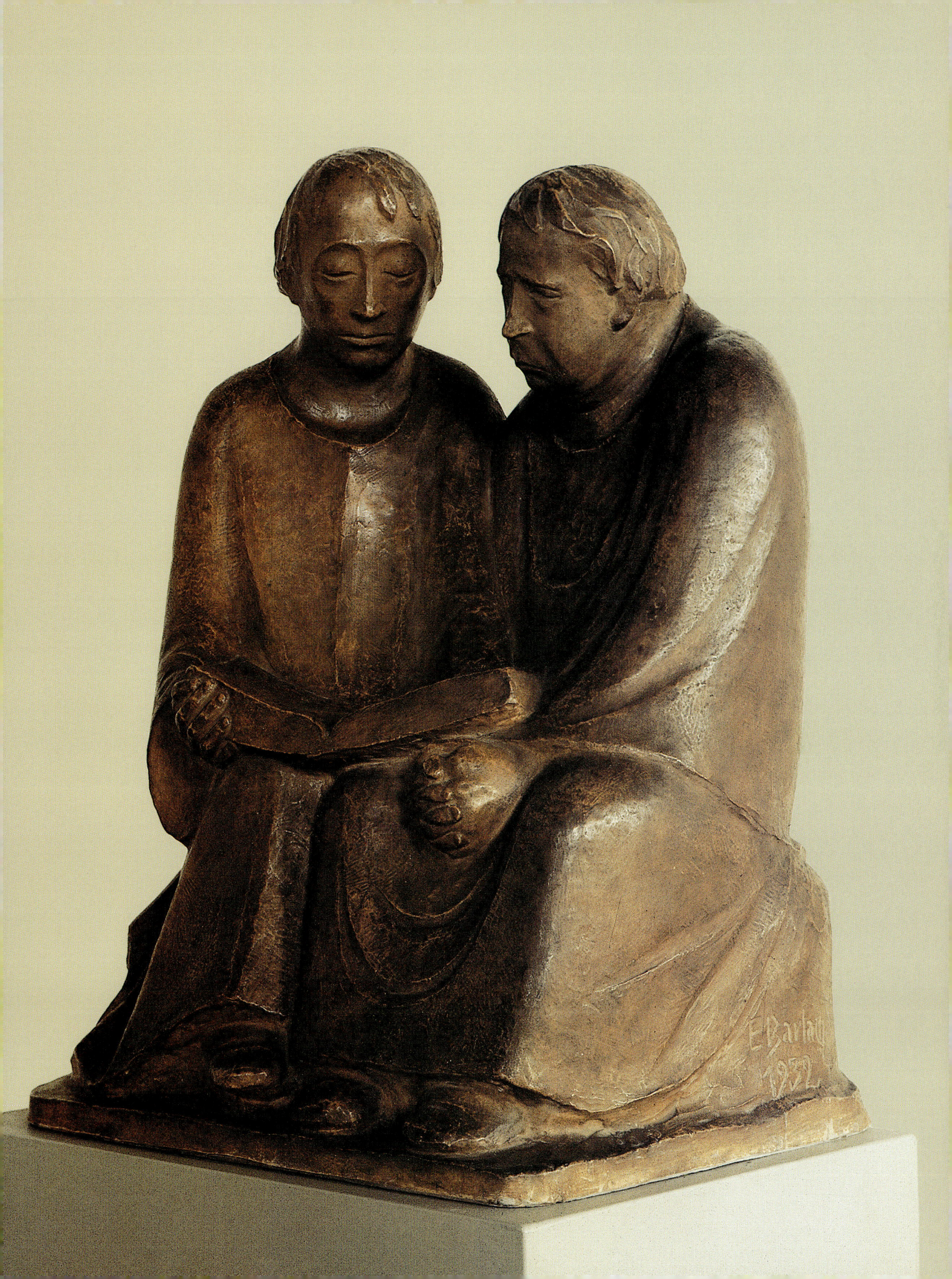
E Barlach
1932

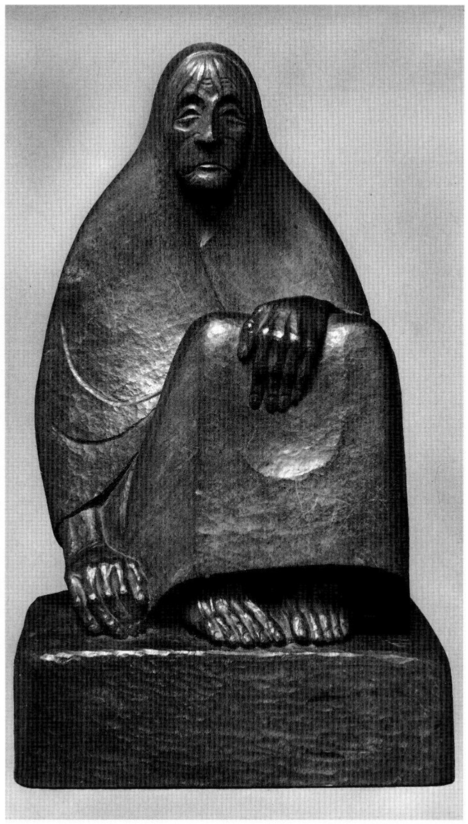
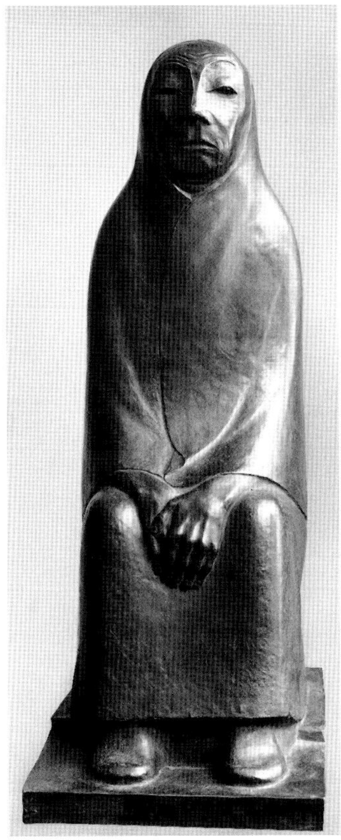

»Es ist nur eine alte Frau, die nichts gelernt hat und alles weiss.«

»Vielleicht bin ich aber in ›abgelebten‹ Zeiten zu Hause und habe nicht ›diese‹ vorweggenommen, sondern jene neu erlebt? ... die Zeit der gequälten Unschuld, der Hexen, Ekstatiker, und was Sie nennen, war schon und hat nur krassere Farben angenommen.«

Hockende Alte
Bronze nach einem Gipsmodell
von 1933, 48,5 x 32 x 29 cm,
signiert auf der Plinthe
rechts hinten oben:E. Barlach
Gußstempel am Seitenrand
der Plinthe: H NOACK BERLIN
Ernst Barlach Museum Ratzeburg
Schult I, 434

Sitzende Alte (Erinnerung)
Bronze nach einem Gipsmodell
von 1933, 82 x 31,5 x 45 cm,
signiert und datiert links unten:
E Barlach 1933
Gußstempel links hinten:
H NOACK BERLIN FRIEDENAU
Ernst Barlach Stiftung Güstrow
Schult I, 431

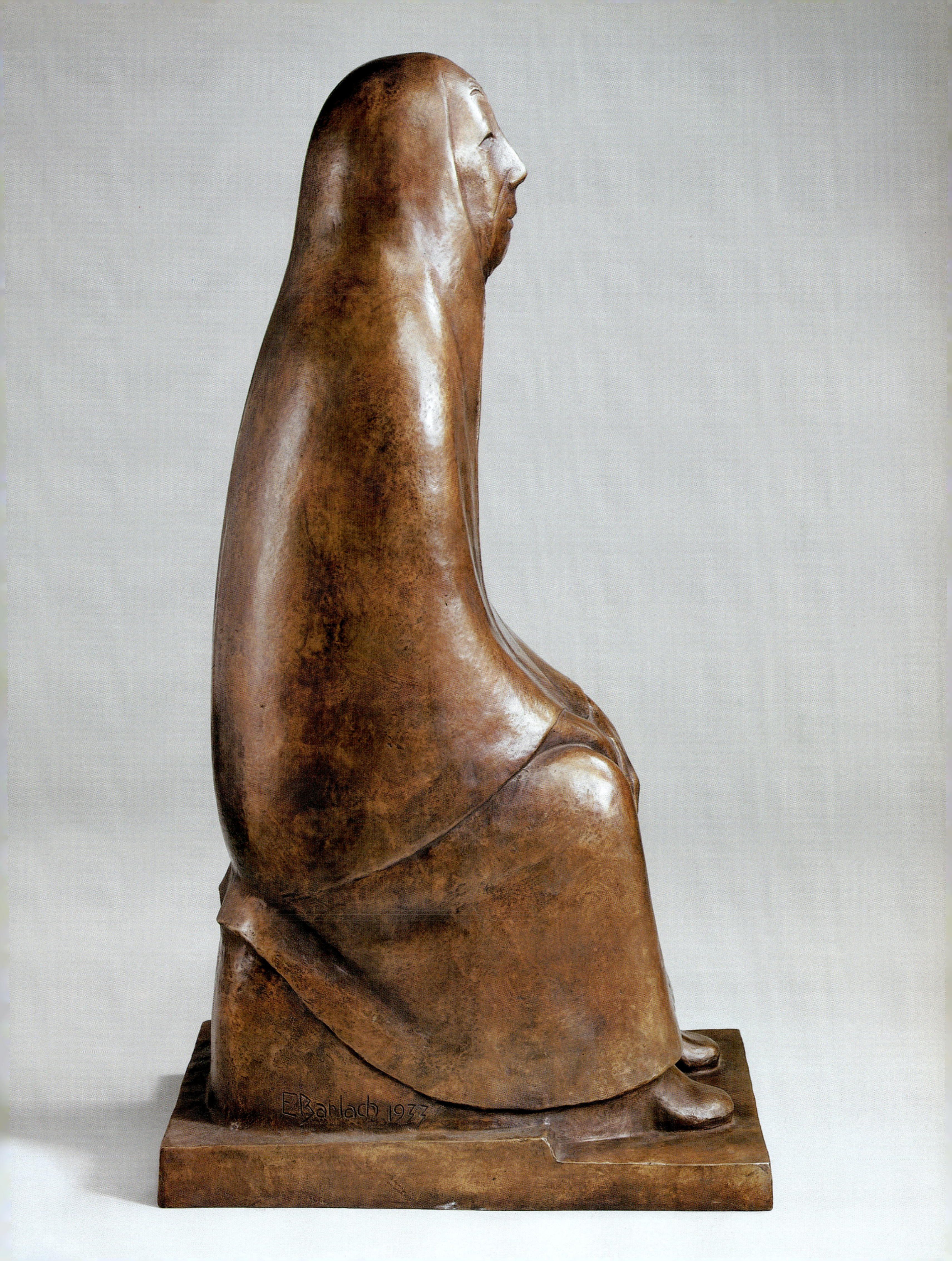
E Barlach 1933

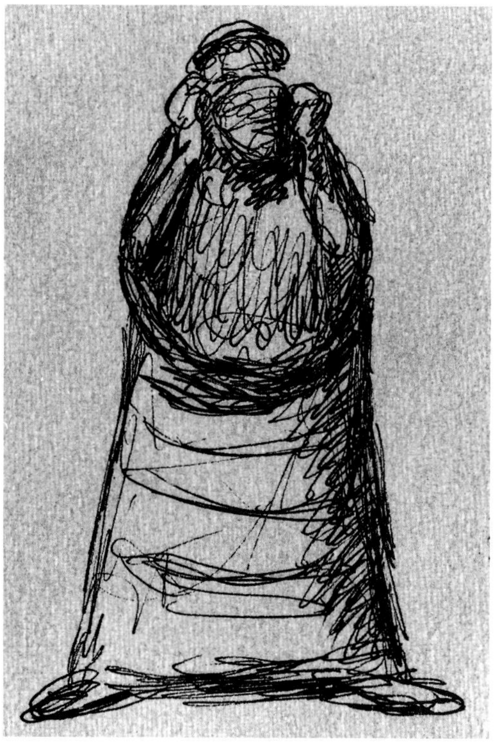 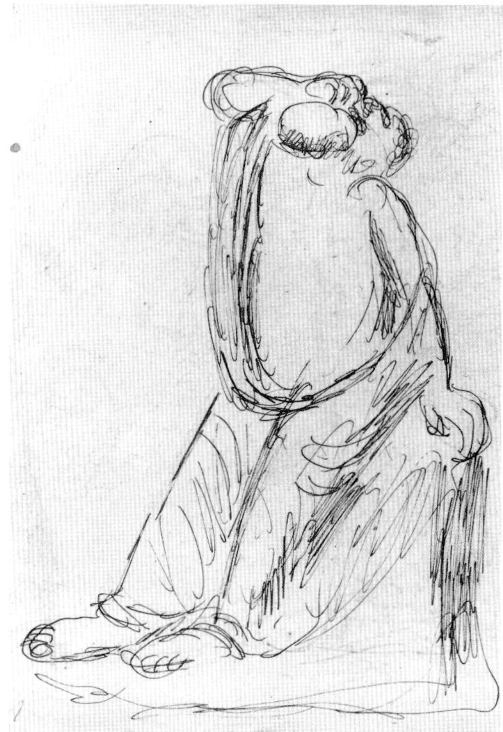

»AUF DEM BOCK, FAST FERTIG, STAND EIN ›TRINKENDER MANN‹, EIN DERBER DURSTIGER, DER EINEN GROSSEN HUMPEN MIT BEIDEN HÄNDEN PACKT UND DEM BESCHAUER HERZHAFT ZUTRINKT. EINE GELEGENHEITSARBEIT, ›FÜR EINEN HOLZSCHUPPEN GEHT ER WEG‹, SAGTE DER KÜNSTLER.« (1933)

Der Durstige
Feder, 1910/11,
13,5 x 8,8 cm,
signiert rechts unten: E Barlach
Ernst Barlach Stiftung Güstrow
Schult III, 767

Der Trinker
Feder, 1909, 22,4 x 16,8 cm,
signiert und datiert links unten:
E Barlach 16 2 09
Ernst Barlach Stiftung Güstrow
Schult III, 630

Der Durstige (Der Trinker)
Bronze, 1933,
57 x 16,6 x 13,7 cm,
signiert an der Pinthe: E Barlach
Gußstempel:
H NOACK BERLIN FRIEDENAU
Ernst Barlach Haus Hamburg
Stiftung Hermann F. Reemtsma
Schult I, 437

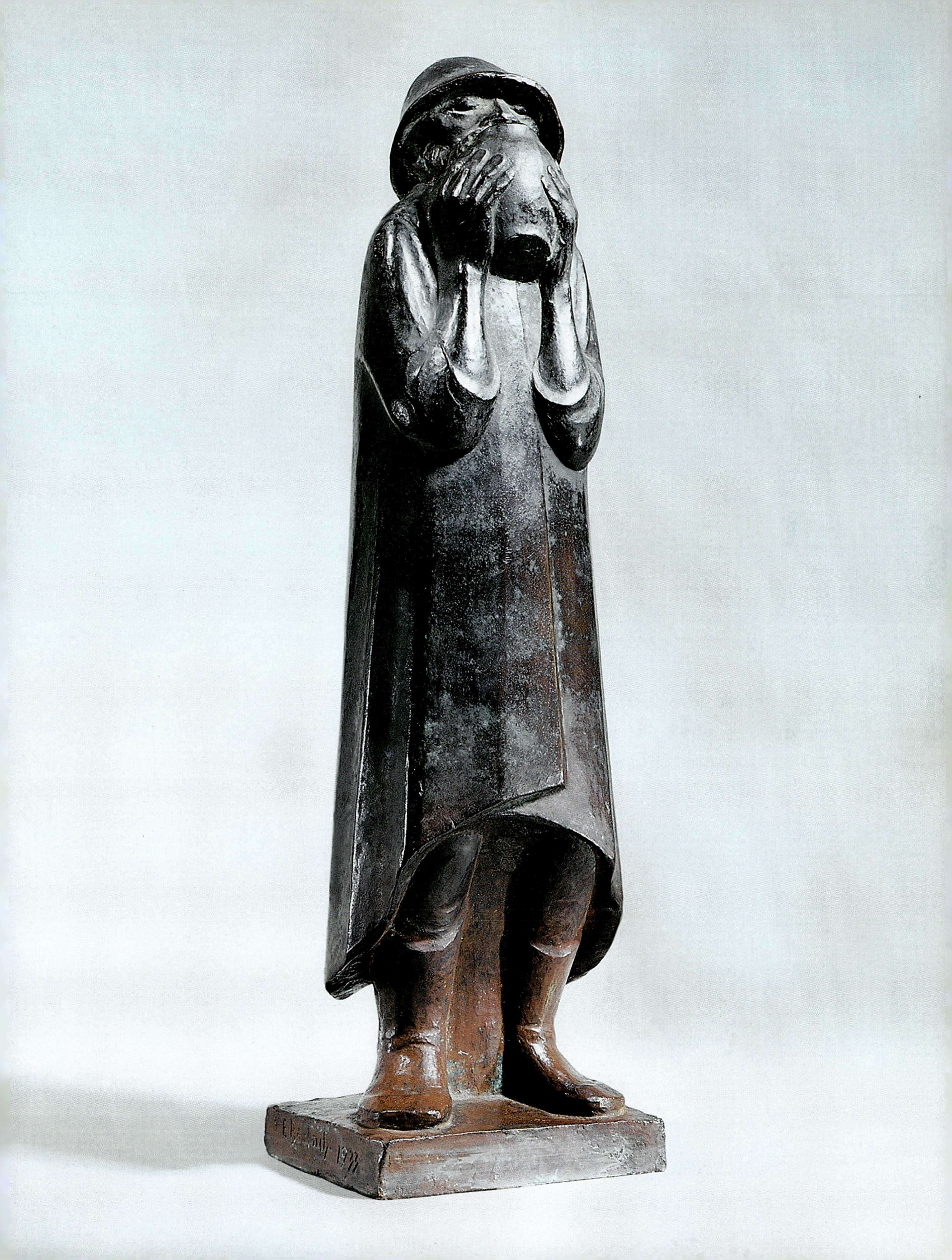

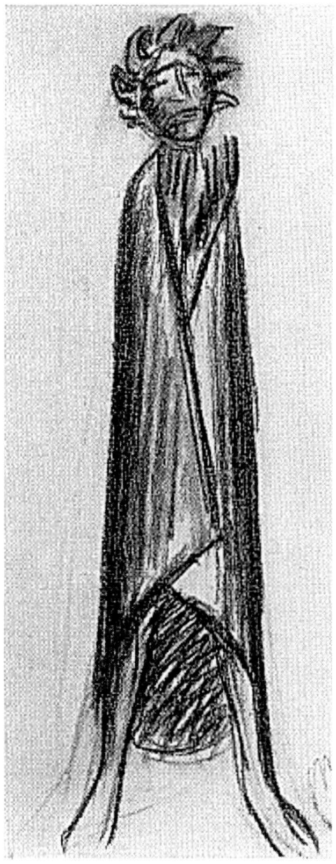

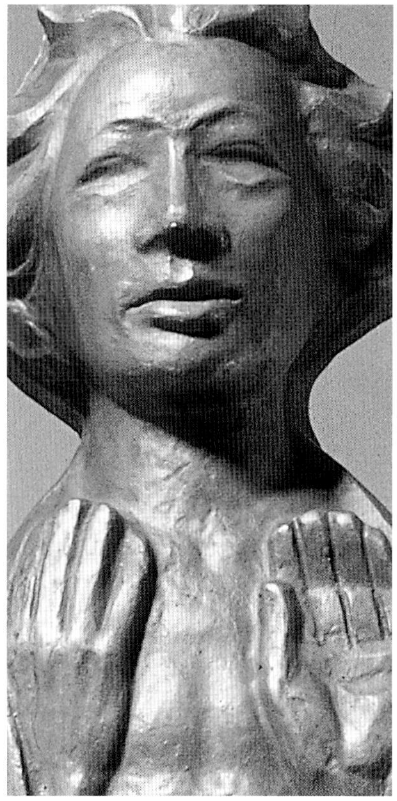

»... So bin ich mir schuldig, mich als geistigen Spross mittelalterlicher Menschenart zu bekennen, die Form ist anders, zwangsmässig geworden im Laufe von zwanzigjährigem Kampf in einer Zeit, die mir unter den Lebenden nicht einen Meister gönnte, an dessen Werk ich mich schulen konnte. Ich stand absolut allein, preisgegeben tausend Versuchungen, es mir bequem zu machen im Raum der geltenden Zeitgemässheit.«

Die Flamme
Kohle, 1927,
Blatt: 59,5 x 37,5 cm,
signiert und datiert rechts unten:
E Barlach 1 4 27
Slg. Arthur Seemann, Güstrow
Schult III, 1890

Die Flamme
Bronze nach einem Gipsmodell
von 1934, 115 x 39 x 19 cm,
signiert an der Plinthe
oben rechts hinten: E Barlach
Gußstempel am Seitenrand
der Plinthe: H NOACK BERLIN
Ernst Barlach Museum Ratzeburg
Schult I, 443a

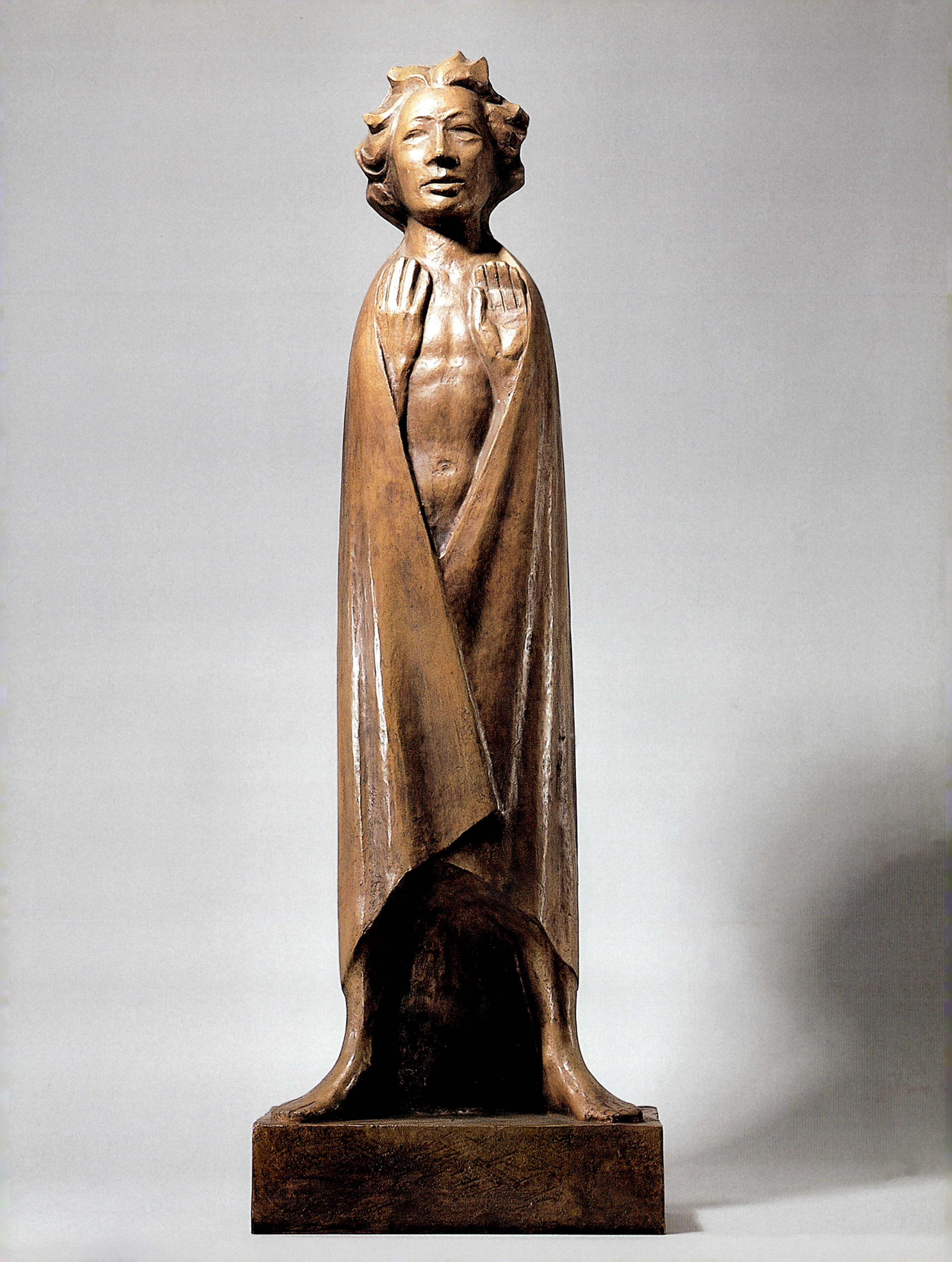

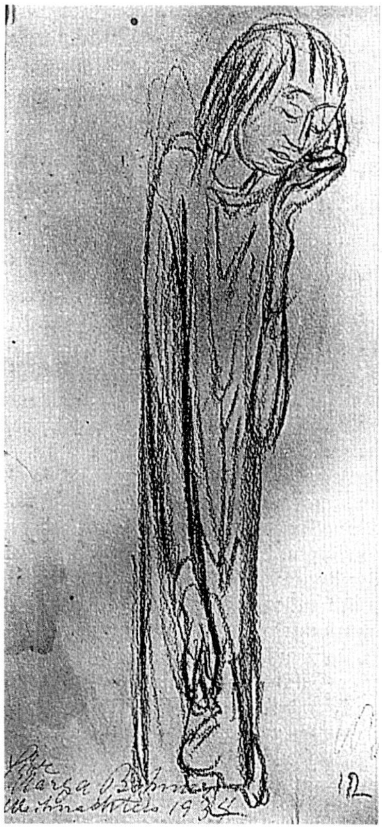

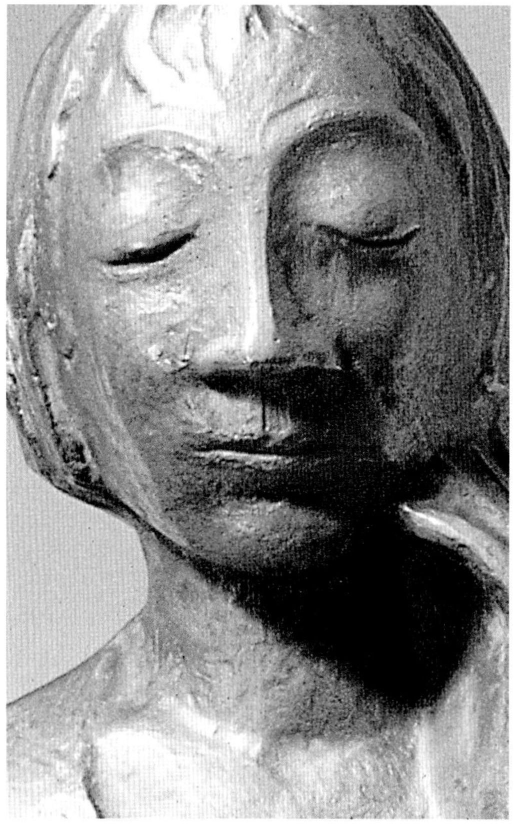

»Da bin ich rühmlich aufgehoben: im Nichtsein als dem Abhub des Seins, oder wäre das Nichtsein etwas andres als die nächste Folge des Seins? – … ›Ich besinne mich auf das Höchste des Geschehens‹, sprach der eine Wau zum andern. ›Das Höchste ist, dass das Gewesene dereinst nicht gewesen sein wird und mit ihm alles Leid aller gewesenen Zeiten!‹«

Der Sinnende
Kohle, 1926,
Blatt: 38 x 27 cm,
signiert und datiert rechts unten:
E Barlach 12 2 26
Ernst Barlach Stiftung Güstrow
Schult III, 1802

Der Sinnende II
Gips, 1934,
16,5 x 13 x 19 cm
Akademie der Künste Berlin
Schult I, 445

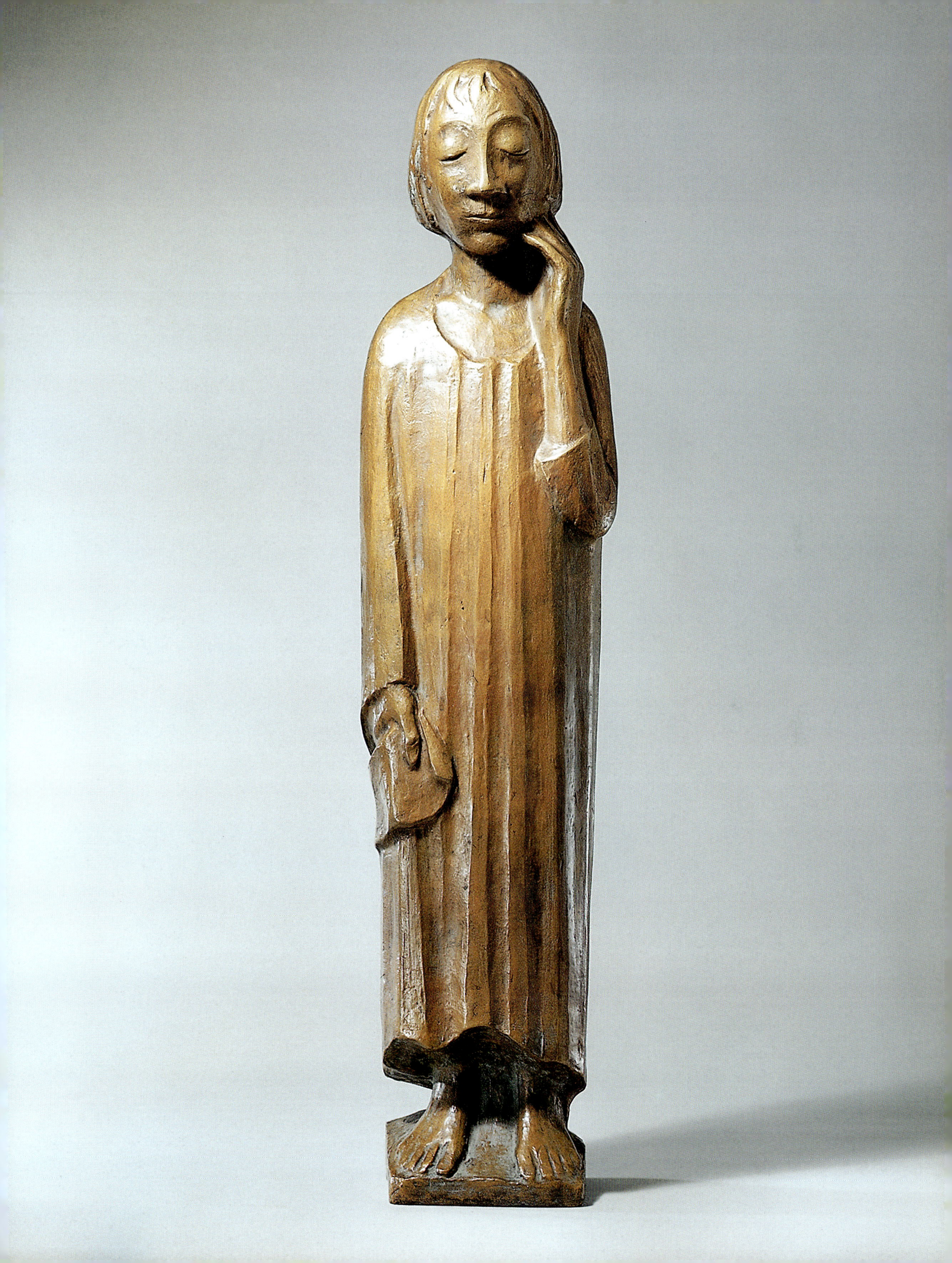

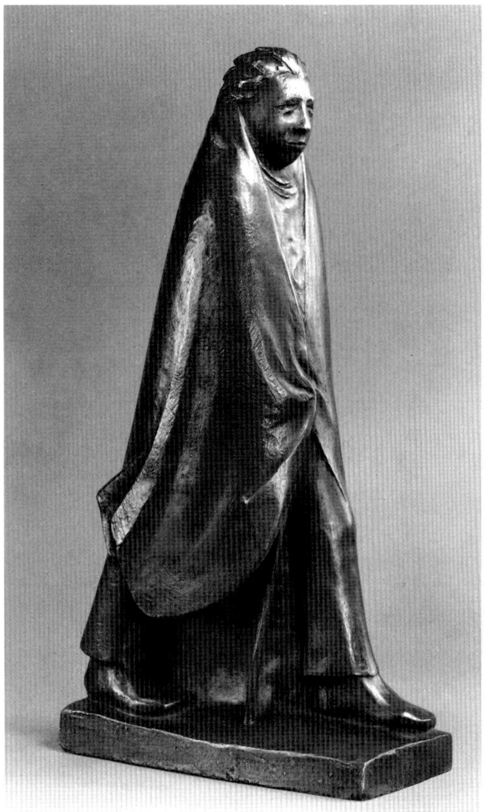

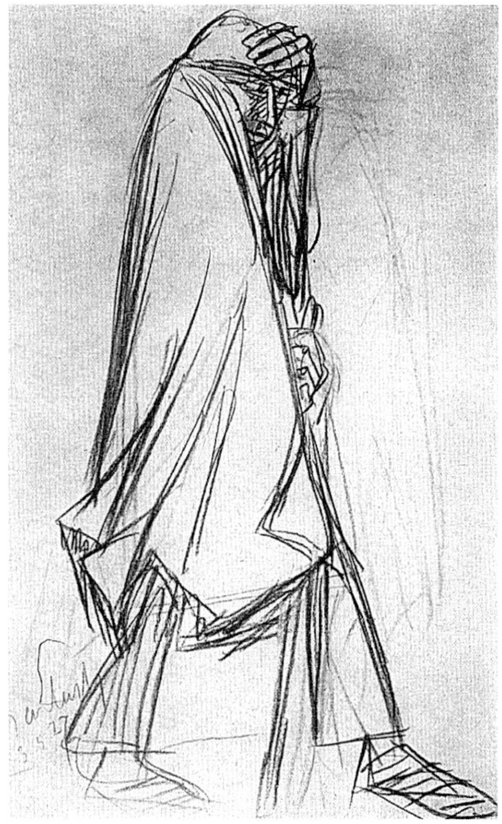

»Wenn ich als Kind, abends erzählend, in die Zukunft hinein hätte ahnen können, so hätte ich wohl ausser der Geschichte vom Schweinschen Indianer noch eine andere Geschichte erfunden, nämlich die von dem Indianer, der dem wimmernden Feinde beim Skalpieren tröstend zusprach: Dir wird kein Haar gekrümmt – er zog ihm aber die ganze Kopfhaut ab.«

Junger Wanderer im Wind
Gips, 1934,
61,5 x 32 x 16 cm
Ernst Barlach Stiftung Güstrow
Schult I, 449

Wanderer im Wind
Kohle, 1927,
63,9 x 47,9 cm,
signiert und datiert links unten:
E Barlach 3 5 27
Ernst Barlach Stiftung Güstrow
Schult III, 1926

Wanderer im Wind
Relief (Stukko)
nach einem Gipsmodell von 1934,
97 x 47,5 x15 cm,
signiert vorn links
auf der Plinthe: E. Barlach
Ernst Barlach Museum Wedel
Schult I, 447a

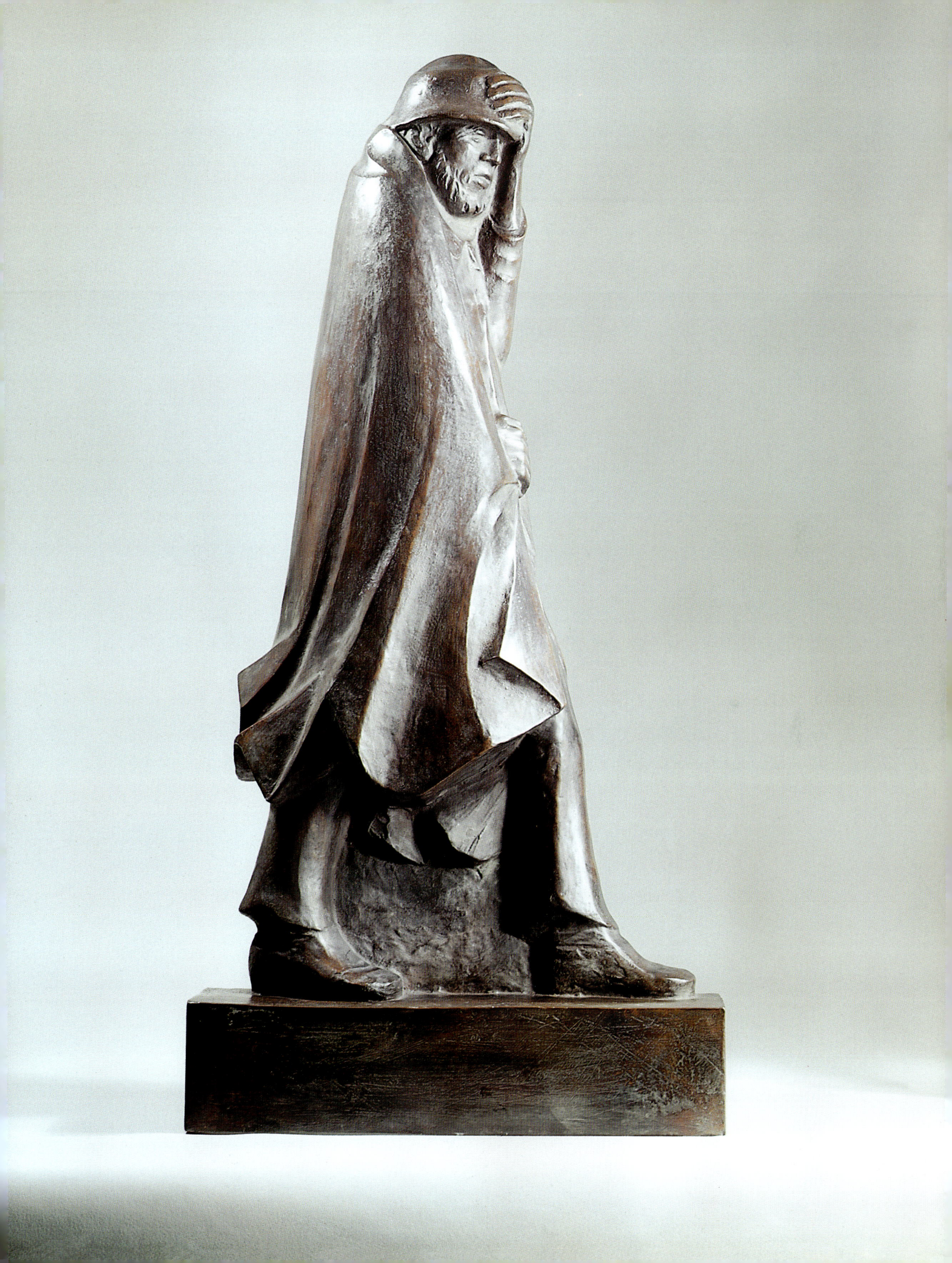

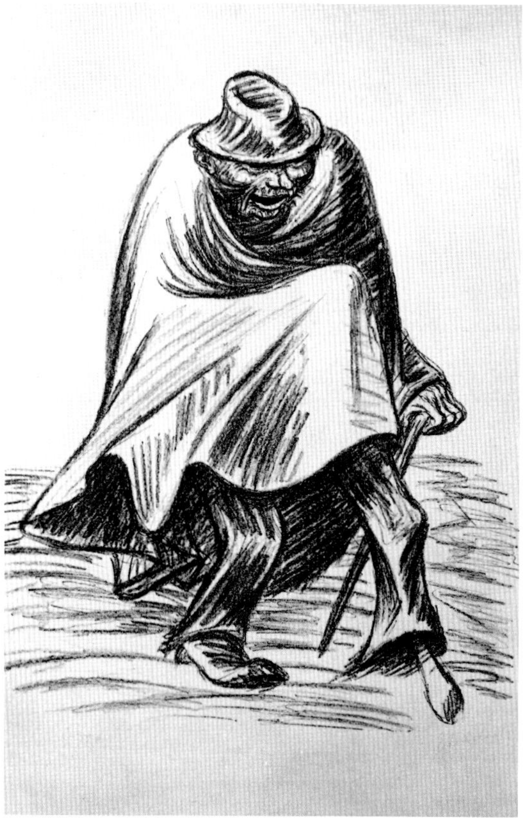 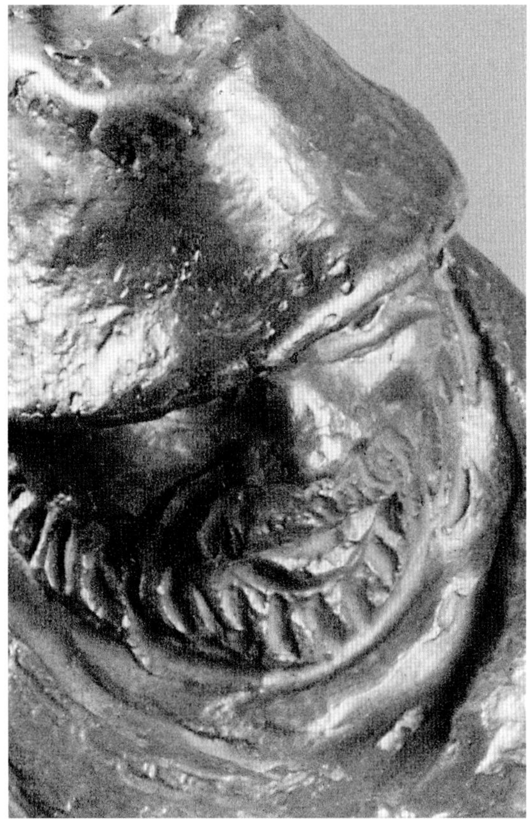

»... HABE EIN PAAR ARBEITEN BEGONNEN, DIE NUR MIT INGRIMM UND NICHT KLEINER WERDEN WOLLENDEM TROTZ ZU MACHEN SIND, NIE AUSGEFÜHRT WERDEN DÜRFTEN, DIE MIR, VERÖFFENTLICHT, WO NICHT DEN TOD, SO DOCH DEN TEUFEL ANS MAGERFLEISCH BRINGEN MÜSSTEN – ARBEITEN, DENEN ICH WENIGSTENS, MIR ZU GENÜGEN, WENN AUCH IM KLEINEN MASSSTAB, DIE FORM SICHERN MÖCHTE.«

Vergnügtes Einbein
Lithographie aus der Folge
»Die Ausgestoßenen« 1922,
51,5 x 42,3 cm,
signiert rechts unten: E Barlach
Schult II, 199

Das vergnügte Einbein
Bronze nach einem Gipsmodell
von 1934, 54 x 30,5 x 21,2 cm,
signiert auf der Plinthe
links hinten: E.Barlach
Gußstempel am Seitenrand
der Plinthe: H NOACK BERLIN
Ernst Barlach Museum Ratzeburg
Schult I, 451

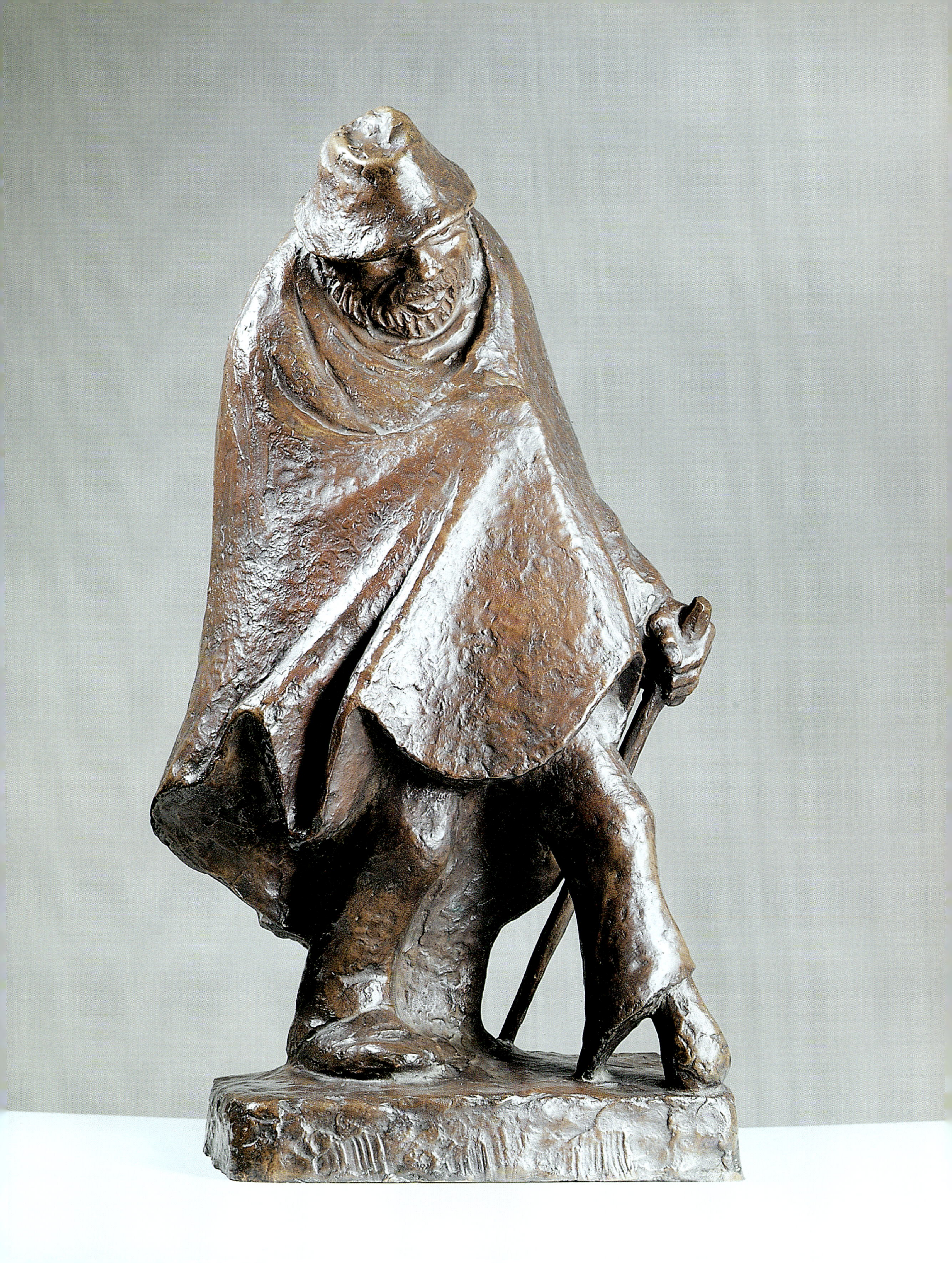

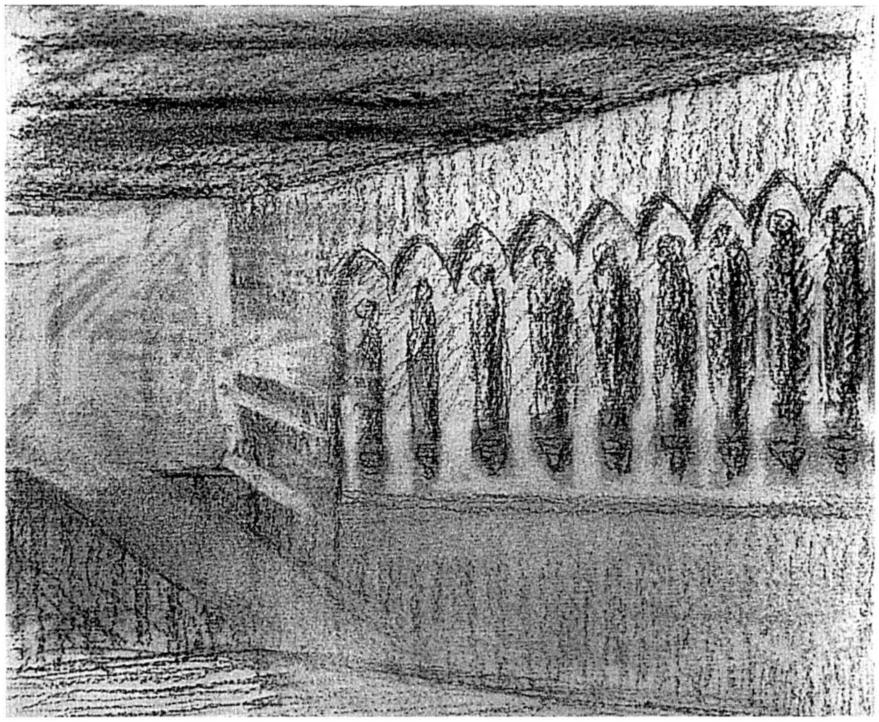

»Musik setzt sich bei mir oft unmittelbar in Bildvorstellung um, ich glaube auch, meinen mir selbst vorgeschriebenen Rahmen nicht zu überschreiten, wenn ich zu sagen wage, dass ich durch Musik dem Schöpferischen an sich am nächsten zu gelangen glaube, da ist am spürbarsten Schalten und Walten des unbegrenzten Willens zur Gestaltung in absoluter Freiheit.«

Fries der Lauschenden
Kohle, 1932,
Blatt: 23,1 x 30,1 cm
Ernst Barlach Stiftung Güstrow
Schult III, 2069

Fries der Lauschenden
Holz (Eiche), 1930–1935
9 Figuren: Der Empfindsame,
Der Gläubige, Die Erwartende,
Der Blinde, Die Tänzerin,
Der Wanderer, Die Träumende,
Der Begnadete, Die Pilgerin,
je 110 x 22 x 12 cm
(mit geringen Abweichungen)
Schult I, 462, 452, 456, 460,
370, 351, 371, 457, 454

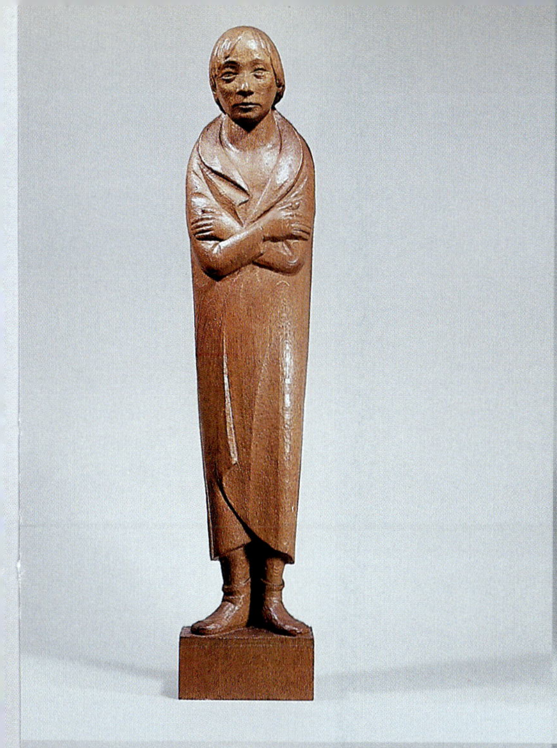
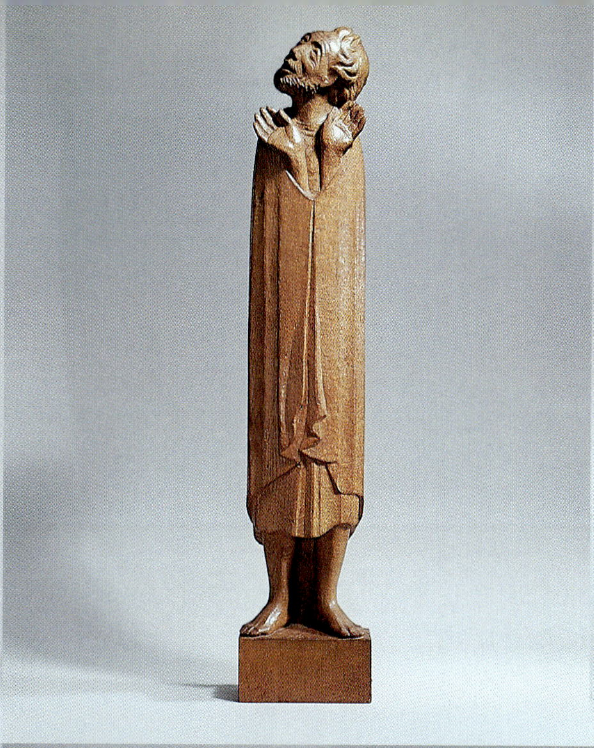
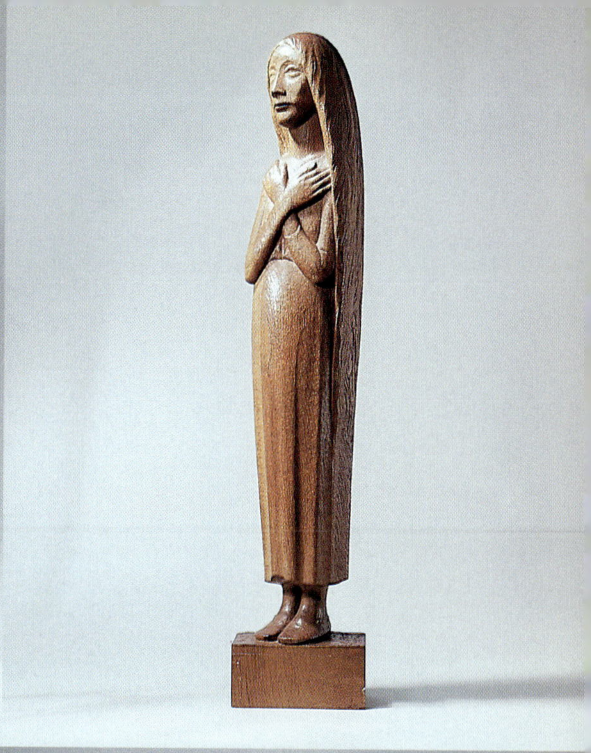
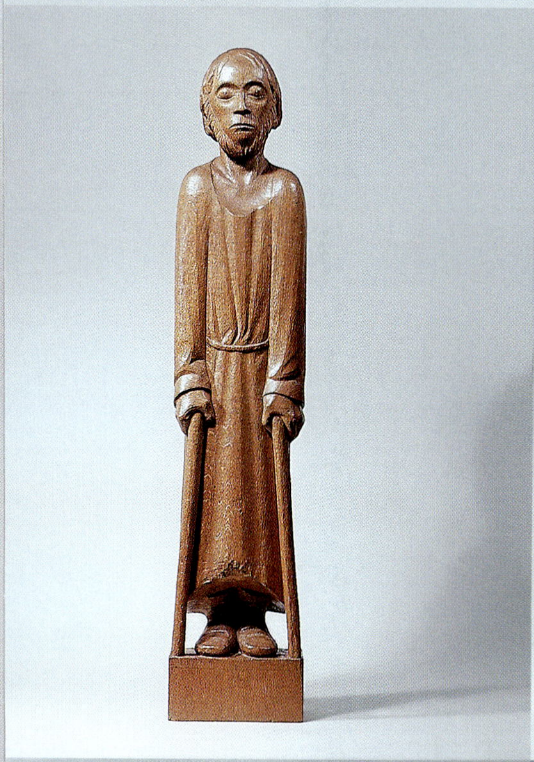
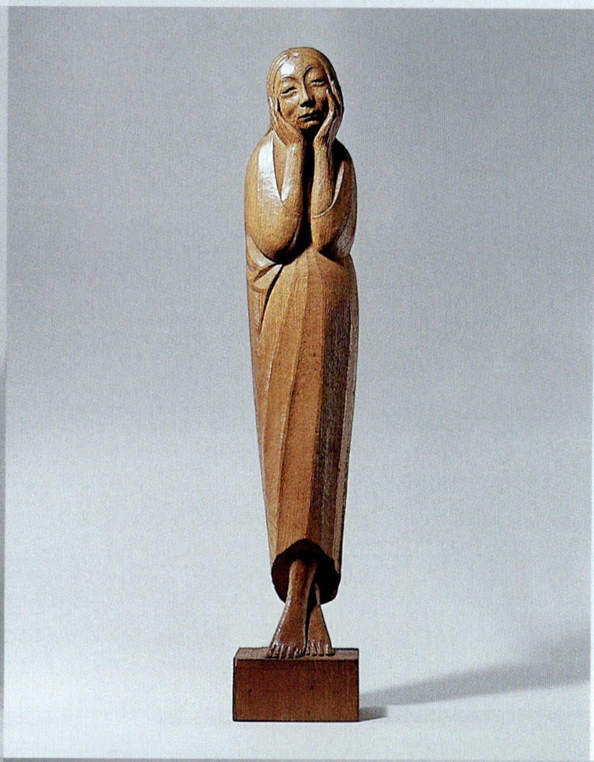
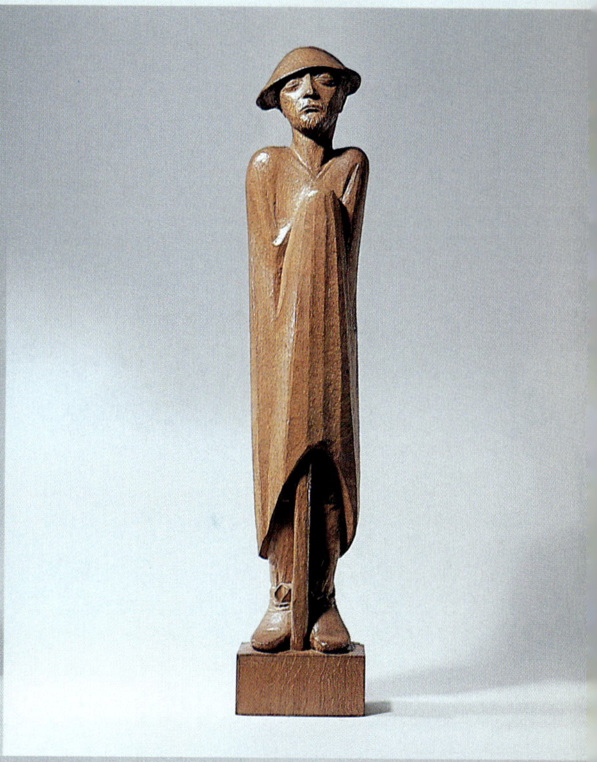
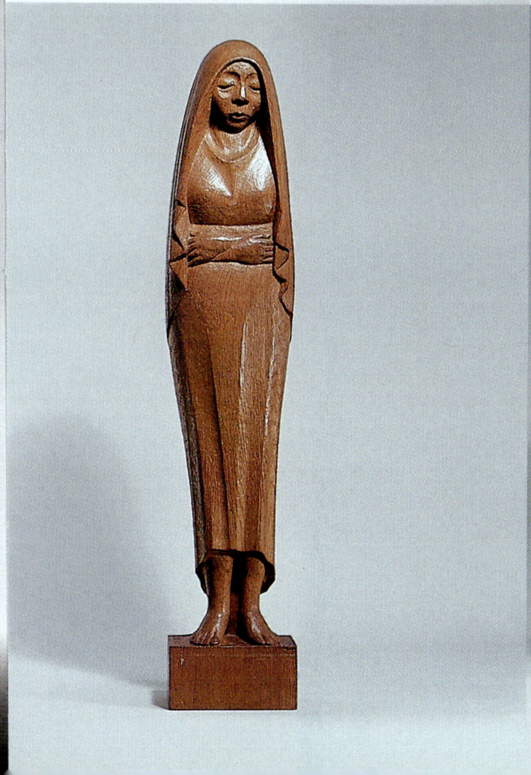
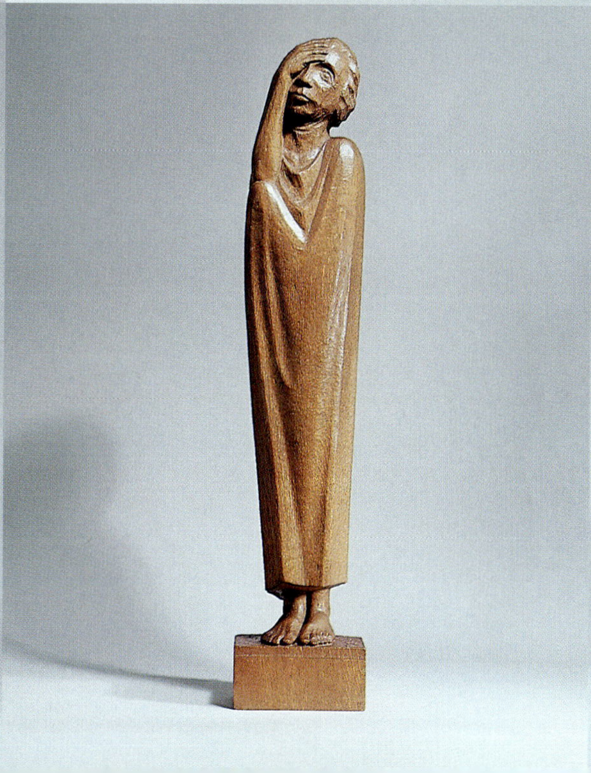
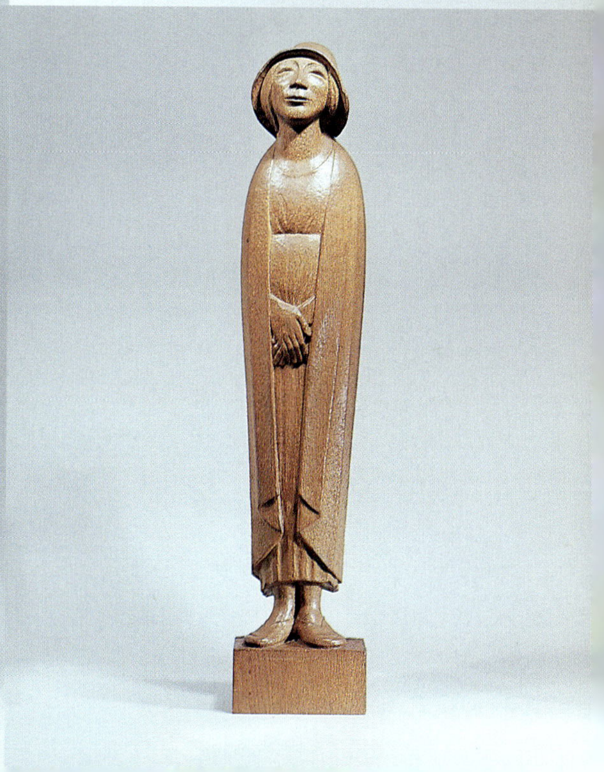

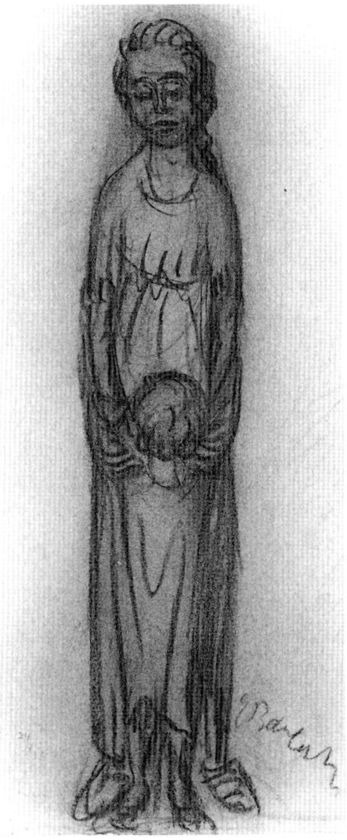

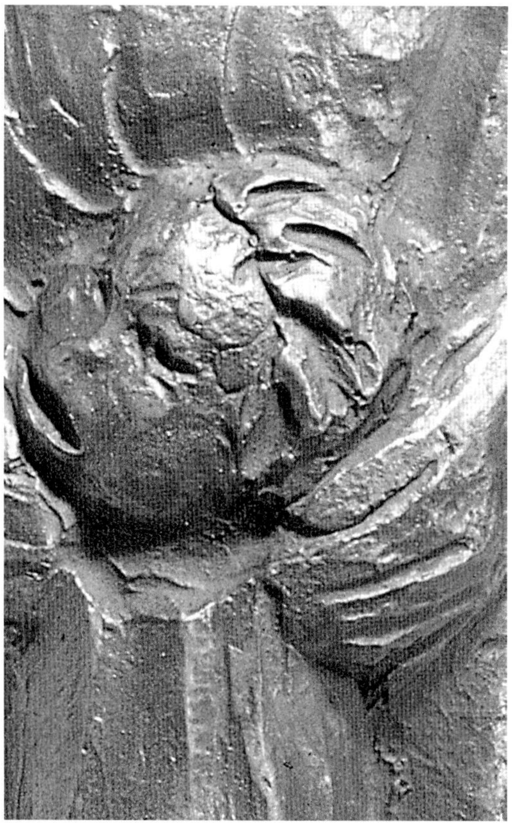

»Beiliegender Druck ist von den noch vorhandenen Stücken zum ›Findling‹. Obgesagter F. war einst meine grosse Hoffnung – husch husch Gespenster und alte Zeit – steht da irgendwo drin, und gipfelt im neugewordenen Kommen des Kindes, des einstmaligen Scheusals, nun aber Symbolums der neuen Zeit. Usw. Usw.
Aber gelobt sei Mutter und Kind.«

Junge Mutter,
ihr Kind an sich ziehend
Kohle, 1935,
Blatt: 44 x 23,6 cm,
signiert rechts unten: E Barlach
datiert links unten: 24 9 35
Ernst Barlach Haus Hamburg
Stiftung Hermann F. Reemtsma
Schult III, 2123

Mutter mit Kind II
Bronze nach einem Gipsmodell
von 1935, 59 x 14 x 12,5 cm,
signiert auf der Plinthe hinten:
Barlach
Gußstempel am Seitenrand
der Plinthe: H NOACK BERLIN
Ernst Barlach Museum Ratzeburg
Schult I, 465a

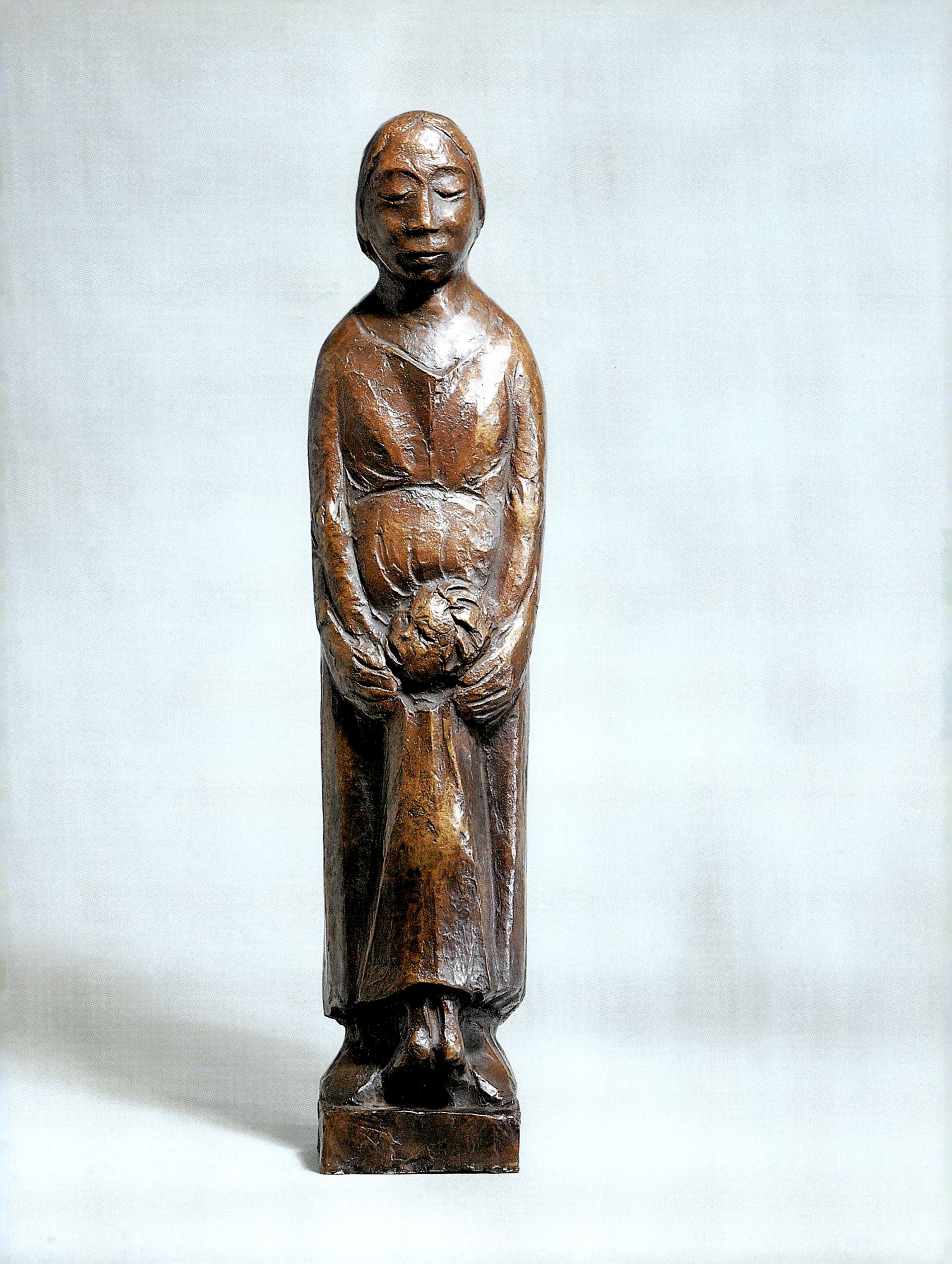

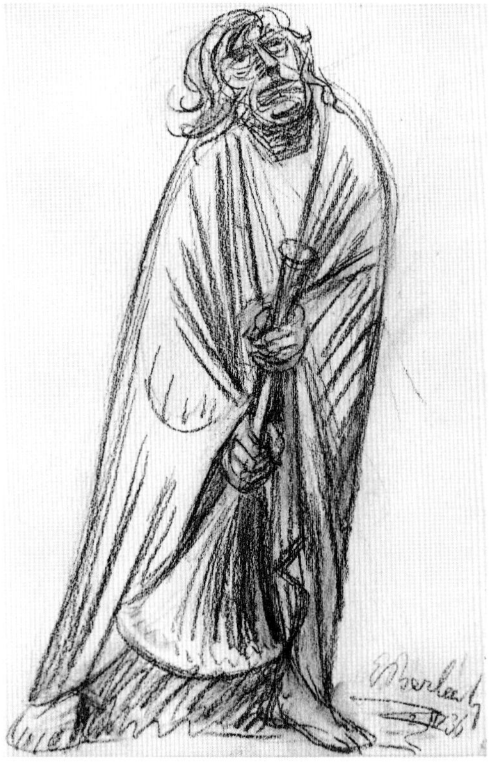 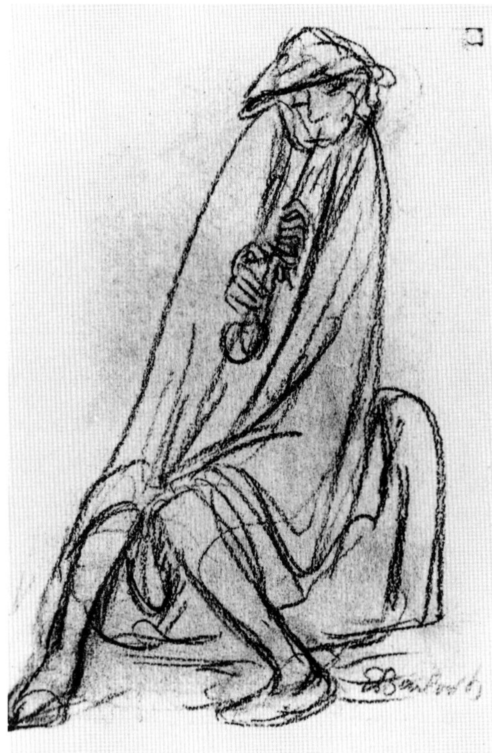

»Es ist so weit gekommen, dass der Kunsthandel mich als ›lyrisch‹ verschreit . . . Grade als wäre ich nun . . . ›der alternde Meister‹, kraftlos, abgeklärt . . . Dagegen versichere ich, ist meine Lust zu riskieren, dies Gefühl der Pflicht, grade jetzt, trotz gewissem körperlichem Verfall, das Äusserste zu leisten, von heftigster, rücksichtslosester Unbedingtheit. . . . Es ist genug Lyrik da in mir, aber sie ist und bleibt ein gelegentliches Hantieren auf der Flöte zur Abendröte . . .«

Stehender Mann
mit abwärts gerichteter Tuba
Kohle, 1936,
Blatt: 50,1 x 36,2 cm,
signiert und datiert rechts unten:
E Barlach 2 IV 36
Ernst Barlach Stiftung Güstrow
Schult III, 2135

Der Flötenbläser
Kohle, 1919/20,
Blatt: 34,8 x 25,1 cm,
signiert rechts unten: E Barlach
Ernst Barlach Haus Hamburg
Stiftung Hermann F. Reemtsma
Schult III, 1366

Der Flötenbläser
Bronze nach einem Gipsmodell
von 1936, 44 x 22 x 30,7 cm,
signiert auf der Plinthe unten:
E.Barlach
Gußstempel an der Rückseite:
H NOACK BERLIN
Ernst Barlach Museum Ratzeburg
Schult I, 469

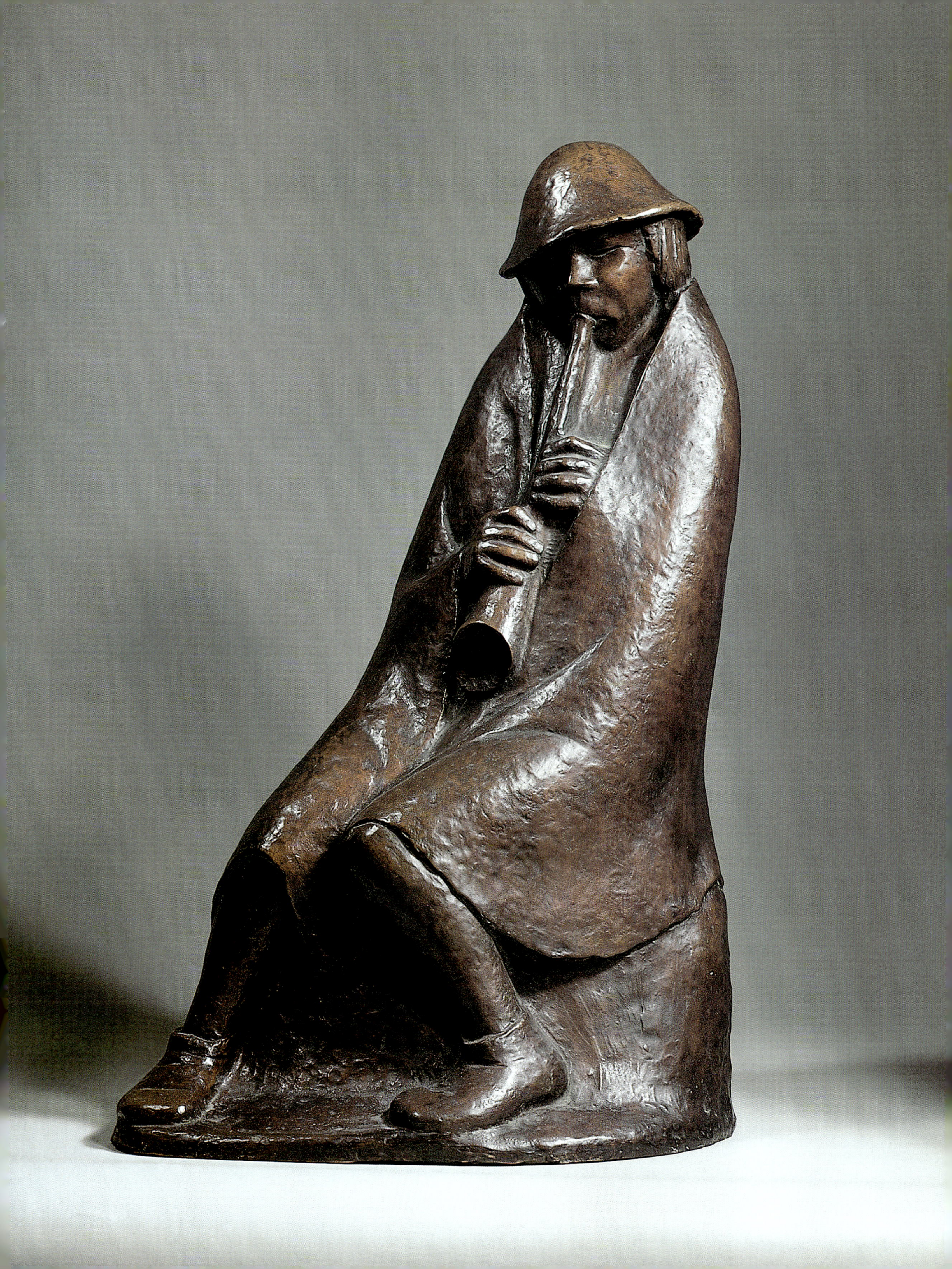

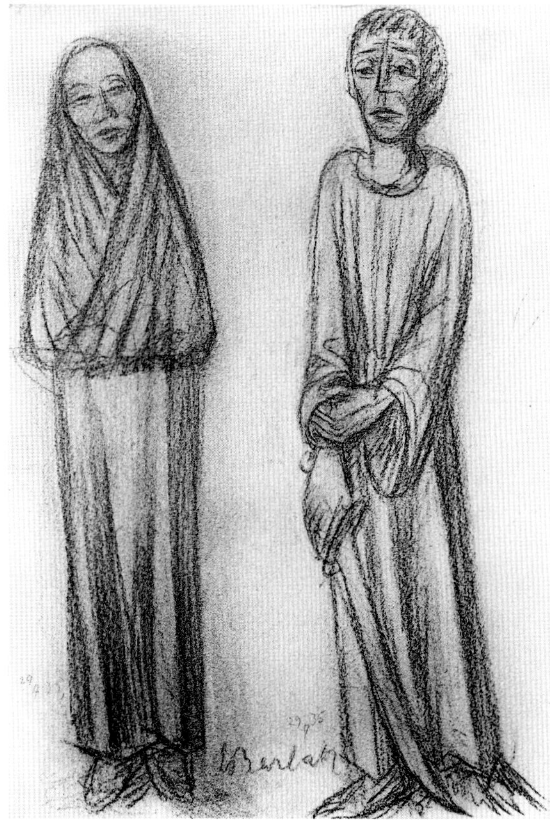

»... Die Erde wackelt grade auf der Wendeecke ihrer Ellypse, eines Kegelschnittes, hin und her und wird wohl glücklich diesmal noch zwischen Weihnachten und Neujahr wieder rum und auf die vorgeschriebene Bahn kommen ... vielleicht ist die Mitternachtsstunde anno 36/37 der letzte anberaumte Termin für die Menschheit, sich zu besinnen – aber zu wetten ist, sie wird Bowle trinken, statt der Gelegenheit zu dienen.«

Übungen der leichten Hand:
Das schlimme Jahr.
Jüngling mit Schwert
Kohle, 1935,
Blatt: 42,2 x 32,3 cm,
signiert und einzeln datiert
unten: E Barlach 29 7 35
Schult III, 2120

Das schlimme Jahr
Bronze nach einem Gipsmodell
von 1936, 89 x 22,5 x 17,5 cm
Ernst und Hans Barlach GbR
Lizenzverwaltung Ratzeburg
Schult I, 474a

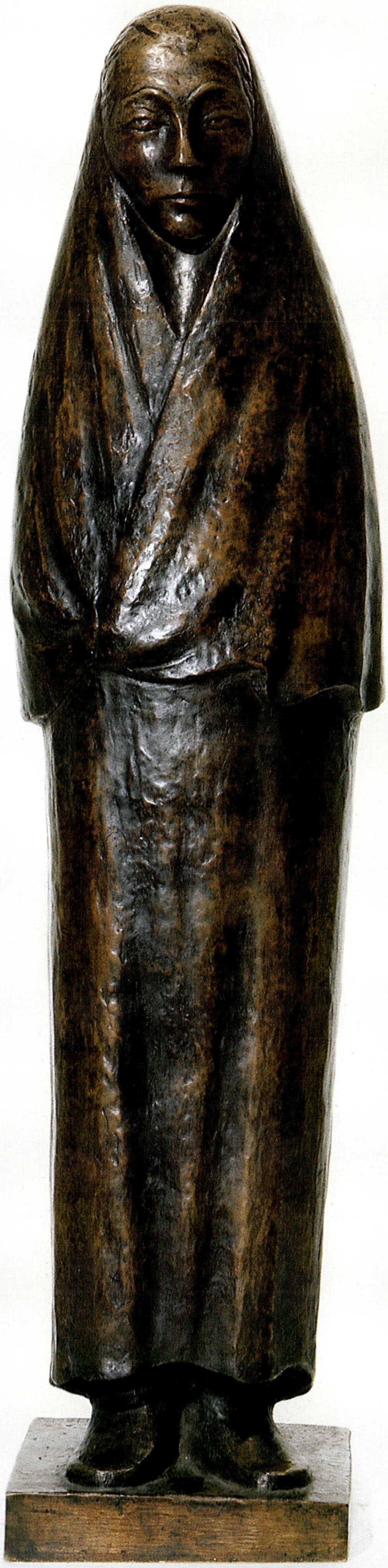

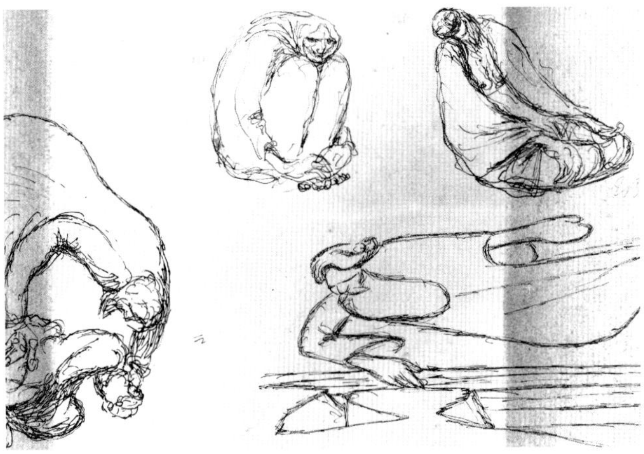

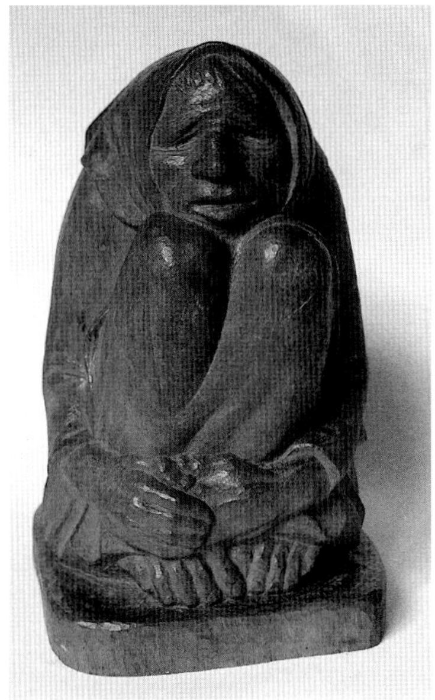

»Über die ›Lachende [Alte]‹ und die ›Frierende Alte‹: Das ist die Hexe Pfefferzunge und das ist die alte Gewittersche; bewahr uns der Himmel, dass wir jemals zwischen ihre Mäuler kommen.«

Vier figürliche Studien
Feder, 1907/08,
Blatt: 28,6 x 45,9 cm,
signiert Mitte und rechts unten:
E Barlach
Ernst Barlach Stiftung Güstrow
Schult III, 545

Frierende Alte
Holz (Teak), 1937,
55 x 34 x 39 cm
Ernst Barlach Stiftung Güstrow
Schult I, 481

Lachende Alte
Bronze nach einem Gipsmodell
von 1937, 20,7 x 30,8 x 12,4 cm,
signiert am hinteren Rand:
Barlach
Gußstempel hinten:
H NOACK BERLIN
Ernst Barlach Haus Hamburg
Stiftung Hermann F. Reemtsma
Schult I, 483

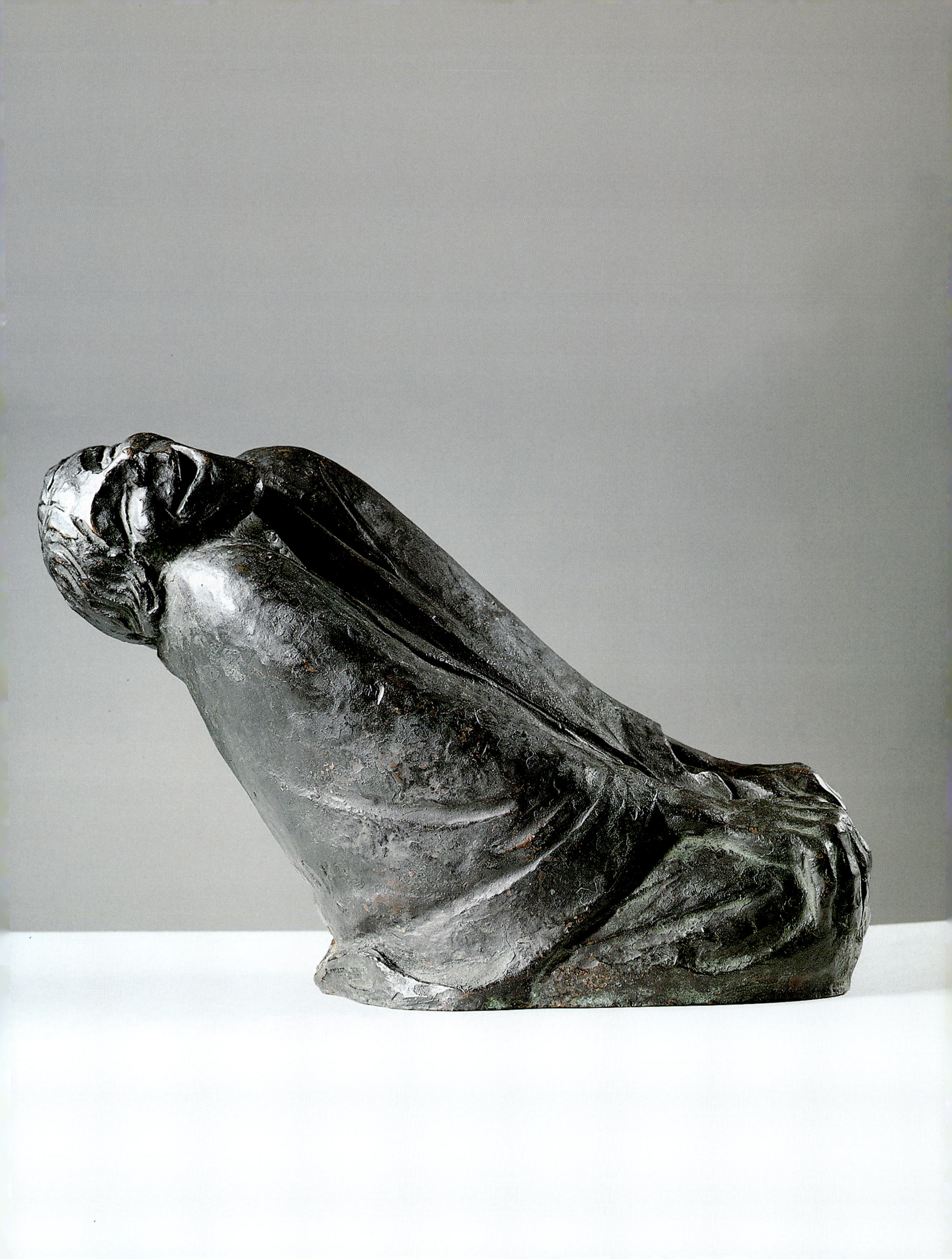

Zeittafel

1870 2. Januar: Geburt von Ernst Heinrich Barlach als ältester Sohn des Arztes Dr. Georg Barlach und seiner Frau Luise, geb. Vollert, in Wedel bei Hamburg.

1884 Tod des Vaters; Übersiedlung der Mutter mit den Kindern nach Schönberg in Mecklenburg. Realschule; Reifeprüfung für die Prima. Freundschaft mit Friedrich Düsel.

1888–91 Gewerbeschule in Hamburg; Abendstunden bei dem Bildhauer Richard Thiele.

1891–95 Aufnahme in die Dresdner Kunstakademie; ab 1982 Meisterschüler von Robert Diez; Abschlußarbeit: »Die Krautpflückerin«.

1895 Aufenthalt in Paris. Studium an der Académie Rudolphe Julien.

1896 Aufenthalt bei seiner Mutter in Friedrichroda (Thüringen). Auftragsarbeit »Figürliches Zeichnen«; Zeichnungen für die Zeitschrift *Jugend* in München.

1897 März bis Juli: Zweiter Paris-Aufenthalt. Dann Arbeit an Skulpturen für den Hamburger Ratskeller zusammen mit Carl Garbers.

1898/99 In einer Werkstattgemeinschaft mit Carl Garbers Zusammenarbeit bei der Ausgestaltung des Altonaer Rathauses; erstmals Beteiligung an der Großen Berliner Kunstausstellung.

1899 Umzug nach Berlin. Erste Begegnung mit Reinhard Piper und Karl Scheffler.

1901–04 Barlach zieht sich in seine Geburtsstadt Wedel zurück. Vorwiegend literarische Arbeiten sowie Kleinkeramiken. Ausstellung von Zeichnungen und keramischen Arbeiten Barlachs im Kunstsalon von Richard Mutz, Berlin-Wilmersdorf.

1904/05 Lehrauftrag an der Fachschule für Keramik in Höhr/Westerwald.

1905 April: Erneut Umzug nach Berlin.

1906 2. August bis 27. September: Rußlandreise mit Bruder Nikolaus; Besuch des Bruders Hans in Charkow. 20. August: Geburt des unehelichen Sohnes Nikolaus, der Ernst Barlach nach längerem Rechtsstreit mit der Mutter, Rosa Limana Schwab, zugesprochen wird.

1907 Mitglied der Berliner Secession. Vertrag mit dem Kunsthändler und Verleger Paul Cassirer: Dieser übernimmt alle Arbeiten Barlachs gegen ein festes Jahresgehalt. Beginn der Arbeit an dem Drama »Der tote Tag«, erste Holzarbeiten und erste Bronzen; bis 1908 Mitarbeit am *Simplicissimus*.

1909 Villa-Romana-Preis. Zehn Monate Stipendiat in Florenz. Barlach lernt Adolf Schinnerer, Richard Dreher, Arthur Moeller van den Bruck und Theodor Däubler kennen.

1910 Nach der Rückkehr aus Italien Umzug nach Güstrow zusammen mit Mutter und Sohn. Beginn der Lithographien zum »Toten Tag« und der Zeichnung zum »Michael Kohlhaas«.

1912 Mit Theodor Däubler Reise nach Wismar, Doberan, Stralsund. Veröffentlichung des Dramas »Der Tote Tag« bei Paul Cassirer. Vorstudien zum Prosawerk »Seespeck«, Arbeit am »Diario Däubler« und am »Konto Kollmann«, Niederschrift der ersten Güstrower Fragmente.

1913 Beginn der Arbeiten an dem Romann »Seespeck«, Entstehung der Porträtmasken »Theodor Däubler« und »Alfred Kollmann«.

1914 Nach Ausbruch des Krieges freiwilliger Helfer in einem Güstrower Kinderhort.

1915/16 zwei Monate lang Soldat in Sonderburg. Beginn der Freundschaft mit Friedrich Schult. Das »Güstrower Tagebuch 1914–1917» entsteht; Lithographien für die Zeitschrift *Kriegszeit* und *Der Bildermann.*

1917 In Paul Cassirers Kunstsalon in Berlin erste Gesamtausstellung Ernst Barlachs.

1918 Buchausgabe des Dramas »Der Arme Vetter« bei Paul Cassirer; gleichzeitig Arbeit an den Lithographien zu diesem Drama.

1919 Ordentliches Mitglied der Preußischen Akademie der Künste zu Berlin. Uraufführung des Dramas »Der tote Tag« in Leipzig und Uraufführung des Dramas »Der arme Vetter« in Hamburg; bei Paul Cassirer erscheinen »Der arme Vetter« mit der Lithographienfolge und »Der Kopf« von Reinhold von Walter mit der Holzschnittfolge.

1920 Tod der Mutter. Buchausgabe des Dramas »Die echten Sedemunds« bei Paul Cassirer.

1921 Uraufführung von »Die echten Sedemunds« in Hamburg; Erscheinen der Holzschnittfolge »Die Wandlungen Gottes« bei Paul Cassirer. Von Oktober bis Dezember: Aufenthalt in Kiel wegen Vorarbeiten zum Ehrenmal.

1922 Buchausgabe des Dramas »Der Findling« bei Paul Cassirer.

1924 Kleist-Preis. Das Drama »Die Sündflut« erscheint und wird in Stuttgart uraufgeführt.

1925 Ehrenmitglied der Akademie der Bildenden Künste in München. Mehrmonatige Reise durch Süddeutschland mit seinem Vetter Karl Barlach. In Güstrow Beginn der Freundschaft mit Bernhard und Marga Böhmer.

1926 Februar: Ausstellung der Hölzer von Ernst Barlach in Paul Cassirers Kunstsalon. Das Drama »Der blaue Boll« erscheint und wird in Stuttgart uraufgeführt. Innerhalb der Internationalen Kunstausstellung Dresden gestaltet Heinrich Tessenow einen Barlach-Raum. Entstehung der ersten Fassung des späteren »Fries der Lauschenden« in Gips als Entwurf zu einem Beethoven-Denkmal.

1927 Während einer Kur in Bad Kissingen Beginn der Niederschrift von »Ein selbsterzähltes Leben« und der Arbeiten an den Drama »Der Graf von Ratzeburg« (postum veröffentlichet); Entstehung des »Güstrower Ehrenmals«, der ersten größeren Arbeit in Bronze.

1928 Buchausgabe von »Ein selbsterzähltes Leben«, Uraufführung des Spiels »Der Findling« in Königsberg. Arbeit an den ersten graphischen Selbstbildnissen. Errichtung des Ehrenmals »Der Geistkämpfer« an der Universitätskirche in Kiel. Arbeit am Magdeburger Mal.

1929 Aufstellung des Magdeburger Mals, das sofort Verleumdungskampagnen reaktionärer Kreise hervorruft. Das Drama »Die gute Zeit« erscheint und wird in Gera uraufgeführt.

1930 Zu Barlachs 60. Geburtstag Ausstellung seines Lebenswerks in der Preußischen Akademie der Künste.

1931 Einweihung des »Hamburger Ehrenmals« (Mutter und Kind).

1933 Januar: Im Rahmen der Sendereihe des Deutschlandsenders *Künstler zur Zeit* protestiert Barlach gegen den Ausschluß von Heinrich Mann und Käthe Kollwitz aus der Preußischen Akademie der Künste.

Februar: Orden »Pour le mérite« der Friedensklasse für Wissenschaft und schöne Künste. März: Beschluß des Kirchenrats der Domgemeinde von Magdeburg, das Magdeburger Mal aus dem Dom zu entfernen.

1934 Barlach-Ausstellung in der Kunsthalle Bern. Auftrag von Hermann F. Reemtsma, den »Fries der Lauschenden« zu vollenden.

1935 Absetzung des Dramas »Die echten Sedemunds« in Altona trotz großen Premierenerfolgs.

1936 Entfernung von Arbeiten Ernst Barlachs, Käthe Kollwitz' und Wilhelm Lehmbrucks aus der Jubiläumsausstellung der Preußischen Akademie »Berliner Bildhauer von Schlüter bis zur Gegenwart«, Beschlagnahmung des im R. Piper Verlag, München, erschienenen Bandes »Ernst Barlach. Zeichnungen«. Beginn der Niederschrift des Romans »Der gestohlene Mond«.

1937 »Das schlimme Jahr«. Abbruch des »Geistkämpfer« in Kiel und Entfernung des Güstrower Ehrenmals; 381 Werke Barlachs werden als »entartet« aus öffentlichen Sammlungen beschlagnahmt. In der Müchner Ausstellung »Entartete Kunst« u.a. Ausstellung der Bronze »Das Wiedersehen« und des bei Piper erschienenen Bandes »Zeichnungen«.
Schließung einer Ausstellung in der Galerie Karl Buchholz in Berlin mit Arbeiten von Ernst Barlach und Gerhard Marcks; Ausstellungsverbot.

1938 Arbeit an den Entwürfen für ein Taufbecken in der Johanniskirche in Hamm/Westfalen. Abriß des Hamburger Ehrenmals. Ab September Aufenthalt in einer Rostocker Privatklinik.

Ernst Barlach stirbt am 24. Oktober.

Anmerkungen

Die Abkürzungen »Schult I, II, III» beziehen sich auf das Werkverzeichnis Ernst Barlachs.Bearbeitet von Friedrich Schult, Hamburg 1958 ff.
Band I: Das plastische Werk (1960)
Band II: Das graphische Werk (1958)
Band III: Werkkatalog der Zeichnungen (1971)

1 E. Barlach, Im-, Expressionismus, Taschenbuch 1906

2 Barlach, Briefe I, S. 485

3 Barlach im Gespräch, aufgezeichnet von Friedrich Schult, (Äußerung von 1921), Frankfurt/Main 1964, S. 45; ein ähnliches Bild bei: F. Nietzsche, Unzeitgemäße Betrachtungen, in: ders., Werke in drei Bdn., hrsg. von Karl Schlechta, München 1960, Bd.I, S. 328

4 Barlach, Briefe I, S. 327

5 Barlach, Briefe II, S. 350 f.

6 Barlach, Briefe I, S. 594

7 Lyrik des expressionistischen Jahrzehnts, eingel. von Gottfried Benn, Wiesbaden 1955, S. 11

8 Hans Friedeberger, E. Barlach, in: Jahrbuch der jungen Kunst 2, Leipzig 1921, S. 241

9 Emil Utitz, in: Mecklenburgische Zeitung, 4.8.1918, wiederabgedr. in: E. Barlach, Werk und Wirkung, hrsg. von Elmar Jansen, Berlin 1975, S. 230

10 Barlach, Prosa II, S. 374

11 In: Barlach, Briefe I, S. 395

12 Um 1914, in: Barlach, Prosa II, S. 380

13 Barlach im Gespräch, a. a. O., S. 45

14 Barlach, Prosa II, S. 407

15 P. Westheim, Die Welt als Vorstellung, Potsdam, Berlin 1918, S. 107

16 Goethe, Gedichte. Mit Steinzeichnungen v. Ernst Barlach, Berlin 1924 (Paul Cassirer)

17 Barlach, Briefe II, S. 205

18 Ebda., S. 326 f.

19 Ebda., S. 206

20 E. Barlach, Brief an Johannes Schwartzkopff, den Pastor der Domgemeinde zu Güstrow, v. 3. 12. 1932

21 Barlach, Briefe I, S. 530 f. (2.11.1918)

22 Unbekannte Texte aus dem Nachlaß in Güstrow, in: Kat.Barlach, Berlin 1981, Bd. 3, S. 34

23 Barlach, Briefe I, S. 594

24 Walter Muschg, Nachwort, in: Barlach, Prosa II, S. 689

25 Barlach, Briefe I, S. 233

26 Barlach, Prosa I, S. 405

27 Barlach, Briefe I, S. 375

28 Ebda., S. 395

29 Ebda., S. 376

30 Barlach, Briefe I, S. 735

31 Ders., Freude am Plastischen (1906), in: Kat. Barlach, Wien 1984, S. 42 f.

32 Ders., Glücksmomente im höheren Reich (1911), in: Sinn und Form 41, (Berlin), H. 1, 1989, S. 189

33 Ders., Im-, Expressionismus, (1906), ebda., S. 184

34 Barlach, Briefe I, S. 377

35 E. Barlach, Plastik, 1906, in: Kat. Barlach, Wien 1984, S. 40

36 Benno Diederich, Bolschewismus und Expressionismus, Hamburg 1921

37 Barlach, Briefe I, S. 696 (19.2.1923)

38 Ebda., S. 426

39 Ebda., S. 351 f.

40 Barlach, Prosa II, S. 398, 403

41 H. Blumenthal (1905–1942) schrieb u. a.: »Ich glaube, im Namen vieler junger Künstler sagen zu können, daß Sie für uns unendlich viel bedeuten. Einer der stärksten Eindrücke meines Lebens waren Ihre Arbeiten auf der Plastik-Ausstellung 1931 in Zürich. Ich glaube, daß Sie in Ihrem Werk am nächsten den geistigen Ausdruck unserer Zeit verkörpern. Jedenfalls haben Sie mir im Laufe meiner eigenen künstlerischen Entwicklung unendlich viel gegeben, und ich möchte Ihnen das hiermit nur einmal sagen.«

42 A. Kubin, Vom Schreibtisch eines Zeichners, Berlin 1939

Quellenangaben

S. 22: an Friedrich Düsel, Januar 1894
S. 24: aus dem »Russischen Tagebuch«, 1906 und später
S. 26: aus »Ein selbsterzähltes Leben«
S. 28: an Reinhard Piper, 25. März 1908
S. 30: aus dem »Russischen Tagebuch«, 1906 und später
S. 32: aus »Der Tote Tag«, 2. Akt, 1912
S. 34: an Arthur Moeller van den Bruck, Januar 1911
S. 36: an Wilhelm Radenberg, August 1911
S. 38: aus »Ein selbsterzähltes Leben«
S. 40: an Reinhard Piper, Dezember 1911
S. 42: Paul Westheim, Dezember 1917
S. 44: im Gespräch mit Friedrich Schult, 1915
S. 46: Hans Iver in »Der Arme Vetter«, 1918
S. 48: Theodor Däubler in »Der neue Standpunkt«, 1919
S. 50: »Güstrower Tagebuch«, 9. November 1916
S. 52: an Wilhelm Wadler, 11. Februar 1930
S. 54: an Wilhelm Wadler, Februar 1930
S. 56: Theodor Däubler in »Der neue Standpunkt«, 1919
S. 58: an Karl Barlach, März 1914
S. 60: aus »Seespeck«, 4. Kapitel, 1913–16
S. 62: Karl Scheffler, 1930
S. 64: an Wilhelm Wadler, März 1930
S. 66: »Güstrower Tagebuch«, 5. September 1914
S. 68: Karl Scheffler, 1920
S. 70: Paul Westheim, 1917
S. 72: an Less Kaerrick, September 1915
S. 74: Hans Iver in »Der Arme Vetter«, 1918
S. 76: an Wilhelm Radenberg, August 1911
S. 78: an Karl Barlach, April 1925
S. 80: an Karl Barlach, März 1919
S. 82: an Julius Cohen, März 1919
S. 84: an Reinhard Piper, Mai 1919
S. 86: an Karl Barlach, Dezember 1920
S. 88: an Arthur Moeller van den Bruck, 28. März 1920
S. 90: an Arthur Moeller van den Bruck, März 1920
S. 92: an August Gaul, 1920
S. 94: an Karl Barlach, September 1916
S. 96: Theodor Däubler in »Der neue Standpunkt«, 1919
S. 98: an Arthur Moeller van den Bruck, Juli 1922
S. 100: Celestine in »Die Gute Zeit«, 1929
S. 102: Syros in »Die Gute Zeit«, 1929
S. 104: Sem in »Die Sündflut«, 1924
S. 106: aus »Der Blaue Boll«, 1926
S. 108: an Karl Barlach, Dezember 1922
S. 110: aus »Der Graf von Ratzeburg«, 1927
S. 112: an Karl von Seeger, Februar 1929
S. 114: an Willy Hahn, November 1928
S. 116: an Hans Thimoteus Kroeber, Anfang 1932
S. 118: aus Prosa II, Fragmente . . ., 1933
S. 120: Friedrich Schult, zitiert in »Der gestohlene Mond«, 1936–37
S. 122: aus »Der gestohlene Mond«, 1936–1937
S. 124: an Fritz Schumacher, 8. Dezember 1930
S. 126: Boll in »Der Blaue Boll«, 1926
S. 128: Paul Schurek, 1946
S. 130: an Alfred Flechtheim, 1930
S. 132: im Gespräch mit Friedrich Schult, 1933
an Heinz Priebatsch, April 1938
S. 134: Paul Schurek, 1946
S. 136: an Hans Oberländer, Juni 1932
S. 138: aus »Der gestohlene Mond«, 1936–37
S. 140: an Hans Barlach, Mai 1933
S. 142: an Karl Scheffler, Januar 1934
S. 144: an Hans Thimoteus Kroeber, Anfang 1932
S. 146: an Paul Schurek, April 1936
S. 148: an Paul Schurek, Dezember 1935
S. 150: an Reinhard Piper, Mai 1935
S. 152: an Hugo Körtzinger, Dezember 1936
S. 154: im Gespräch mit Friedrich Schult, 1937

Literatur zu den Quellenangaben

Barlach, Ernst: Seespeck (Roman). Berlin und Frankfurt/Main 1948
Barlach, Ernst: Das dichterische Werk in drei Bänden. München 1958
Barlach, Ernst: Die Briefe. 1888-1938. Herausgegeben von Friedrich Dross. München 1968
Barlach, Ernst: Dramen. Herausgegeben von Helmar Harald Fischer. München und Zürich 1987/88
Barlach, Ernst: Ein selbsterzähltes Leben. München und Zürich 1988
Däubler, Theodor: Der neue Standpunkt. Leipzig und Weimar 1980
Jansen, Elmar: Ernst Barlach: Werk und Wirkung. Berichte, Gespräche, Erinnerungen. Berlin 1972
Schult, Friedrich: Barlach im Gespräch. Leipzig 1985
Schurek, Paul: Begegnungen mit Ernst Barlach. Hamburg 1946.

Fotonachweis:

Jörg P. Anders, Berlin: S. 23, 25, 27, 39, 47, 53, 57, 59, 73, 79, 99, 107, 111, 112 rechts, 113, 115, 117, 141, 145; Ernst und Hans Barlach GbR Lizenzverwaltung Ratzeburg: S. 41, 43, 45, 65, 77, 83, 91, 101, 109, 123, 151, 153, 155; Ernst Barlach Stiftung Güstrow: S. 40, 42, 58, 60, 72, 74, 78, 98, 134, 154; Bildarchiv Preußischer Kulturbesitz, Berlin (Jens Ziehe): S. 49; Herbert Boswank: Dresden: S. 76; Heinz Peter Cordes, Hamburg: S. 108, 148; Uwe Seemann, Güstrow: S. 119; Staatliche Landesbildstelle Hamburg: S. 58
Alle übrigen Aufnahmen mit freundlicher Genehmigung des Henschel Verlages

Gegenüber der Titelseite:
Selbstbildnis III, Lithographie von 1928
(Schult II, 284)

Die Deutsche Bibliothek – CIP-Einheitsaufnahme

Barlach, Ernst:
Plastische Meisterwerke / Ernst Barlach. Mit einer Einf. von
Anita Beloubek-Hammer. – Leipzig : Seemann, 1996
ISBN 3-363-00659-4

Die Auswahl der Barlach-Zitate besorgte Katrin Arrieta.
Umschlaggestaltung: Morian & Bayer-Eynck, Coesfeld
Layout: Hildegard Morian, Coesfeld
Reproduktion: Satz Repro Grafik GmbH, Leipzig
Druck: Interdruck GmbH, Leipzig
Printed in Germany

Gedruckt auf alterungsbeständigem Papier mit chlorfrei gebleichtem Zellstoff

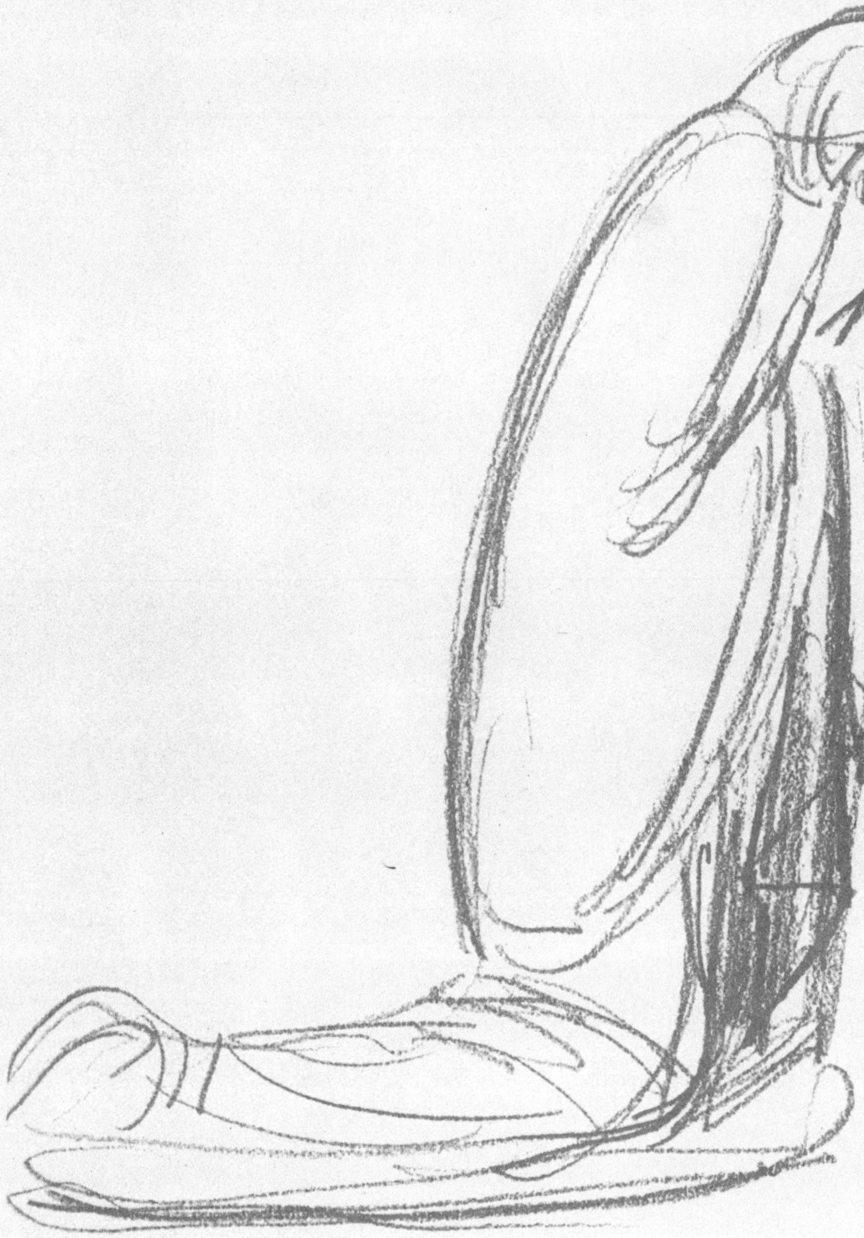

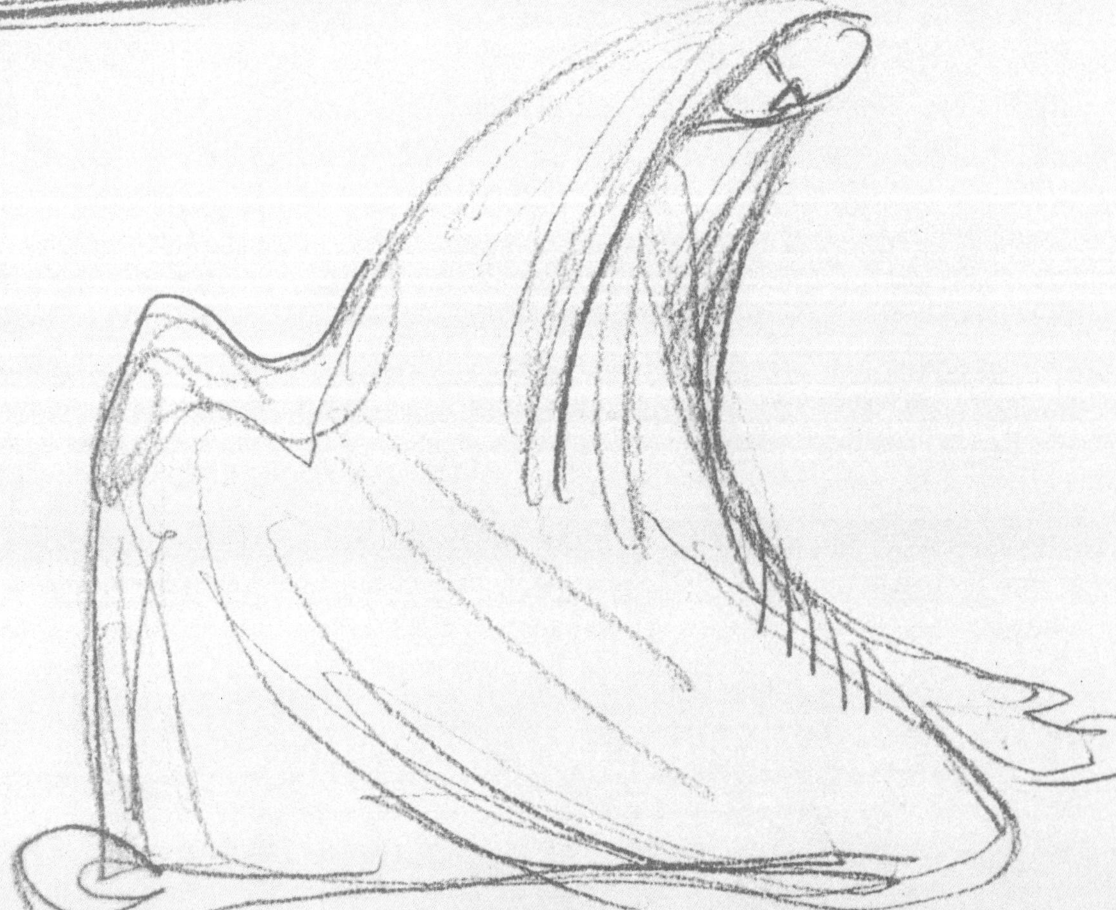